CHRISTINE VOLM

DETOX Baby!

ENTGIFTEN MIT WILDPFLANZEN UND FRISCHEN SÄFTEN

MIT BILDERN VON MAXIMILIAN LUDWIG

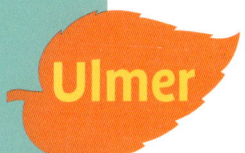

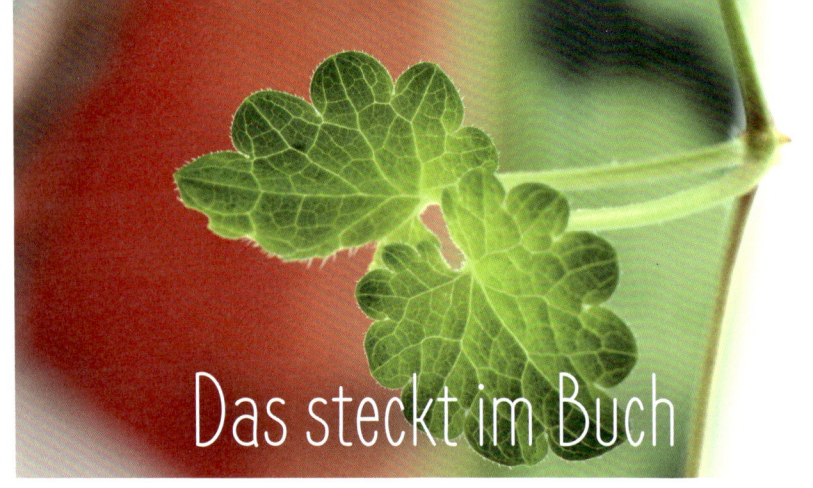
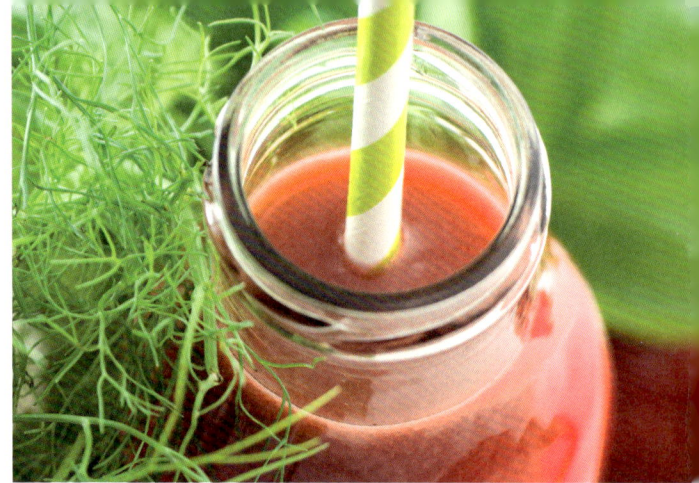

Das steckt im Buch

Detox, Baby! – wild und roh   4

DETOX, BABY!   6

Detox, Baby?   8
- Was heißt hier Detox?   8
- Detox – der Anfang   10
- Detox – das Ziel   11
- Wie Detox, Baby! funktioniert   11

Detox – wie steige ich ein?   22
- Fragen Sie Ihren Arzt   22
- Bei Bedarf: Beratung   22
- Das brauchen Sie: Geräte und Hilfsmittel   23
- Schritt für Schritt zur Kur   27
- Detox – wie lange?   29
- Nach der Kur   31

DETOX FOOD DIE SAFTKUR   32

Die wichtigsten Zutaten: Wildpflanzen   34
- Woher bekomme ich Wildpflanzen?   34
- Wie und wo lerne ich Wildpflanzen kennen?   34
- Abwechslung ist Trumpf   37
- Das richtige Maß   37
- Vorsicht vor Giftpflanzen   37
- Wildpflanzen für die Entgiftung   38
- Wenn Sie mal nichts wildes Grünes finden   45

Die 7-Tage-Saftkur   48
- Der Detox, Baby!-Plan   48
- Der beste Tag zum Starten   49
- Mein Detox, Baby!-Kur-Plan zum Ausfüllen   50
- Reinigendes   52
- Detox-Helfer   55

Rezepte für Säfte, Limonaden und leckere Wasser   62
- Säfte als komplette Mahlzeit   62
- Limonaden – willkommene Zwischenmahlzeit   98
- Leckere Wasser   104

So gesund – was wirkt wie?   110

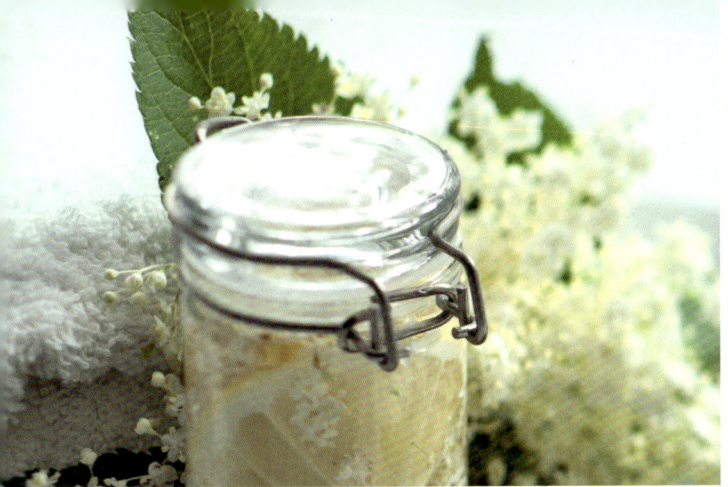
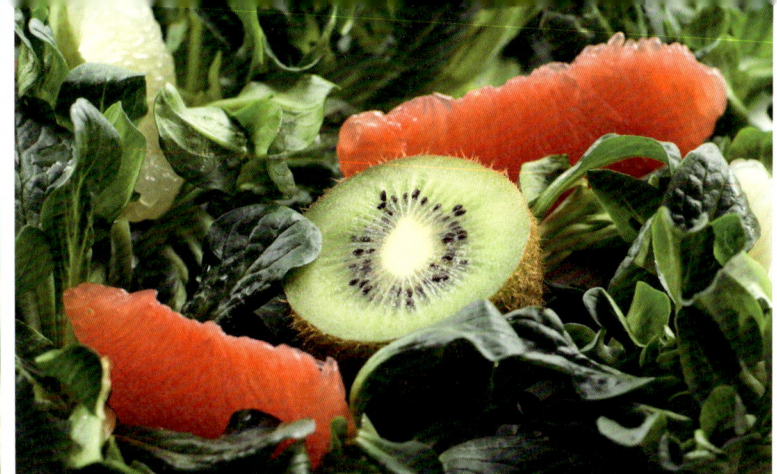

DETOX ALL-IN 120

Detox Care – die naturgesunde Körperpflege 122
   Zarte Haut   123
   Schöne Haare   132
   Mund- und Zahnpflege   135
   Gutes für die Füße   137
   Wärmen und Aktivieren   139

Detox Power – das Bewegungsprogramm   140
   Atmen   140
   Yoga für Stabilität und innere Organe   142
   Den Stoffwechsel auf Trab bringen   144
   Auspowern   145

Detox Mind – den Geist stärken   146
   Körperwahrnehmung   146
   Schlafen   147
   Meditation: den Geist reinigen   147
   Positive Erwartungen   149

Detox Soul – Gutes für die Seele   150
   Menschliches und Mitmenschliches   150
   Selbstwahrnehmung   150
   Lebensordnung   151
   Ausmisten und Entrümpeln   152
   Beziehungen   153
   Liebe   154
   Was mache ich, wenn …   154

DETOX PLUS – SERVICE   156

   Wildpflanzen im Überblick   158
   Schnell nachgeschlagen   160
   Dank   164
   Die Autorin   165
   Zum Weiterlesen   166
   Bezugsquellen   167
   Infos aus dem Internet   167

Detox, Baby! – wild und roh

Detox, das Wort hören wir an allen Ecken. Aber was ist gemeint mit diesem Begriff, der eigentlich „Entgiften" bedeutet?

Vielleicht geht es Ihnen wie mir und Sie glauben weder daran, dass Ruckzuck-Entgiftungskuren schnell zum Ziel führen, noch daran, dass es zum Entgiften ausreicht, nur auf tierische Produkte zu verzichten. Auch eine vegane oder rohköstliche Ernährung kann ungesund sein, wenn sie auf falscher oder einseitiger Zusammensetzung basiert. Die in diesem Buch vorgestellte Detox-Kur ist mehr als ein Do-it-Yourself-Schnell-Reinigungsprogramm. Sie ist ideal als Einstieg in eine nachhaltig gesunde Ernährungsweise und hilft uns, unterscheiden zu lernen, was wirklich gesund ist von dem, was als „gesund" angepriesen wird, indem wir lernen, die Bedürfnisse unseres Körpers wahrzunehmen.

Wenn Sie Detox, Baby! durchführen, wird Ihr Körpergefühl ein anderes werden. Sie werden sich mehr und mehr bewusst werden, was Ihnen guttut und was nicht. Auf ganz natürliche Weise lernen Sie so die richtige Ernährung, die beste Körperpflege und die wahren Schönheitsrezepte kennen. Probieren Sie es aus.

Diese Kur setzt auf rein natürliche Mittel und Maßnahmen. Der Körper wird entlastet und gleichzeitig gestärkt.

Wenn Sie einfach einmal alles weglassen möchten, was Sie belastet und sich gleichzeitig dabei richtig wohlfühlen wollen, dann versuchen Sie es mit der hier vorgestellten Saftkur. Dabei geht es nicht um Verzicht, sondern um eine andere Form von Genuss. Bei Detox, Baby! wollen wir für einige Tage, vielleicht auch länger, ein Programm zelebrieren, das dem Körper rundum guttut. Ein vitaler Körper, strahlendes Aussehen und ein frischer Geist sind die Ergebnisse, die wir damit anstreben. Im Gegensatz zu herkömmlichen Fastenkuren, deren Fokus hauptsächlich auf „Entschlackung" und „Gewichtsverlust" liegt, geht es hier um mehr: Wir wollen spüren, wie es sich anfühlt, wenn wir unserem Körper einmal die Möglichkeit geben, nicht auf Hochtouren arbeiten zu müssen, um alles zu „verdauen", was wir ihm zumuten. Gleichzeitig versorgen wir ihn mit wertvollen Inhaltsstoffen.

Säfte aus Obst, Gemüse und Wildpflanzen halten den Stoffwechsel und die Verdauung am Arbeiten, sodass der Körper aktiv Giftstoffe und eingelagerte Rückstände ausscheiden kann. Die Wildpflanzen sorgen für die Extraportion an unterstützenden und stärkenden Stoffen, die das Entgiften über die Organe erleichtern sollen.

Durch Bewegung und wohltuende Pflege unterstützen wir den Körper und setzen auch dabei ganz auf Natur. Diese Detox-Kur verzichtet bewusst auf unsanfte Methoden und Behandlungen von außen und setzt stattdessen auf rein natürliche Mittel und Maßnahmen. So wird der Körper einerseits entlastet und andererseits gestärkt, um aus eigener Kraft so zu werden, wie er von Natur aus gedacht ist: leistungsfähig, vital und schön.

Ich wünsche Ihnen Leichtigkeit und Frische, Genuss und Ausgeglichenheit, Staunen und Spaß, wenn Sie Detox, Baby! durchführen, denn das ist es, was ich dabei erlebt habe und was ich gern weitergeben möchte.

Auf die Gesundheit!

Von Herzen
Dr. Christine Volm

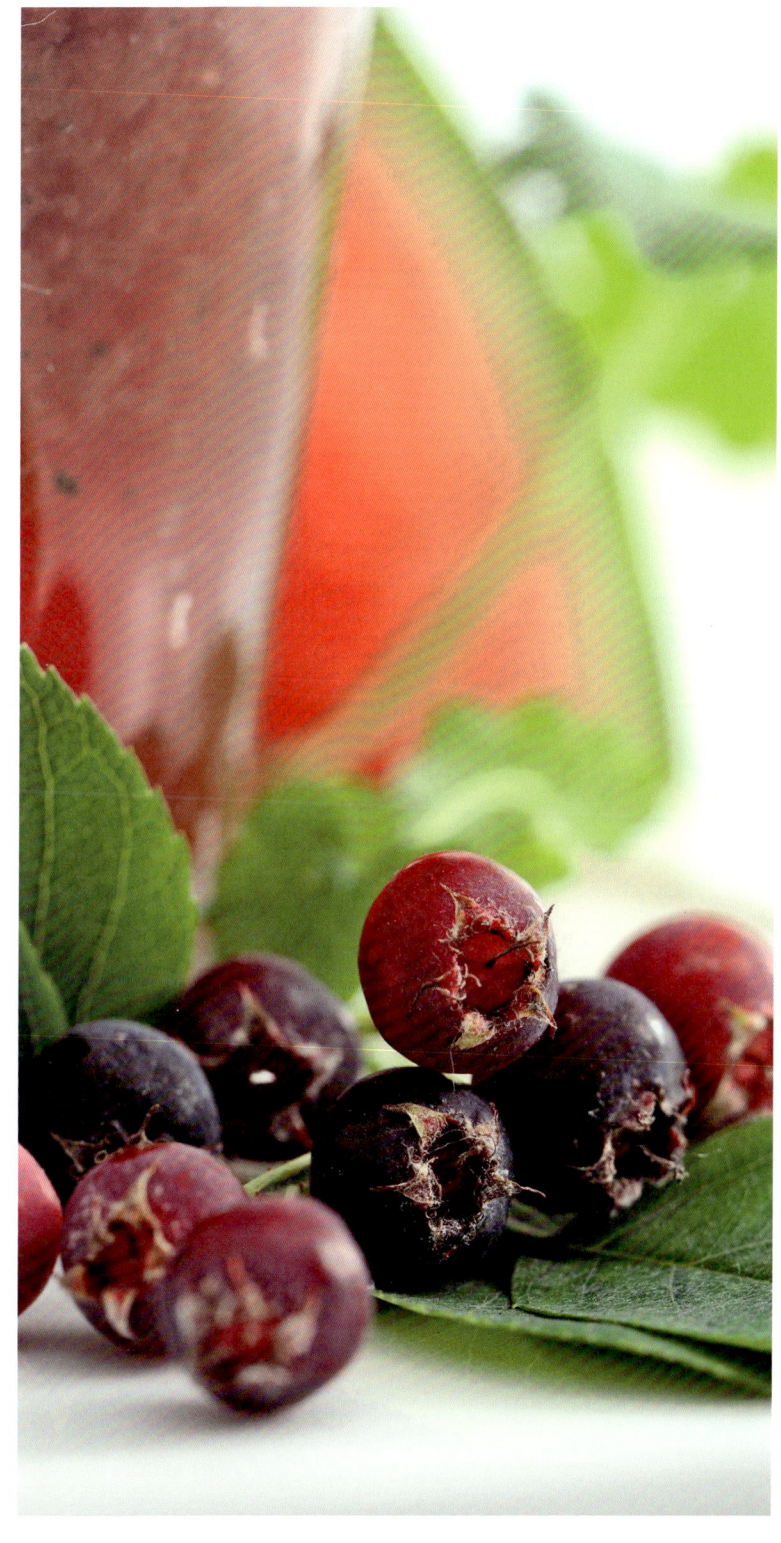

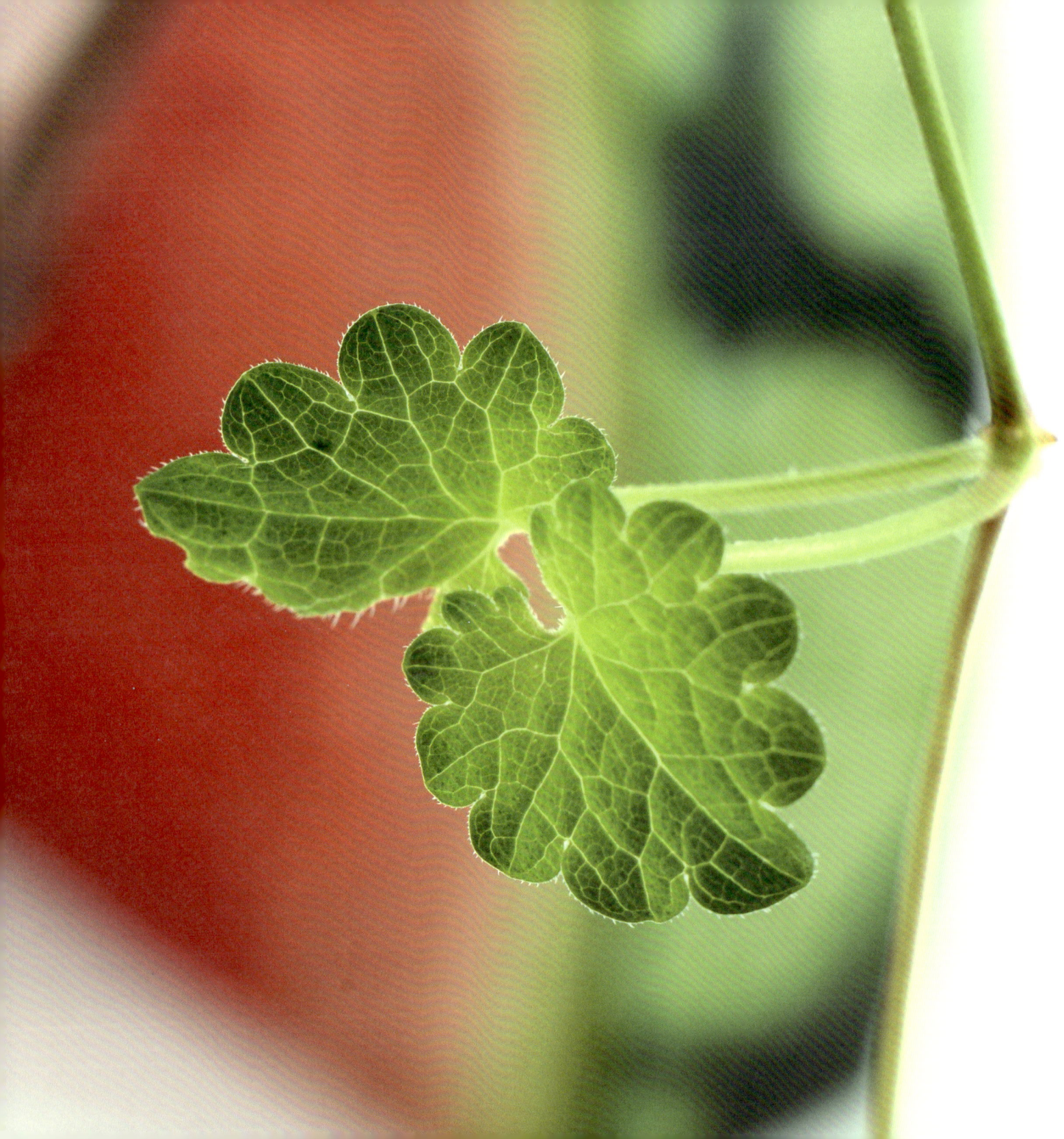

DETOX, BABY!

Detox, Baby! ist eine Kur. Durch den ausschließlichen Verzehr von frisch gepressten Säften aus Obst, Gemüse und Wildpflanzen und die Unterstützung durch Bewegung, natürliche Körperpflege und hilfreiche Übungen für unser gesamtes Wohlergehen wollen wir Körper, Geist und Seele entgiften und wieder ins Gleichgewicht bringen.

Detox, Baby?

„Wieso dieser Name", werden Sie sich vielleicht fragen? Die Antwort ist einfach: Mit Babys gehen wir zärtlich, liebevoll und sorgsam um. Und genauso nennen wir auch geliebte Menschen: Baby! Ich wollte immer eine Kur entwickeln, bei der dieser liebevolle Umgang mit sich selbst Programm ist.

Bei dieser Kur geht es alles andere als darum, schneller, besser, höher und weiter zu kommen, sondern darum, sich geliebt und gepflegt zu fühlen. Das soll Detox, Baby! sein: Ein Rundum-Wohlfühlprogramm, bei dem wir uns von allem, was uns vergiftet, sei es stofflicher oder gedanklicher Art, befreien. Tun Sie sich etwas Gutes, Sie haben es sich verdient.

Was heißt hier Detox?

Detox, von englisch „to detox" = entgiften, ist ein Begriff, der derzeit inflationär gebraucht wird. Was früher schlicht Diät hieß, nennt sich heute häufig Detox-Programm. Dabei verbirgt sich dahinter oft nur eine gewöhnliche Diät, die den Körper zwar nicht zusätzlich belastet, die aber auch nicht an der Ursache arbeitet.

Wenn wir „Detox" sagen, wollen wir uns tatsächlich der Giftstoffe (Toxine) in unserem Körper entledigen. Dazu reicht es nicht, ein paar Tage gesund zu essen. Wir müssen ran an die Depots und Ablagerungen, damit der Körper entgiften und wieder gesunden kann.

Detox, Baby! ist der Einstieg, aber was danach kommt, ist fast wichtiger. George Bernhard Shaw soll gesagt haben: „Jeder Dumme kann fasten, aber nur ein Weiser kann das Fasten richtig brechen." Ich würde noch einen Schritt weitergehen und sagen: Nur für diejenigen lohnt es sich zu fasten oder zu entgiften, die hinterher auch einen anderen Ernährungsweg einschlagen wollen. Ich will hier keine Worte verlieren über den Jojo-Effekt und andere Nachteile, die Fasten- oder, wie sie neuerdings genannt werden Detox-Programme, nach sich ziehen können, wenn sie ohne wirkliches Ziel durchgeführt werden. Es ist ein bisschen wie mit dem Rauchen aufzuhören. Wer nach einer Woche wieder anfängt, hat nicht viel gewonnen. Also sollten wir uns erst einmal über unser Ziel klar werden. Vielleicht ist das Ziel für Sie aber auch einfach nur eine Woche Auszeit und rundum gute Pflege. Jeder Tag, an dem wir sorgsam und pfleglich mit uns umgehen, ist wertvoll und ein Schritt in die richtige Richtung. Und manche, die gar nicht zum Ziel hatten, etwas an ihrer Lebensweise zu ändern, sind durch das Erleben von Leichtigkeit und Wohlbefinden bei Detox, Baby! erst auf den Geschmack gekommen und haben das eine oder andere Element danach auch in ihren Alltag integriert.

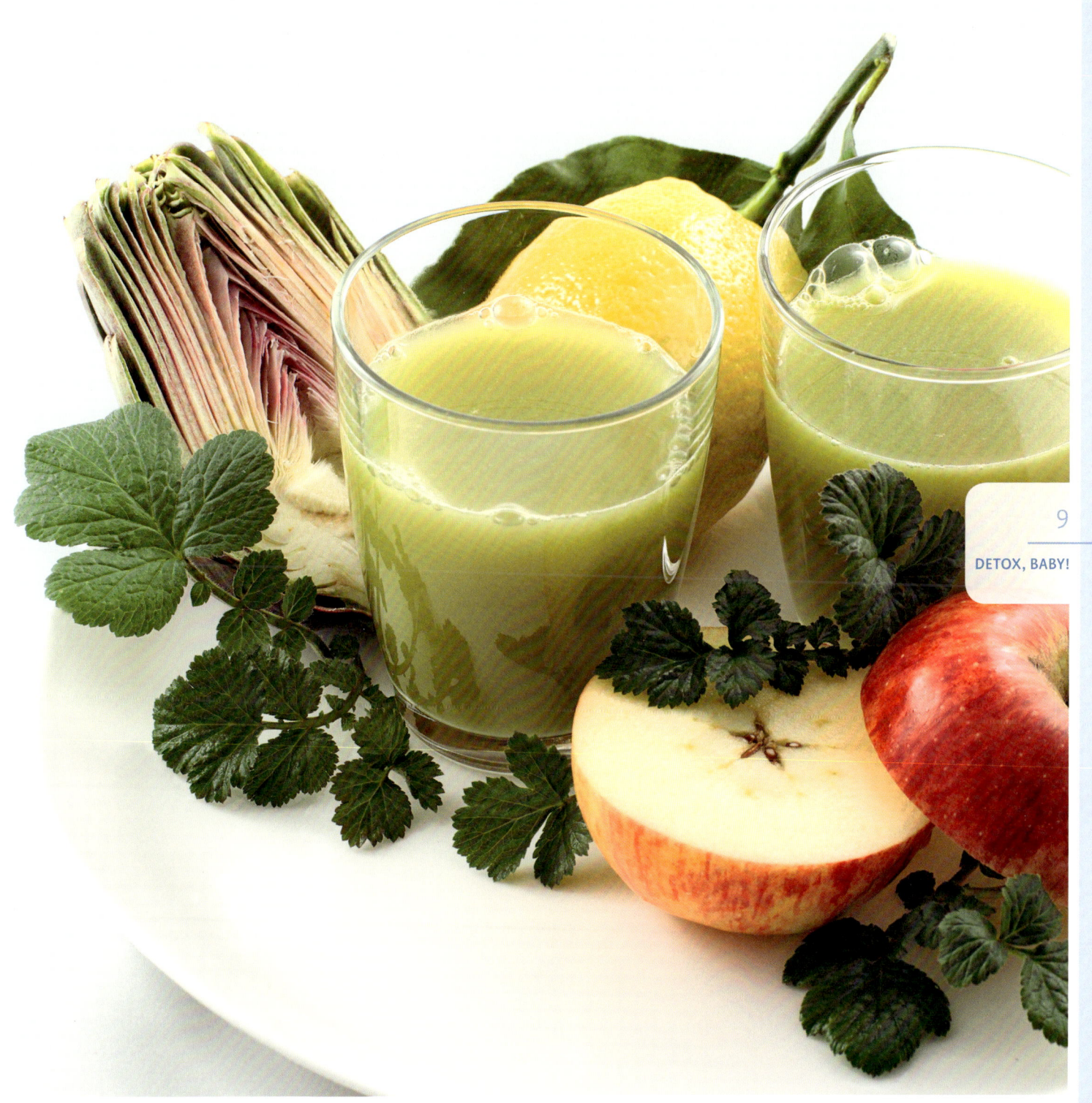
DETOX, BABY!

Detox – der Anfang

Wenn wir über Ziele nachdenken, ist zunächst eine Standortbestimmung hilfreich. Wo komme ich her, wo will ich hin? Ich kenne nur sehr wenige Menschen, die ihre Ernährung von heute auf morgen von konventionell auf vegane Rohkost mit Wildpflanzen umgestellt haben. Und ganz ehrlich, deren Disziplin ist zwar bewundernswert, aber irgendwie auch beängstigend. Ich habe wie viele andere Jahre dazu gebraucht und auch heute noch esse ich ab und zu etwas, von dem ich weiß, dass es mir weniger gut bekommt, aber ich falle dadurch nicht mehr komplett in eine für mich falsche Ernährungsweise zurück. Alles, was ich esse, ist vegan und wenn es einmal eine Ausnahme von der Rohkost gibt, ist es etwas so Einfaches wie gedünstetes Gemüse. Doch am besten fühle ich mich mit der veganen Rohkost und Wildpflanzen. Ich bin deshalb so davon überzeugt, weil ich die Erfahrung gemacht habe, dass immer dann, wenn ich etwas für mich „Falsches" gegessen habe, mein Wohlbefinden geringer war, als wenn ich das gegessen habe, was mich mein Körper als richtig gelehrt hat. Mit dem Detox, Baby!-Konzept, in diesem Buch und in meinen Seminaren, will ich Ihnen zeigen, wie Sie für sich die richtige Ernährungsform finden können.

Zunächst muss jeder Mensch für sich selbst herausfinden, was ihm wirklich guttut. Je nachdem, welche Ernährungsform Sie jetzt gerade praktizieren, können Sie sich beispielsweise vornehmen, danach nur noch vegetarisch oder vegan zu essen, oder wenn Sie das schon tun, Getreide wegzulassen oder vielleicht den Rohkost-Anteil zu erhöhen und mehr Wildpflanzen dazuzunehmen. Aber auch die anderen Bestandteile des Konzeptes, Detox Care, Detox Power, Mind und Soul, gehören dazu. Versuchen Sie auch nach der Kur, naturgesunde Körperpflege und die Bewegungsformen, die Sie für sich favorisieren, soweit es Ihnen möglich ist beizubehalten, sowie weiterhin einen starken Geist und seelisches Wohlbefinden anzustreben. Denn nur wenn wir dafür sorgen, dass Körper, Geist und Seele entgiften und dauerhaft noch mehr in Einklang kommen, werden wir uns rundum wohlfühlen. Es gibt immer etwas, was man sich vornehmen kann, bis sich der Körper hundertprozentig wohlfühlt. Nehmen Sie Ihr Ziel in den Fokus und fassen Sie den Beschluss, nach der Kur nicht genau gleich weiterzumachen wie vorher, sondern dieses Gefühl der Leichtigkeit und Frische, das Ihnen Detox, Baby! geschenkt hat, so lange wie möglich zu bewahren.

Ein guter Start

Mit Detox, Baby! können Sie den Reset-Knopf drücken – Sie für sich, an dem Punkt, an dem Sie sich befinden. Sie können dabei erfahren, wie es sich anfühlt, wenn Ihr Körper unbelastet ist und sich jeden Tag ein wenig mehr von Ballast und Giftstoffen befreit. Dieses gute Gefühl wird sich einprägen und auch danach das Maß für Wohlbefinden sein. Detox, Baby! ist der Ausgangspunkt, von dem aus Sie einen Schritt weitergehen können.

Detox – das Ziel

Was wir mit Detox, Baby! erreichen wollen ist in der Theorie klar: Stoffe, die unserem Körper nicht guttun, sollen ausgeleitet werden. Das sind:
- schädliche Stoffwechselprodukte, die sich im Körper eingelagert haben
- Rückstände von Alkohol, Kaffee, Nikotin und anderen Genuss- und Lebensmittelgiften
- Rückstände von Medikamenten und Umweltgiften
- Schwermetalle und Aluminium

Normalerweise baut unser Körper diese Stoffe selbstständig mithilfe der körpereigenen Entgiftungssysteme ab. Was aber, wenn er nicht mehr hinterherkommt, weil ständig neue Belastungen hinzukommen? Hier setzt Detox, Baby! an. Wir wollen die Anhäufung an für uns schädlichen Stoffen unterbrechen oder besser ganz stoppen.

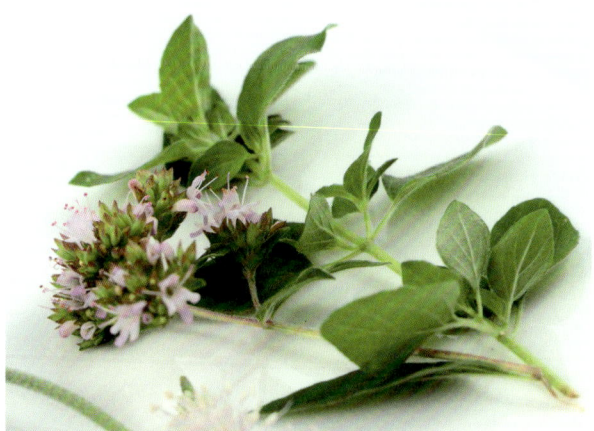

Während der Kur können wir fühlen, wie der Körper beginnt, sich zu reinigen:
- Der Stoffwechsel kommt in Schwung.
- Ein Gewichtsverlust macht sich bemerkbar, infolgedessen Blutdruck und Blutzucker sinken können, was hilfreich für das Herz-Kreislauf-System ist.
- Die Haut wird reiner und zarter, das Bindegewebe strafft sich.
- Wir fühlen uns frisch und erleichtert und dabei rundum versorgt.
- Nach den ersten zwei bis drei Tagen verbessert sich unsere Laune täglich.
- Das körperliche Wohlbefinden steigert sich von Tag zu Tag.

Ob die Kur jedoch nachhaltige Wirkung hat, hängt davon ab, wie es danach weitergeht. Entgiften ist ein langwieriger Prozess und Detox, Baby! ein Anfang.

Wie Detox, Baby! funktioniert

Auch wenn es uns immer wieder suggeriert wird: Detox, also Entgiften, funktioniert nicht mit ein bisschen Clean Eating. Dabei nehmen wir vielleicht keine weiteren schädlichen Stoffe auf, aber so lange wir einfach weiteressen, wird der Abbau der bereits im Körper vorhandenen Schadstoffe nicht stattfinden. Wenn wir diese wirklich aus unserem Körper ausleiten wollen, brauchen wir Geduld und den richtigen Ansatz.

Der Körper kann's allein

Im Grunde ist unser Körper perfekt. Auch entgiften kann er selbst. Viele unserer Organe haben die Aufgabe, Schadstoffe abzubauen oder aus unserem Körper zu transportieren.

- **Haut:** Mit 2 m² Gesamtfläche ist die Haut unser größtes Entgiftungsorgan. Über die Schweißdrüsen gibt sie Stoffe wie Harnsäure, Ammoniak, aber auch Quecksilber nach außen ab.

- **Lunge:** In erster Linie ist es das Ausatmen von Kohlendioxid, was zur Aufgabe der Lunge gehört, aber auch Alkohol und eingeatmete Giftstoffe schafft sie mit der verbrauchten Atemluft wieder aus dem Körper.

- **Nieren und Darm:** Mit dem Harn werden die aus dem Blut gefilterten Stoffe aus dem Körper ausgeleitet. Während sich die Nieren hauptsächlich den kleinen Partikeln widmen, übernimmt der Darm die größeren.

- **Leber:** Die Leber gilt als Entgiftungszentrale. Giftstoffe werden über den Darm aufgenommen und in der Leber um- oder abgebaut. Ihre Aufgabe ist es vor allem, fettgebundene in wasserlösliche Gifte umzuwandeln, dafür produziert sie pro Tag etwa 1 Liter Galle und ermöglicht somit erst die Ausscheidung durch die anderen Organe.

Diese Organe sind nur die wichtigsten Bestandteile eines komplexen Systems, das wir bis heute nicht komplett verstehen. Mittlerweile wissen wir aber, dass auch die Milz, die Lymphe, verschiedene Drüsen und viele andere Organe wichtig sind, wenn die Entgiftung funktionieren soll. Und dennoch können sich Schadstoffe in unserem Körper anreichern? Zwei Ursachen sind dafür verantwortlich:

1. Zu viel Belastendes

Würden wir uns so ernähren wie von Hippokrates (460–370 v. Chr.) empfohlen, hätten unsere Organe viel weniger zu tun. Er soll gesagt haben: „Eure Nahrungsmittel sollen eure Heilmittel, und eure Heilmittel sollen eure Nahrungsmittel sein!"

Für mich heißt das: Gib nur das in deinen Körper, was von Vorteil ist für jede deiner Zellen. So würden auch die Zellen der Entgiftungsorgane nach ihrem Bedarf versorgt werden und können sich entsprechend gut regenerieren. Stattdessen belasten wir unseren Körper, essen zu viel und falsch. Unsere Entgiftungssysteme sind dadurch permanent mit dem Abbau von Stoffen überfordert, die wir gar nicht erst aufnähmen, ernährten wir uns wie von Hippokrates empfohlen.

Weil unsere Entgiftungssysteme nicht mehr alles verarbeiten und ausscheiden können, schlagen wir uns dann mit den Ablagerungen von Stoffwechselendprodukten und Giften herum. Entzündungen in den Gelenken, als Folge des Zuviels an tierischem Eiweiß und Fettpölsterchen als Folge einer zu hohen Kalorienzufuhr sind nur zwei Beispiele für die Auswirkungen einer konventionellen Ernährung. Hinzu kommen Toxineinlagerungen aus Medikamenten, Umweltgiften und so weiter, die sich vor allem auch im Fettgewebe dauerhaft festsetzen können.

2. Zu wenig von dem, was der Körper wirklich braucht

Die Entgiftungsorgane können ihr volles Potenzial nicht entfalten, wenn sie nicht ausreichend versorgt und durch Bewegung angeregt werden. Wenn wir beispielsweise zu wenig trinken, können Nieren und Haut, aber auch der Darm nicht wie vorgesehen arbeiten. Die Reinigungskapazität der Lunge nutzen wir nur zu einem geringen Prozentsatz, wenn wir nicht richtig und tief genug atmen. Wenn wir unseren Stoffwechsel aber durch Bewegung ankurbeln, dann können wir 60 % statt nur 10 % des Lungenvolumens füllen und leeren und entsprechend mehr Giftstoffe ausatmen. Und auch die Haut kann besser entgiften, wenn wir mehr schwitzen, der Darm kommt wieder in Bewegung und so weiter.

Aber auch ein Mangel an Nährstoffen kann dazu führen, dass unsere Organe oder bestimmte Stoffwechselprozesse nicht optimal arbeiten. Neben den Hauptnährstoffen Kohlenhydrate, Fette und Eiweiß, von denen wir meist zu viel zu uns nehmen, braucht der Körper auch Mineralstoffe, Vitamine und Sekundäre Pflanzeninhaltsstoffe wie Bitterstoffe, Gerbstoffe, Senfölglykoside, Phenole etc. Sekundäre Pflanzeninhaltsstoffe haben nicht nur selbst gesundheitsfördernde Wirkung, sie greifen auch in Stoffwechselprozesse ein und können wie Katalysatoren wirken, welche die Aufnahme, Ein-, Um- und Abbau und die Ausscheidung anderer Stoffe verbessern.

Die Lösung: Selbstreinigung möglich machen

An diesen Schwachstellen setzt Detox, Baby! an. Ich habe dieses Konzept entwickelt aus der Überzeugung, dass wenn wir wirklich eine Reinigung des Körpers erreichen und Schadstoffe loswerden wollen, wir beide Seiten des Problems angehen müssen: das Zuviel an Schädlichem und das Zuwenig an Gesundem.

Mitgehangen, mitgefangen

Selbst wenn wir uns große Mühe geben, unsere Nahrung selbst zuzubereiten, nur Frisches aus biologischem Anbau essen und so zumindest die Aufnahme von Lebensmittelzusatzstoffen und Schadstoffen aus der Landwirtschaft weitgehend ausschließen, leben wir dennoch in einer belasteten Welt. Unser Trinkwasser enthält Hormone und Medikamentenrückstände. Unsere Atemluft ist belastet – auch dort, wo man es vielleicht nicht vermuten mag, weil Giftstoffe nicht dort bleiben, wo sie entstehen, sondern auch in Gegenden mit vermeintlich sauberer Luft verlagert werden. Und unsere Böden sind vielfach ausgelaugt und belastet mit Rückständen aus dem Pflanzenschutz. „Umwelt" ist eine Illusion, wir sind einfach nur Teil dieser Welt und damit können wir auch solche Belastungen nicht ausschließen.

Detox, Baby! wirkt also in zwei Richtungen:

1. wird die **Ausleitung von Schadstoffen** gefördert, indem Körperfett abgebaut und Schadstoffablagerungen allgemein gelöst werden. Um das zu erreichen, werden die Kalorienzufuhr und die Zufuhr an Stoffen, die viel Verdauungsaufwand erfordern, stark heruntergefahren. Im Gegensatz zum klassischen Heil- oder Wasserfasten jedoch, bei dem durch den nahezu vollständigen Verzicht auf feste Nahrung die Verdauungstätigkeit fast stillgelegt wird, versuchen wir bei Detox, Baby!, die Verdauung durch das Trinken der Säfte aktiv zu halten. Somit kann sie den Abbau und die Ausscheidung von gelösten Schadstoffen unterstützen.

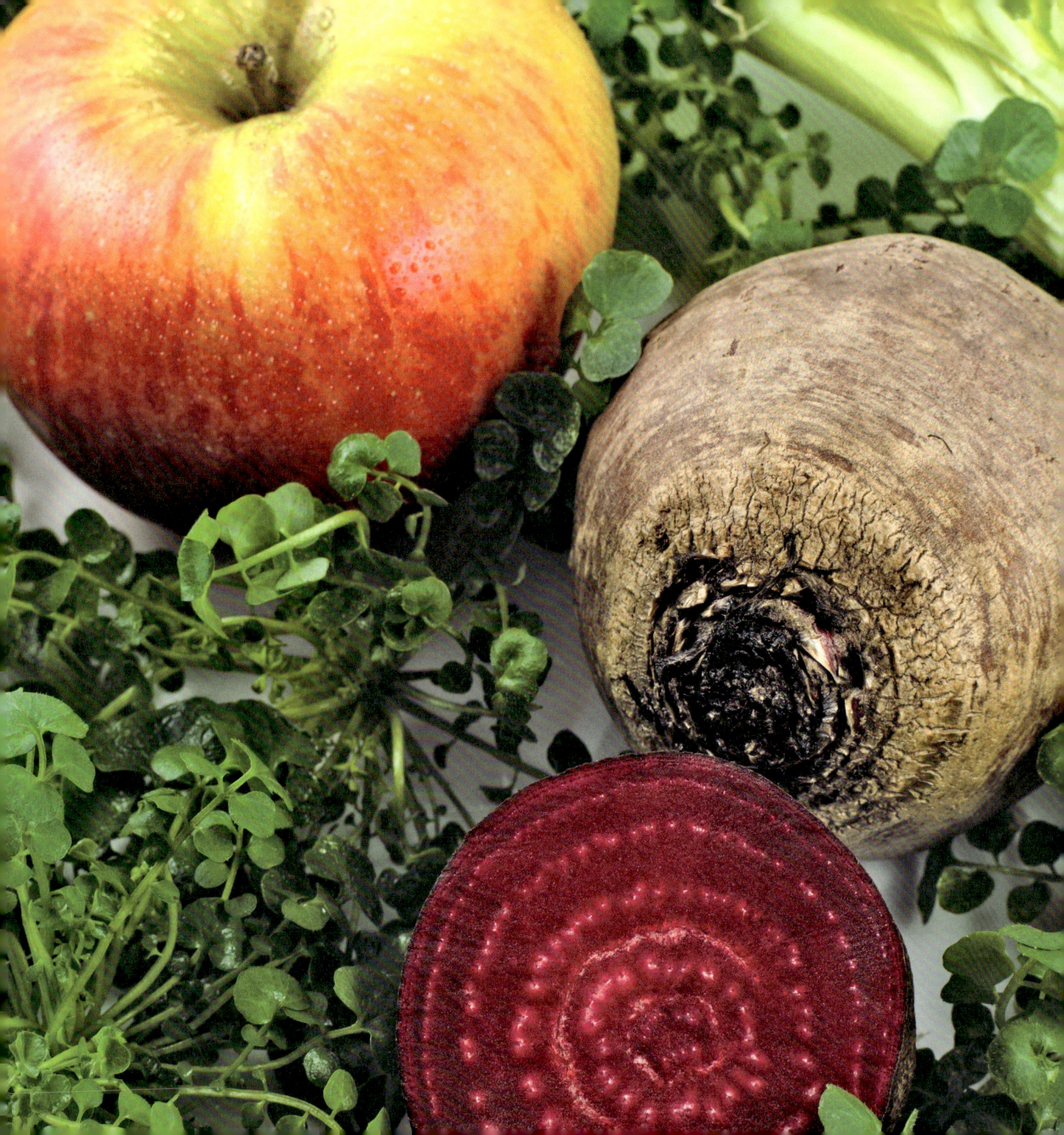

2. Durch die **Zufuhr gesundheitsfördernder, hilfreicher Inhaltsstoffe** aus Obst, Gemüse und vor allem Wildpflanzen soll nicht nur die Verdauung noch verbessert werden, sondern auch unser Stoffwechsel insgesamt intensiviert und die Entgiftungsorgane gefördert werden, damit sie effektiv zur Selbstreinigung beitragen können.

Ernährung entsprechend unserer Natur

Wenn wir wissen wollen, was wirklich gesund für uns ist, dann können wir uns anschauen, wie wir Menschen uns ernährt haben, als wir unsere Nahrung noch in der Natur gesammelt haben. Damals, als wir noch wie Nomaden gelebt haben, konnten wir nichts anderes nutzen als die wild zu sammelnden Pflanzen. Erst mit Beginn der Sesshaftwerdung – vor rund 10.000 Jahren – konnten auch Pflanzen in Kultur genommen und durch Kreuzung und Selektion verändert werden, und erst seit die Züchtung so schnell und effektiv arbeitet, ist unsere Nahrung arm an gesundheitlich relevanten Nährstoffen und damit weniger wertvoll geworden.

Auch die Frage nach der Nutzung von Tieren stellte sich unseren frühen Vorfahren nicht, sie selbst waren eher Gejagte als Jäger, zumindest bis sie die ersten Waffen zum Erlegen der Tiere und Werkzeug zum Häuten und Verarbeiten der Beute nutzen konnten. Wenn wir also wissen wollen, was wir wirklich gegessen haben, als wir noch von der Natur lebten, können wir beispielsweise die Kost der Menschenaffen in freier Natur betrachten, sie leben hauptsächlich von wilden Früchten, Blättern, Kräutern, Samen, Wurzeln, Rinden und Blüten. Zivilisationskrankheiten fallen sie nicht zum Opfer, es sei denn, sie werden, wie beispielsweise in Zoos, nicht artgerecht ernährt, dann neigen auch Tiere zu degenerativen Erkrankungen wie wir Menschen.

Ganz sanft

Viele Detox-Konzepte versuchen, uns Glauben zu machen, dass wir mal eben an einem Wochenende entgiften könnten. Eine Wochenend-Detox-Kur kann guttun und kann ein Anfang sein, aber sie wird unseren Körper nicht dazu bringen, sich vollständig von Giftstoffen zu befreien und komplett zu gesunden. Und deshalb soll dem Körper dann häufig bei solchen Ruckzuck-Kuren mit Abführmitteln, Einläufen und ähnlichen „Rosskuren" auf die Sprünge geholfen werden. Sicher mag sich dadurch etwas bewegen, aber bis zum Erreichen des Ziels bleibt es immer ein längerer Weg.

Gut Ding will Weile haben

Da unser Körper selbst kann, was wir von ihm verlangen, ist eine „Be"-handlung von außen überflüssig und teilweise auch schädlich. Ich habe früher regelmäßig gefastet mit Abführmitteln, Einläufen etc., ohne nachhaltigen Erfolg. Bei Detox, Baby! verzichten wir auf grobe beschleunigende Maßnahmen, wie die Einnahme von mineralischem Glauber- oder Bittersalz oder die Durchführung von Einläufen zur Darmreinigung, weil sie nicht notwendig sind. Wir wollen den Körper lieber auf sanfte Art und Weise unterstützen.

Um solche Möglichkeiten zu finden, habe ich mir Fragen gestellt wie: Was wäre natürlich? Haben unsere Vorfahren, die noch in und mit der Natur gelebt haben, auch Einläufe gemacht? Wohl eher nicht. Hätte die Natur das vorgesehen, hätte sie uns vielleicht mit einem Wasseranschluss ausgestattet.

Es gibt jedoch genügend Pflanzen mit abführender Wirkung, die wir zur Darmreinigung nutzen können. Wenn wir sanft mit unserem Körper umgehen und ihm genügend Zeit lassen, können wir ebenso viel oder sogar mehr erreichen.

Auf den Körper hören

Bei Detox, Baby! geht es ausschließlich darum, dem Körper Gutes zu tun. Entgiften ist ein langsamer Prozess, und dieses langsame Tempo ergibt durchaus einen Sinn. Werden zu viele Giftstoffe und Ablagerungen auf einmal oder in kurzer Zeit gelöst, kann es sein, dass diese Stoffe nicht schnell genug abtransportiert und ausgeschieden werden können. Unangenehme Entgiftungserscheinungen können die Folge sein ➡ siehe auch Rückvergiftungen, Seite 55. Ein schnelles Entgiften in kurzer Zeit ist auch mit aller Anstrengung und starken Abführmitteln nicht zu erzwingen, denn nur mit der Zeit werden die Giftstoffe und Ablagerungen aus ihren Depots, wie beispielsweise dem Fettgewebe, freigesetzt.

Die Methoden, die wir zur Unterstützung bei Detox, Baby! anwenden, sollten sich alle gut anfühlen. Was sich nicht gut anfühlt, brauchen wir nicht. Hören Sie auf Ihren Körper. Wenn Sie das während der Detox, Baby!-Woche üben und lernen, dann haben Sie mehr für Ihre Gesundheit getan als mit allen anderen Methoden. Wenn wir lernen, was unser Körper wirklich will, dann werden wir hinterher auch nicht zurückfallen in ungesunde Ernährungs- oder Verhaltensmuster.

Nicht darben, sondern feiern

Haben Sie schon einmal gefastet? Fasten hat häufig den Charakter von Verzicht und Einschränkung. Wir ziehen uns vielleicht kein Büßergewand an, aber viele fühlen sich so. Es geht für sie ums Durchhalten. Und oft werden dann in Erwartung des ersten Apfels zum Fastenbrechen Kochbücher gewälzt und das Menü für den Tag danach geplant. Das entbehrt nur auf den ersten Blick der Logik. Schauen wir genauer hin, stellen wir fest: Genau das ist menschlich und logisch. Wird uns etwas weggenommen, freuen wir uns darauf, es wiederzubekommen. Wenn wir also Fasten als Verzicht erleben, freuen wir uns darauf, anschließend wieder reinhauen zu können. Nun geht es bei Detox, Baby! aber nicht darum, Verzicht zu erleben. Hungergefühle sind hierbei eher selten und auch der klassische Durchhänger, der viele, die bei Wasser und Gemüsebrühe fasten, meist am dritten Fastentag erreicht, tritt kaum auf. Noch nicht einmal auf kulinarischen Genuss brauchen wir zu verzichten, dank der leckeren Säfte. Es geht hier darum, Wohlbefinden zu erleben. Sie verzichten also nicht, sondern gewinnen in dieser Zeit. Deshalb feiern Sie die Detox, Baby!-Woche, machen Sie keine traurige Veranstaltung daraus.

> *Lernen Sie zu spüren, was Ihr Körper wirklich will – was sich nicht gut anfühlt, brauchen wir nicht.*

Feiern Sie, dass ...
- Sie Ihrem Körper jeden Tag Gutes tun.
- Sie sich leicht und erleichtert fühlen.
- Sie sich endlich einmal auf Ihr Wohlbefinden konzentrieren können.
- Sie Herr/Herrin der Lage sind und nicht von Ihren Süchten bestimmt werden.
- Sie Abschied von etwas nehmen, was Sie ohnehin nicht mehr wollten, nämlich einer ungesunden Ernährung, denn warum sonst haben Sie sich für Detox, Baby! entschieden?
- Genießen Sie jeden einzelnen Tag und denken Sie daran, dass Detox, Baby! erst der Start ist und es danach noch besser weitergehen wird.

Mit Genuss fit bleiben
Einer der wichtigsten Punkte, warum ich das Fasten mit frisch gepressten Säften aus Obst, Gemüse und Wildpflanzen dem Heilfasten vorziehe, ist der Genuss. Früher habe ich mich auf die klare Gemüsebrühe und die verdünnten Säfte, die es beim Heilfasten gibt, gefreut, aber seit ich meine Ernährung auf Rohkost und Wildpflanzen umgestellt habe, mag ich den Geschmack von Gekochtem nicht mehr. Mich erinnert der Geschmack von Gemüsebrühe oder pasteurisiertem Saft eher an Krankheit als an Gesundheit. Sie sind für mich keine Alternative zu frischen Säften.

Auch Tees rangieren für mich nur noch auf den hinteren Plätzen, wenn es darum geht, dem Körper zu helfen. Viele Inhaltsstoffe werden beim Trocknen und Überbrühen der Kräuter verändert oder abgebaut und der Geschmack bleibt deutlich unterlegen im Vergleich zu mit Kräutern und anderen frischen Zutaten aromatisiertem Wasser oder frisch zubereiteten Limonaden.

Was ich beim Heil- oder Wasserfasten immer als unangenehm empfand, waren Anzeichen körperlicher Schwäche infolge des kompletten Verzichts auf Nährstoffe. Meine tägliche Laufstrecke (ich gehe dabei zügig, jogge aber nicht), bei der es zwischendrin auch richtig bergauf geht, fiel mir früher bei Wasser und Gemüsebrühe oft schwer. Mit den Wildpflanzensäften jedoch kann ich die Strecke genauso gut bewältigen wie sonst, ich fühle mich dabei sogar eher leichtfüßiger und frischer.

Ein weiterer Vorteil ist, dass ich während des Saftfastens arbeiten kann. Dennoch versuche ich, mir während dieser Zeit mehr Pausen und dem Körper ausreichend Ruhe zu gönnen. Auch wenn die Stoffwechselprozesse aktiv bleiben, der Körper muss doch einiges leisten, um all die Giftstoffe, die freigesetzt werden, auch abzutransportieren. Ruhe gehört auch zum Genuss.

Beste Zutaten
Wir nehmen nicht wirklich viel zu uns in dieser Saftfastenwoche. Umso wichtiger ist es, dass das, was wir zu uns nehmen, von bester Qualität ist. Achten Sie darauf, dass die Zutaten für die Säfte und alle anderen Lebensmittel, Kokosnüsse oder ergänzende Superfoods, aber auch die Zutaten und Hilfsmittel für die Körperpflege nicht durch Schadstoffe belastet sind und dass sie aus vertrauenswürdiger Produktion stammen.

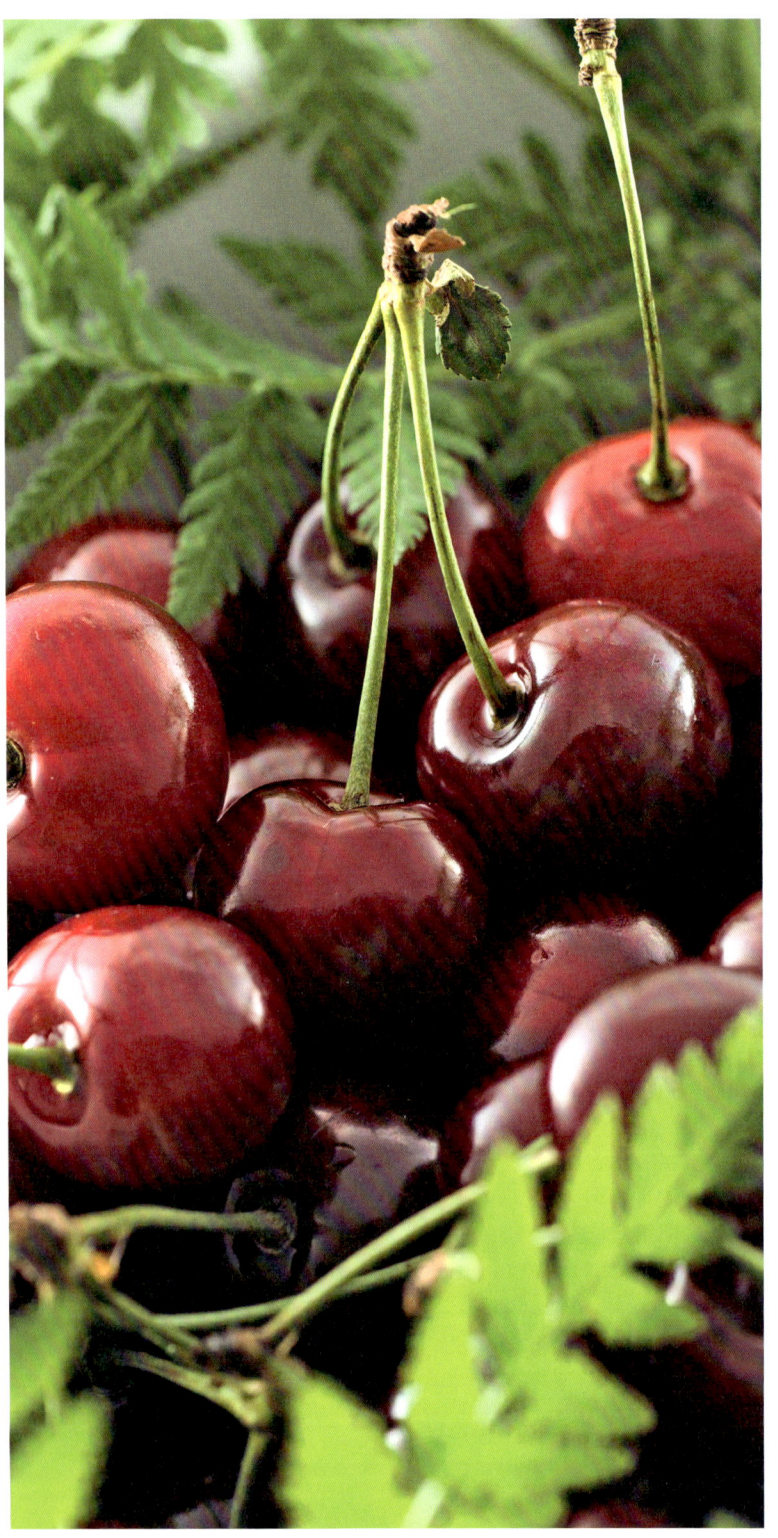

Fair produziert?

Auf eine faire Produktion sollten wir immer Wert legen. Denn wie kann uns etwas guttun, das im Rahmen seiner Herstellung Ungerechtigkeit und Leid verursacht hat? Auch ein schlechtes Gewissen gehört zu den Giften, die wir gerne loswerden möchten.

Verwenden Sie soweit möglich Obst und Gemüse aus Bioanbau, vielleicht auch aus tierleidfreiem Anbau oder aus dem eigenen Garten.

Aus Gründen des Umweltschutzes ist eine saisonale Auswahl zu befürworten, dabei empfiehlt es sich aber, auf die Etikettierung zu achten: Äpfel und Birnen kommen im Sommer aus Neuseeland beziehungsweise Chile, zumindest so lange, bis sie bei uns hier geerntet werden können. Kokosnüsse wachsen zwar nicht in Europa, aber Tropenfrüchte müssen in ihrer Energiebilanz nicht schlechter sein als heimische Äpfel oder Birnen, die über lange Zeit unter Einsatz von viel Energie bei gesteuerten Bedingungen (Temperatur, Luftfeuchtigkeit, Sauerstoff- und Kohlenstoffdioxidgehalt usw.) gelagert werden. Hier gilt es also zu differenzieren, ein bisschen genauer hinzuschauen und individuell das Beste auszuwählen. Die Rezepte sind so zusammengestellt, dass das Obst und Gemüse dafür gerade dann Saison hat, wenn die entsprechenden Wildpflanzen verfügbar sind.

Unterstützung durch Wildpflanzen

Das eigentliche Geheimnis von Detox, Baby! sind die Wildpflanzen. Sie machen die Säfte aus Obst und Gemüse erst richtig reich an Inhaltsstoffen und damit auch wirksam. Ich habe bei den Rezepten aber auch Wert darauf gelegt, dass die Wildpflanzen geschmacklich mit den anderen Zutaten harmonieren.

Das große Plus

In Wildpflanzen ist der Anteil an wertvollen Inhaltsstoffen noch wesentlich höher als in unseren gezüchteten Kulturpflanzen. So weist die Brennnessel im Vergleich mit einem gewöhnlichen Kopfsalat rund das Dreißigfache an Vitamin C und das Zehnfache an Eisen auf. Die Weg-Malve enthält mehr Kalzium als Kuhmilch. Und auch mit essenziellen Fettsäuren, aus denen der Körper Fette aufbaut, und Aminosäuren zum Aufbau von Proteinen versorgen uns die Wildpflanzen aufs Beste. Ihr allergrößtes Plus ist der hohe Gehalt an Sekundären Pflanzeninhaltsstoffen. Dass diese in Folge der Züchtung in vielen Kulturpflanzen stark reduziert oder ganz verschwunden sind, können wir schon schmecken. Kein Apfel einer modernen Sorte schmeckt heute mehr nach Gerbstoffen. Chicorée und Endiviensalat wurden ihre charakteristischen Bitterstoffe ebenfalls weggezüchtet. Dass Gurken früher erst einmal vorn und hinten angeschnitten wurden, um zu testen ob und wie weit sie bitter sind, das wissen viele nicht einmal mehr. Die Züchtung in den letzten Jahrzehnten hatte nicht nur hohen Ertrag, gute Transport- und Lagerfähigkeit und andere wirtschaftliche oder gärtnerische Aspekte zum Ziel, sondern auch ein perfektes Erscheinungsbild und besonders einen eingängigen Geschmack. Das mag aus Sicht der Produzenten verständlich sein, lassen sich doch mild schmeckende Gemüsearten und süßes Obst besser verkaufen, aus gesundheitlicher Sicht ist diese Entwicklung eher verhängnisvoll zu nennen. So sind nämlich die wichtigen besonderen Inhaltsstoffe der Pflanzen, die wir dringend benötigen, aus den Kulturpflanzen verschwunden.

Die Wildpflanzen jedoch, so wie wir sie als Bestandteil unserer natürlichen Vegetation kennen, blieben in ihrer Zusammensetzung unverändert, zumindest die allermeisten von ihnen. Die wenigen Arten, die in das Sortiment der Gartenstauden oder der Küchenkräuter Eingang gefunden haben, wurden allenfalls wenig züchterisch bearbeitet. Ihre wilden Verwandten und all diejenigen Arten, die nie von züchterischem Interesse waren, wachsen heute noch wie schon zu Urzeiten von ganz allein auf allen Flächen, auf denen sie nicht als Unkraut bekämpft werden.

Ein gedeckter Tisch in Grün

Wildpflanzen zu nutzen ist ganz einfach und völlig kostenlos. Sie stehen jedem zur Verfügung und sie kommen sogar zu uns in die Gärten und auf Balkone. Es ist oft nur unser Bewusstsein, dass uns von der Nutzung abhält. Aber wenn wir darüber nachdenken und genau hinschauen, dann sehen wir, dass diese Nahrungsmittel, die uns Menschen seit Millionen von Jahren durch die Evolution begleitet haben, erst seit vergleichsweise kurzer Zeit nicht mehr auf unserem Speiseplan stehen.

Wenn wir draußen auf Exkursion unterwegs sind, sagt in den Anfängergruppen immer irgendjemand: „Bis jetzt war das nur eine einfache grüne Fläche für mich. Jetzt möchte ich nicht mehr darauf gehen, weil es für mich nun wie ein gedeckter Tisch ist." So ändert sich unsere Wahrnehmung manchmal in kurzer Zeit.

Hauptsache Inhaltsstoffe

Denken Sie anfangs vielleicht noch, die Wildpflanzen wären die Zugabe im Saft und die Grundzutaten wären Obst und Gemüse – so mag es mengenmäßig auch erst einmal den Anschein erwecken – werden Sie in dieser Woche merken, dass es genau andersherum ist. Die Wildpflanzen liefern die Inhaltsstoffe; Obst und Gemüse sind mehr das Zugeständnis an unseren Geschmack und, was die Inhaltsstoffe betrifft, eher die weniger bedeutenden Zutaten. Weil wir aber nicht nur an Inhaltsstoffen interessiert sind, sondern auch den Gaumen verwöhnen und die Seele füttern wollen, verschmelzen die wilden Zutaten hier mit den kulinarisch vertrauten. So können wir leichter den Zugang finden.

Satt und zufrieden

Weil die wirksamen Sekundären Pflanzeninhaltsstoffe, aber auch Vitamine und Mineralstoffe und alles, was der Körper braucht, in Wildpflanzen hoch konzentriert enthalten sind, lernt der Körper beim Fasten mit diesen Säften auch, dass er mit einer kleineren Menge an Nahrung gut zurechtkommen kann. Denn es ist nicht die Menge an Nahrung, die wir aufnehmen, sondern die Menge an Inhaltsstoffen, die darüber entscheidet, ob wir uns satt fühlen. Satt fühlen, auch das werden Sie bei Detox, Baby! spüren, heißt nicht, sich voll zu fühlen. Wirklich satt fühlen wir uns erst, wenn unser Körper rundum versorgt ist. Dann erst können wir spüren, wie es sich anfühlt, wenn unser eigentliches Verlangen, das nämlich nach wirksamen Inhaltsstoffen, gestillt wurde. Es wird vielleicht drei bis vier Tage dauern, bis Sie dieses Gefühl erstmalig wahrnehmen können. Denn je nach Zusammensetzung sind verschiedene Inhaltsstoffe in den Säften. Aber je mehr Sie davon zu sich nehmen, umso mehr werden Sie dieses spezielle Sättigungsgefühl kennenlernen und das Fasten wird Ihnen nach einigen Tagen ganz leicht fallen. Infos zum Sammeln und Verwenden der Wildpflanzen finden Sie ➡ ab Seite 34.

Körper, Geist und Seele

„Mens sana in corpore sano" – „ein gesunder Geist in einem gesunden Körper" – will uns auch sagen, dass Körper und Geist eine Einheit sind und nicht getrennt voneinander betrachtet werden können. Und um sich gesund zu fühlen, gehört auch das seelische Wohlbefinden dazu.

Vielleicht können Sie sich noch nicht vorstellen, dass durch gesunde Ernährung und Bewegung auch der Geist gestärkt und psychische Probleme gelindert werden können. Aber nicht nur die Rohkostärzte des frühen 20. Jahrhunderts haben diese Erfahrung gemacht und die Rohkosternährung damals schon als ganzheitliche Therapie eingesetzt. Mit einer gesunden Ernährung können wir für alle Bereiche unseres Lebens eine gute Basis schaffen, wir werden aber vermutlich nicht alle unsere „Vergiftungen" beseitigen können. Zu Detox, Baby! gehört daher, dass wir uns neben der Ernährung auch mit der Körperpflege, mit Bewegung und mit dem Beseitigen alter Muster und vergifteter Gedanken sowie seelischer Verletzungen auseinandersetzen wollen. Mehr dazu in den Kapiteln Detox Care ➔ Seite 122, Detox Power ➔ Seite 140, Detox Mind ➔ Seite 146 und Detox Soul ➔ Seite 150.

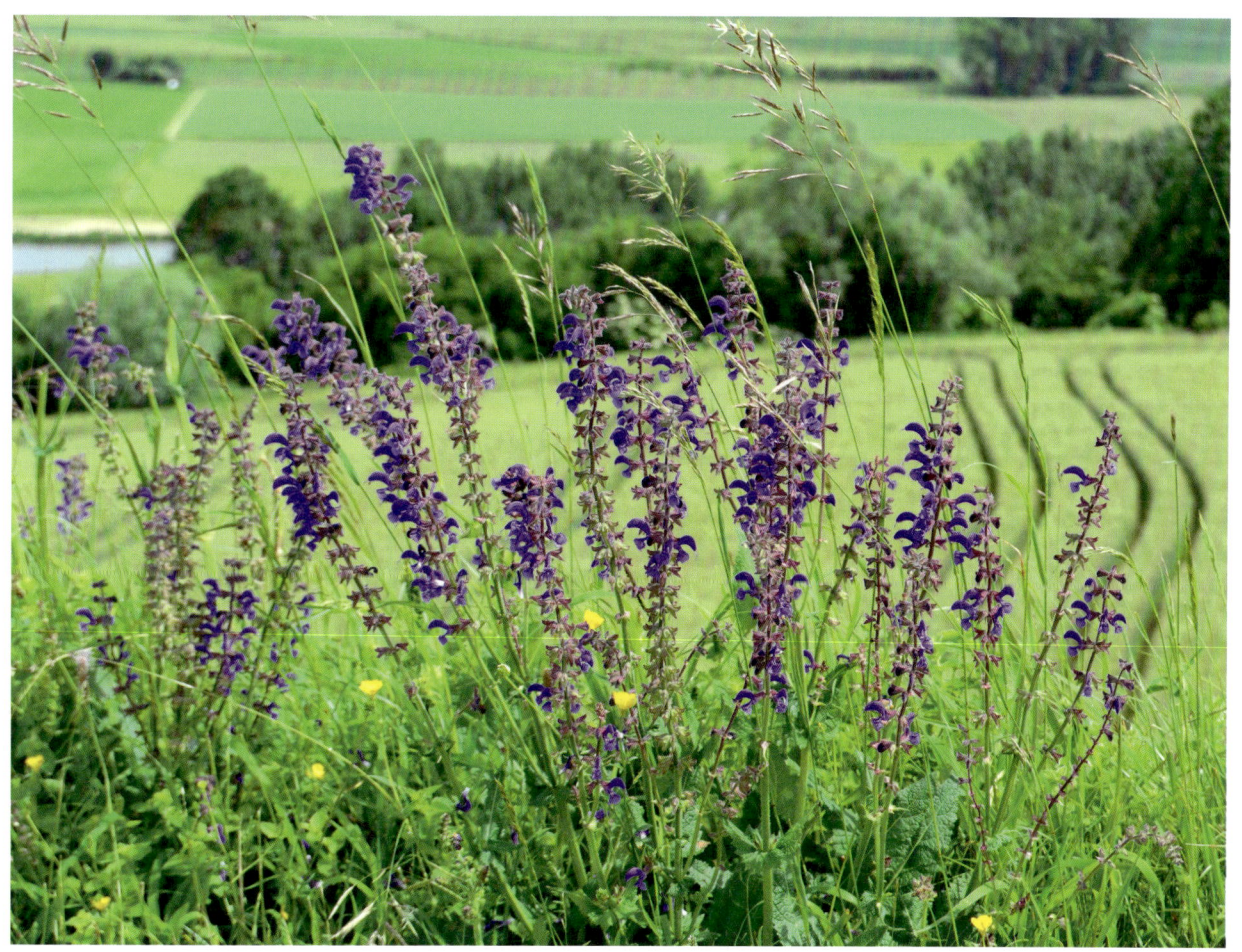

Wertvoll, lecker und häufig direkt vor unserer Nase: Wiesen-Salbei.

Detox – wie steige ich ein?

Sie sind gesund und fühlen sich fit? Dann wird die Detox, Baby!-Woche keine große Herausforderung sein. Detox, Baby! ist eine Kur für gesunde Menschen, die sich ihre Gesundheit langfristig erhalten wollen.

Sollten Sie aus Krankheitsgründen in Behandlung sein und wissen oder ahnen, dass Sie gesundheitliche Defizite haben, dann sollten Sie in jedem Fall vorab klären, ob diese Kur für Sie in Frage kommen kann. Schwangere und Kinder sollten nicht fasten, aber die anderen Themen sind für sie sicher auch interessant.

Fragen Sie Ihren Arzt

Sollten Sie – aus welchem Grund auch immer – Bedenken haben, dann fragen Sie Ihre Ärztin oder Ihren Arzt, ob die Durchführung der Kur für Sie empfehlenswert ist. Beschreiben Sie Detox, Baby! am besten als „Saftfastenkur mit Wildpflanzen". Ärzte, so meine Erfahrung, stehen den natürlichen Möglichkeiten zur Verbesserung unserer Gesundheit in der Regel aufgeschlossen gegenüber, können es oft nur selbst nicht leisten, ihre Patienten auf diesem Weg zu begleiten.

Denken Sie daran, dass die wirksamen Inhaltsstoffe aus den Wildpflanzensäften die Wirkung mancher Medikamente beeinflussen können. Medikamente könnten auch durch die abführenden Mittel, die zum Einsatz kommen, vorzeitig ausgeschieden und damit unwirksam werden. Zeigen Sie gegebenenfalls Ihrer Ärztin oder Ihrem Arzt Ihren Plan ➜ Seite 50 mit der Bitte, Ihnen zu sagen, wie Sie die Einnahme während der Saftkur gestalten sollen.

Bei Bedarf: Beratung

Wenn Sie gerne Unterstützung haben möchten bei der Durchführung der Kur oder Hilfe beim Erstellen Ihres persönlichen Plans, dann wenden Sie sich an einen Ernährungsberater. Sollten Sie in ärztlicher Behandlung sein, dann suchen Sie sich einen Berater, der bereit dazu ist, auch mit Ihren Ärzten zusammenzuarbeiten. Ich habe bei der Beratung meiner Klienten schon mehrfach festgestellt, dass Ärzte ihren Patienten häufig ausdrücklich empfehlen, sich mehr um ihre Ernährung zu bemühen und es schätzen, wenn sie diesbezüglich beraten und begleitet werden. Auch ich empfände es nur als hilfreich, wenn der Prozess einer Ernährungsumstellung häufiger von ärztlicher Diagnostik und Erfolgskontrolle begleitet würde. Eine Ernährungsberatung ist keine medizinische Beratung, alle medizinischen Fragen können nur von Ärzten oder Heilpraktikern beantwortet werden. Sie dürfen sich aber Detox, Baby! betreffend gerne jederzeit für eine Beratung an mich wenden, meine Kontaktdaten finden Sie im Serviceteil ➜ Seite 165.

Das brauchen Sie: Geräte und Hilfsmittel

Beginnen Sie einige Zeit vor der Kur zu checken, was Sie dafür brauchen. Bezugsadressen für spezielle Geräte und Hilfsmittel in Rohkostqualität finden Sie im Serviceteil ➔ Seite 167, gängige Produkte auch im Einzelhandel, Reformhaus oder Bioladen. Manches von dem nachfolgend Aufgezählten ist unbedingt notwendig, wie zum Beispiel ein Gerät zum Herstellen der Säfte, manches kommt für Sie persönlich aber gar nicht in Frage.

Gestalten Sie sich nach dieser Vorlage Ihre persönliche Checkliste, in die Sie alles, was Sie verwenden wollen, eintragen und die Sie dann abhaken können. Ich versuche Ihnen hier ein Beispiel zu geben, wie die Liste aussehen könnte. Darin finden Sie auch Verweise auf Seiten, auf denen Sie die entsprechenden Erklärungen und Verwendungsmöglichkeiten dazu finden. Fügen Sie hinzu, was Sie für Ihr persönliches Wohlbefinden zusätzlich dabei haben möchten.

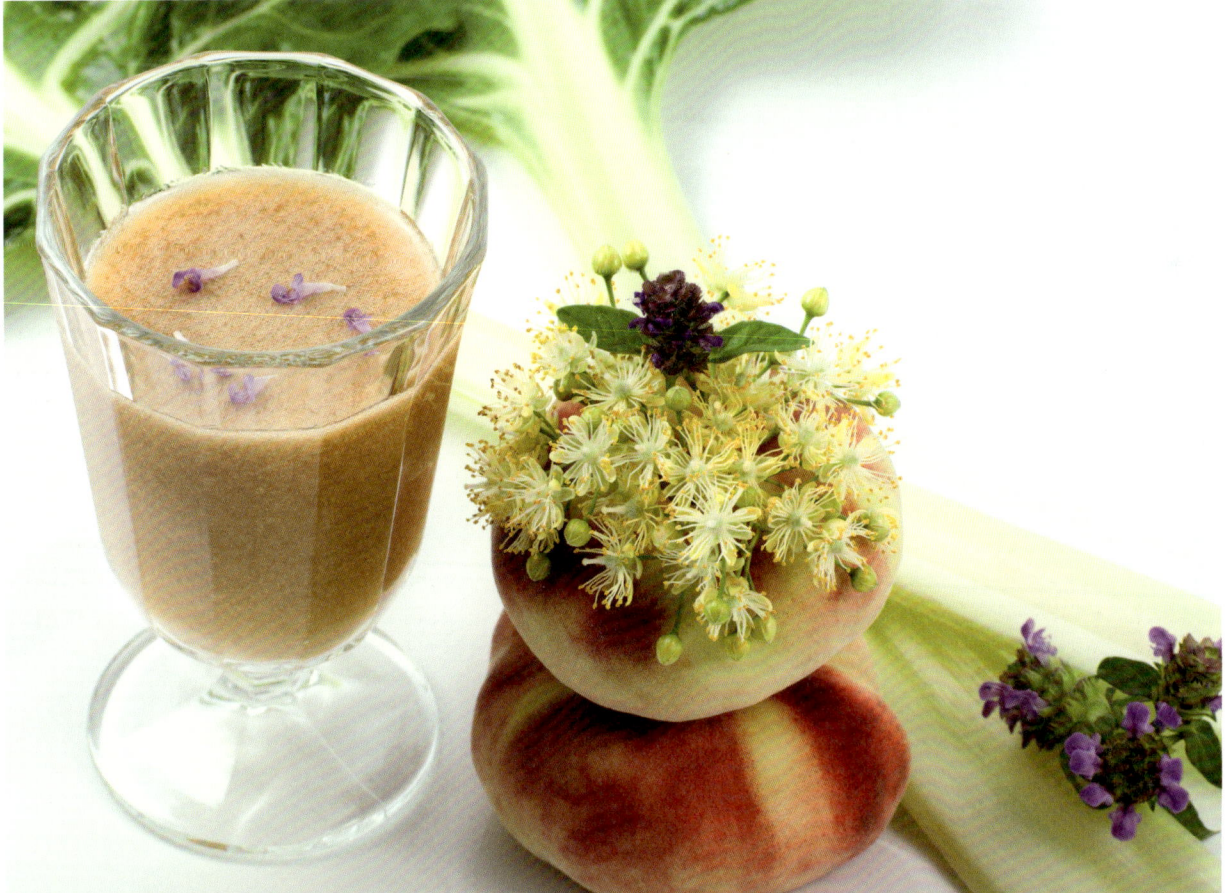

Leckere Säfte machen Detox, Baby! zum gesunden Genuss ➔ Rezept auf Seite 90.

	Geräte und Hilfsmittel	Info auf Seite
unbedingt nötig	Entsafter oder Mixer und Nussmilchbeutel	25–27
	Niempulver	52
	Cassia	53
	Flohsamenschalen	55
	Heilerde/Tonerde	56
	Ghassoul	125
hilfreich und empfehlenswert	Flaschen für das Aufbewahren und Transportieren von Saft und Isolier- oder Kühlmanschetten	27
	1–7 junge Kokosnüsse, auch Pagoden genannt, und Joghurtferment	57–58
	Chlorella als Pulver oder Tabletten	59
	Dulse-Algen	60
	Peelinghandschuh	127
	Körperbürste oder Sisalhandschuh	127, 155
	Kokosöl und Kakaobutter	128, 129, 132, 135, 136
	Amlapulver	133
	Miswak-Zahnbürste	135
	Barfußschuhe	138
	Fußbadewanne	139
	Kirschkernsäckchen oder Wärmflasche und warme Decke	139
	Yogamatte	142
	Meditationskissen oder -bänkchen	148
schön zu haben, wer es braucht oder mag	Koriander	39, 61
	Kurkuma	61
	Kräuter für Detox Care nach Belieben	ab Seite 122
	Meersalz	127, 138
	1 frisches Blatt von der Aloe vera	130
	Sesamöl, Avocadoöl, Mandelöl, Olivenöl	132, 135, 136, 138

Entsafter, Mixer & Co.

Um Säfte herzustellen, kommen wir nicht umhin, technische Hilfe in Anspruch zu nehmen. Weil viele heutzutage bereits einen Mixer besitzen, aber vielleicht keinen Entsafter, habe ich zwei Varianten der Saftherstellung getestet. Bei den Saftrezepten ist jeweils vermerkt, welche Methode besser funktioniert, was es zu beachten gibt oder wo der Unterschied im Ergebnis ist ➜ ab Seite 62.

Entsafter

Ideal ist es, einen Entsafter zu haben, der Kräuter, Obst, Gemüseblätter und Wurzeln gleichermaßen gut und ohne grobe Stücke entsaftet und dabei nur wenig Trester produziert. Aber Entsafter haben, je nach Funktionsprinzip, Vor- und Nachteile und erfüllen nicht immer alle Wünsche. Und sei es nur, dass bei manchen die Reinigung sehr aufwendig ist.

Unter den klassischen Haushaltsgeräten finden Sie meistens sogenannte Zentrifugenentsafter, die Obst und Gemüse zwar mit hoher Geschwindigkeit verarbeiten, aber dabei den Saft mit mehr Sauerstoff in Berührung bringen – zu sehen an starker Schaumbildung –, wodurch die Inhaltsstoffe schneller oxidieren.

Schonender arbeiten Saftpressen mit geringen Umdrehungszahlen, sogenannte Slow Juicer. Weniger Verlust an wertvollen Inhaltsstoffen und eine geringere Lautstärke sind für mich Gründe, diesen modernen Entsaftern den Vorzug zu geben. Kräuter und Blätter verarbeiten sie in der Regel mit, es lohnt sich aber diesbezüglich nachzufragen, wie gut. Manche

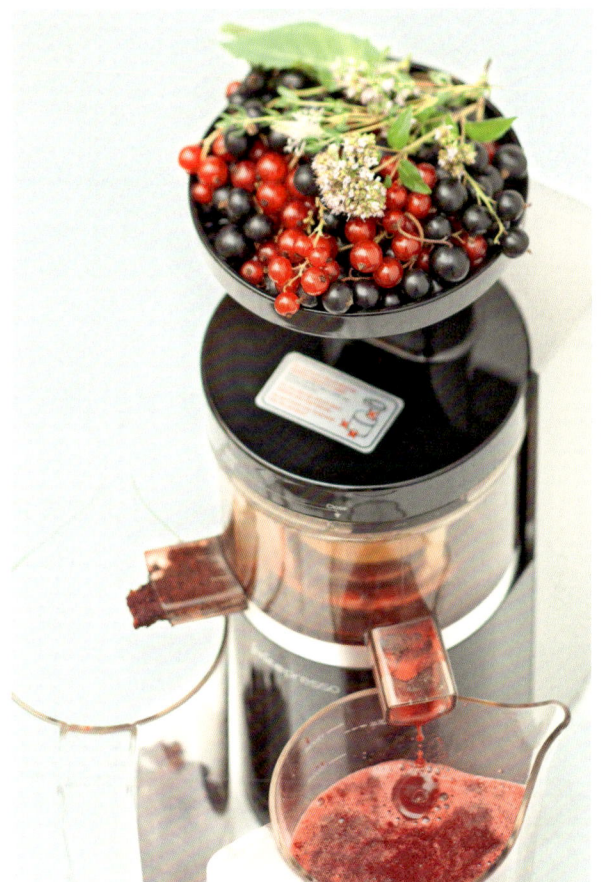

Geräte entsaften grober, manche feiner. Wichtig ist mir dabei, dass die Zutaten für den Saft möglichst gut ausgepresst werden. Dann ist der übrige Trester verhältnismäßig trocken und geschmacklos. Kleine Stückchen, die im Saft schwimmen, stören mich weniger, zur Not kann der Saft noch durch ein Sieb gefiltert werden.

Das Gerät sollte außerdem schnell und gut zu reinigen sein, sonst wird einen die zu erwartende Arbeit womöglich vom regelmäßigen Saftgenuss abhalten.

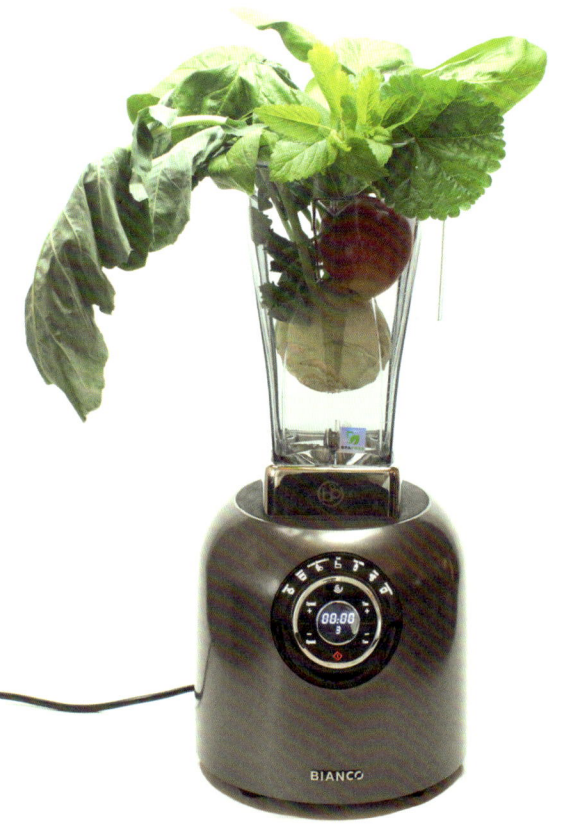

Es kann sinnvoll sein, zum Entsaften von Blättern und faserreichen Kräutern diese klein zu schneiden, bevor Sie sie in den Entsafter geben, und auch den Trester nochmals durchlaufen zu lassen, damit die Inhaltsstoffe besser ausgepresst werden. Ob das Auspressen gut funktioniert, sehen Sie gleich, wenn grüner Saft in den Auffangbehälter läuft und wenig Grünes im Trester bleibt. Wenn Sie nicht ohnehin schon einen Entsafter besitzen, dann können Sie im Internet Vergleichslisten finden, teilweise auch Demo-Filme. Am besten ist es jedoch, wenn Sie vor dem Kauf die Geräte anschauen und eventuell sogar testen können.

Mixer und Nussmilchbeutel

Wenn Sie keinen Entsafter haben, aber in Besitz eines Hochleistungsmixers sind, dann können Sie sich auch eines kleinen Tricks bedienen: Sie können Obst, Gemüse und Wildpflanzen – bei Bedarf ergänzt mit Wasser – im Mixer fein zerkleinern und dann das Püree entweder durch ein sehr feines Sieb passieren oder durch ein Passiertuch oder einen Nussmilchbeutel pressen. Ich empfehle den Nussmilchbeutel. Das ist ein Beutel aus feiner Küchengaze, der alle groben Bestandteile zurückhält. Ursprünglich wurde er zum Herstellen von Nussmilch entwickelt, daher sein Name.

Hängen Sie den Nussmilchbeutel in einen großen Becher und geben das Püree hinein. Mit einer Hand halten Sie den Beutel oben zusammen und mit der anderen Hand können Sie ihn ausstreichen oder kräftig kneten und so den Saft herauspressen. Es ist ganz einfach und geht manchmal schneller als mit dem Entsafter. Lassen Sie aber die Saftzutaten nur so lange mixen, bis Sie ein einheitlich feines Püree haben; bei weichen Zutaten dauert das nur wenige Sekunden, bei festeren und faserigen Wildpflanzen aber auch selten länger als eine halbe Minute.

Diese Variante der Verarbeitung ist vielleicht nicht ganz so schonend wie die mit dem Entsafter, aber einen großen Unterschied habe ich die Frische, Farbe und den Geschmack der Säfte betreffend nicht feststellen können. Manchmal sind die Säfte etwas cremiger oder dickflüssiger, was ich persönlich sogar lieber mag.

In jedem Fall profitieren Sie von mehr Inhaltsstoffen, wenn Sie die Säfte direkt im Anschluss an die Zubereitung trinken. Das gilt vielleicht noch mehr für die im Mixer zubereiteten, weil die Zutaten hier mehr aufgeschlossen werden als im Entsafter und der Abbau von Inhaltsstoffen eventuell schneller geht.

Säfte zum Mitnehmen

Natürlich ist der frisch gepresste Saft die beste Empfehlung, aber unser Tagesablauf ist nicht immer so, dass wir jederzeit einen Saft zubereiten könnten. Wenn Sie während Detox, Baby! arbeiten oder sich aus anderen Gründen Ihren Saft für die Mittagspause oder für unterwegs mitnehmen wollen, dann füllen Sie ihn in eine Transportflasche mit engem Hals. Je kleiner die Fläche ist, die mit Luft in Berührung kommt, umso weniger kann oxidieren. Sie können um die Flasche eine Isolier- oder an sehr heißen Tagen auch eine Kühlmanschette legen. So bleibt Ihr Saft frisch und die Inhaltsstoffe werden nicht so schnell abgebaut.

Schritt für Schritt zur Kur

Wie immer, wenn wir etwas erreichen wollen, ist es sinnvoll, ein Ziel zu definieren und einen zumindest groben Plan zu haben. Ein bisschen Vorbereitung ist notwendig, aber nicht allzu viel. Viel wichtiger ist es, die richtige Einstellung zu haben – alles, was Sie sonst noch brauchen, kommt jetzt.

Die Entlastung – Vorbereitung für den Körper

Die Detox, Baby!-Saftkur ist für einen Zeitraum von sieben Tagen konzipiert. Um in dieser Zeit auch wirklich Effekte zu erzielen, ist es sinnvoll, die Ernährung schon in den Tagen zuvor etwas anzupassen. So wird der Körper und vor allem die Verdauung entlastet, die Reinigung am Anfang geht schneller und leichter vonstatten und die Entgiftungsprozesse kommen früher in Gang.

Die Hinweise zur Ernährung an den Tagen vor der eigentlichen Kur unterscheiden sich je nachdem wie Sie sich vorher ernährt haben:

Rohköstler

Sind Sie in ihrer persönlichen Ernährungsevolution schon bei der Rohkost angekommen? Egal, ob Sie zu 100 % Rohkost essen oder einfach nur zum überwiegenden Teil, für Sie werden die Vorbereitungstage nicht so viele Umstellungen erfordern. Ein paar Dinge sollten Sie dennoch beachten:

- Planen Sie zwei Vorbereitungstage ein, an denen Sie sich ausschließlich rohköstlich ernähren.

- Essen Sie am Vortag des ersten Detox, Baby!-Tages nur noch Obst und Gemüse und wenn Sie mögen Wildpflanzen.

- Verzichten Sie auf Nüsse und sehr fetthaltige Samen, wie Hanfsamen oder Sonnenblumenkerne.

- Ihre letzte Mahlzeit nehmen sie vor 18 Uhr ein. Diese sollte nicht zu üppig sein, ein Salat, etwas Gemüse, eine Rohkost-Suppe oder ein nicht zu süßer Smoothie sollten ausreichen.

Veganer

Wenn Sie sich vegan ernähren, verzichten Sie zwei Tage vor Beginn von Detox, Baby! auf alles, was den Körper zu sehr belasten würde, zum Beispiel vegane Fertiggerichte, fett- und zuckerreiche Nahrungsmittel wie Kuchen oder veganes Fast-Food, veganen Käse oder Fleischersatz aus Soja oder Weizeneiweiß.

Legen Sie den Schwerpunkt auf Gemüse und Obst und verwenden Sie statt glutenhaltigem Getreide oder Soja lieber Pseudogetreide wie Quinoa oder Buchweizen. Essen Sie am Tag vor Kurbeginn dann nur noch Rohkost und folgen Sie den Vorgaben für Rohköstler.

Wenn Sie bisher „normal" gegessen haben

Verzichten Sie so lange wie möglich vorher, aber spätestens ab dem vierten Tag vor dem Start zu Detox, Baby!, auf alle tierischen Produkte: Milch- und Eierzeugnisse, Fisch, Fleisch etc. Ernähren Sie sich also vegan. Folgen Sie ab dem vorletzten Tag vor dem Start den Vorgaben für Veganer.

Vor der Saftkur – der Countdown im Überblick

Spätestens 4 Tage vor dem Start	Ab Tag 3 vor dem Start	Ab Tag 2 vor dem Start	1 Tag vorher
Essen Sie …			
• vegan		• vegan	• ausschließlich roh • Obst • Gemüse • Wildpflanzen • die letzte Mahlzeit vor 18 Uhr
Verzichten Sie auf …			
• alle tierischen Lebensmittel		• Fertiggerichte • fett- und zuckerreiche Nahrungsmittel • Fast-Food • veganen Käse • Fleischersatz • Getreide (Roggen, Weizen, Dinkel, Gerste)	• Nüsse • fetthaltige Samen und Früchte • Trockenfrüchte

Stimulanzien

Egal zu welcher Gruppe Sie sich zählen, verzichten Sie so früh wie möglich, spätestens jedoch ab dem vorletzten Tag vor Beginn der Kur auf alle Stimulanzien wie Koffein, Teein, Theobromin aus der Kakaobohne (und damit auch in Schokolade) und natürlich Nikotin.

Ihre persönliche Einkaufsliste

Überlegen Sie, wie Sie den Einkauf organisieren können. Es ist sinnvoll, die frischen Produkte nicht alle gleich zu Anfang für die ganze Woche einzukaufen, weil sie umso wertvoller sind, je frischer sie sind. Aber vielleicht geht es für Sie einfach nicht anders. Suchen Sie sich in dem Fall zunächst einmal die Säfte aus, die Sie zubereiten möchten. Die Mengenangaben sind für eine Person gedacht und eher großzügig bemessen.

Bei den Rezepten ist angegeben, für welche Jahreszeiten sie sich eignen. Richten Sie sich danach, haben Sie es einfacher, weil die Wahrscheinlichkeit größer ist, dass alle Zutaten verfügbar sind.

Haben Sie vor, öfter einkaufen zu gehen, dann können Sie auch erst nur die Säfte für die ersten zwei bis drei Tage auswählen und die Zutaten dafür einkaufen. Das lässt noch Optionen offen, falls Sie den einen oder anderen Saft nochmal machen möchten. Achten Sie aber insgesamt auf Abwechslung bei der Auswahl. Tragen Sie die ausgewählten Säfte in Ihren Detox, Baby!-Fastenplan ein ➡ Seite 50 ein, so können Sie dann sehen, was Sie wann erwartet. Für den Fall, dass Ihnen einer der ausgewählten Säfte nicht schmeckt, empfehle ich, noch für eine zusätzliche Variante einzukaufen. Können Sie jeden Tag einkaufen gehen, kommen Sie ohnehin am Bioladen oder auf dem Markt vorbei, dann können Sie natürlich auch kurzfristiger entscheiden, was Sie am nächsten oder demselben Tag gerne trinken möchten. Diejenigen Lebensmittel, die Sie nicht vor Ort kaufen können, bestellen Sie frühzeitig im Internet. Mit zwei bis drei Tagen Lieferzeit sollten Sie mindestens rechnen, vielleicht auch länger.

Detox, Baby! – wie lange?

Vielleicht stellt sich für Sie an dieser Stelle noch die Frage, wie lange Sie Detox, Baby! machen wollen. Detox, Baby! ist hier als einwöchige Kur angelegt und beschrieben. Entscheiden Sie vorher oder im Lauf der Woche, wie Sie weitermachen möchten. Sind Sie gesund, fühlen sich wohl und haben sich gerade mit der neu gewonnenen Leichtigkeit angefreundet und möchten gerne noch ein paar Tage dranhängen? Dann tun Sie das einfach und genießen Sie die Zeit noch ein paar Tage oder eine Woche länger.

Sollten Sie sich dabei aber irgendwann nicht mehr wohlfühlen, brechen Sie einfach jederzeit ab. Sollten Sie unsicher sein oder sollten gesundheitliche Aspekte gegen eine Verlängerung sprechen, klären Sie das vorher ärztlich ab. Zu diesen gesundheitlichen Aspekten möchte ich hier auch ausdrücklich die verschiedenen Formen von Essstörungen zählen.

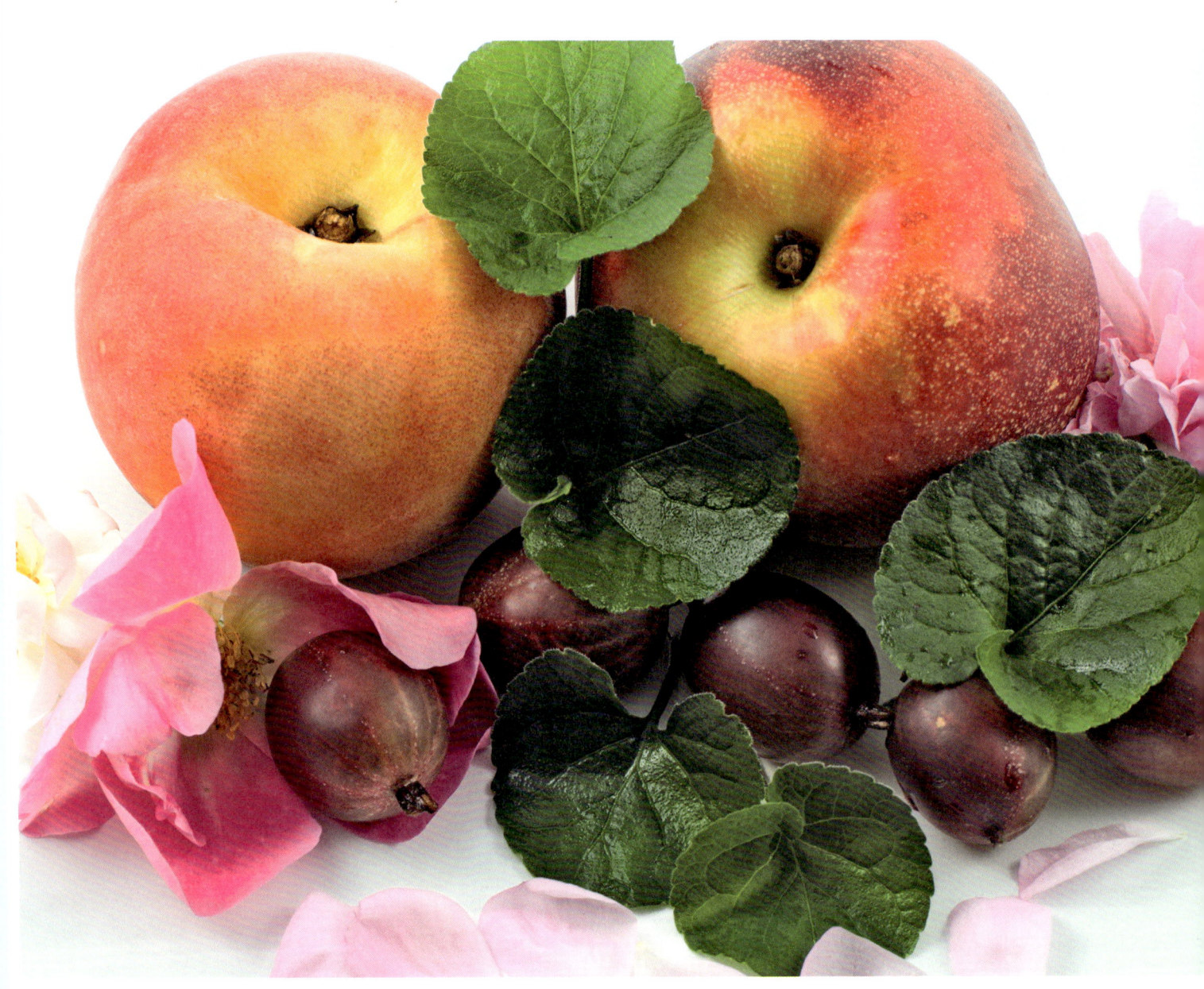

Je frischer, desto besser gilt für Pfirsiche und Rosenblüten
➡ Rezept auf Seite 97.

Immer wieder habe ich in der Ernährungsberatung auch mit Klienten zu tun, die, obwohl Sie untergewichtig sind, noch fasten wollen. In diesem Fall rate ich davon ab, es gibt auch andere Möglichkeiten des Entgiftens. Und auch stark übergewichtige Menschen sollten ihr Körpergewicht nicht zu schnell reduzieren wollen. Detox, Baby! kann für sie ein Einstieg sein, aber danach ist eine ausgewogene Rohkosternährung mit Wildpflanzen ausreichend, um weiter an Gewicht zu verlieren. Alle anderen können die Woche verlängern oder mit mehreren Wochen Pause dazwischen beliebig oft wiederholen. Für manche sind vielleicht auch ein oder mehrere Saftfastentage pro Woche der richtige Ansatz; wenn Sie sich damit wohlfühlen, können Sie solche Tage immer mal wieder einschieben.

Nach der Kur

Haben Sie Ihre Detox, Baby!-Zeit gut hinter sich gebracht? Dann ist die Frage: Was kommt jetzt? Für den ersten Tag nach Detox, Baby! empfehle ich Ihnen, den Morgen noch so zu gestalten wie an den Detox-Tagen. Wenn Sie Kokosjoghurt gegessen haben, dann essen Sie heute drei Esslöffel davon. Zum Mittagessen bereiten Sie sich einen einfachen Smoothie zu. Wenn Sie schon sehnsüchtig darauf warten, wieder kauen zu können, essen Sie als Alternative einen Apfel und zwei Handvoll Wildpflanzen, langsam und gut gekaut. Für den Abend empfiehlt sich – ähnlich wie am Vorabend des Beginns – ein kleiner Salat, etwas Gemüse oder eine Rohkost-Suppe.

Versuchen Sie, es die nächsten Tage noch langsam angehen zu lassen. Je länger Sie die Saftkur durchgeführt haben, desto langsamer sollte der Kostaufbau sein.

Sie haben bestimmt einen Plan, welche Ernährungsform Sie nun praktizieren wollen. Glauben Sie daran, dass Sie es schaffen, und legen Sie – wenn Sie nach einiger Zeit das Gefühl haben, wieder von Ihrem Weg abgekommen zu sein oder einfach Lust darauf haben – wieder eine Detox, Baby!-Woche ein.

Nach der Detox, Baby!-Kur: Smoothie für den sanften Einstieg

- 1 Banane
- Saft von ½ Zitrone sowie etwas Zitronenschale
- 1–2 Handvoll Brennnesselblätter oder junge -triebe oder Malvenblätter

Alles im Mixer mit Wasser zu einem Smoothie pürieren und langsam trinken oder löffeln.

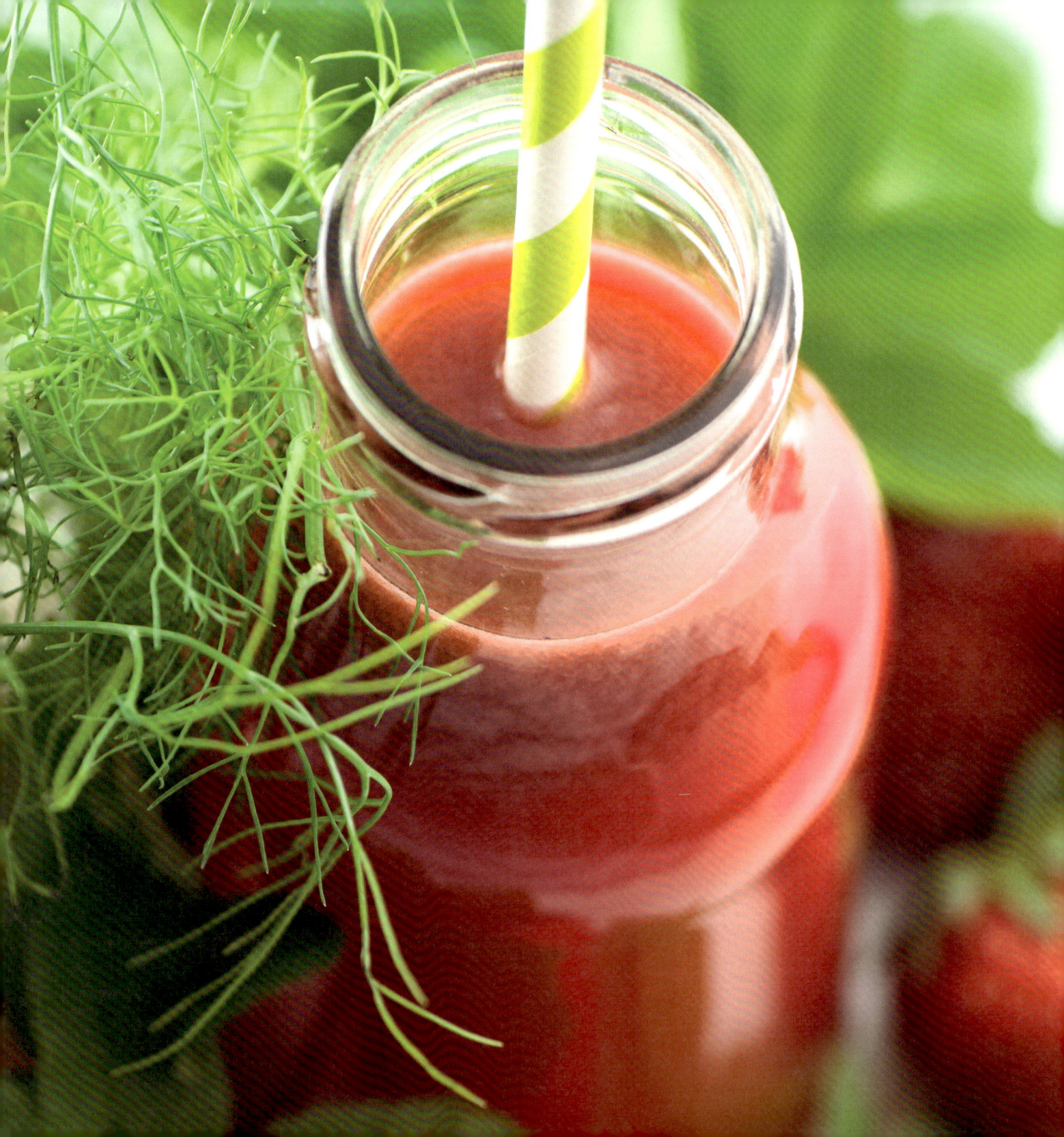

DETOX FOOD

DIE SAFTKUR

Jetzt kann es losgehen – hier finden Sie alles, was Sie brauchen für die Detox-Saftkur: Wildpflanzen, Reinigendes und Unterstützendes und Rezepte für Säfte, Limonaden und leckere Wasser.

Die wichtigsten Zutaten: Wildpflanzen

An dieser Stelle wird es Zeit, sich um die wichtigsten Zutaten für die Saftkur zu kümmern, um die Wildpflanzen. In diesem Kapitel, erfahren Sie, wie Sie an Wildpflanzen kommen, was Sie beim Sammeln beachten sollten und wie Sie die Wildpflanzen für die Zubereitung der Säfte verwenden können.

Woher bekomme ich Wildpflanzen?

Gleich vorweg: Es gibt auch für diejenigen Wege, an Wildpflanzen zu kommen, die sich nicht vorstellen können, sie selbst zu sammeln. Auf den vielseitigen Märkten großer Städte und manchmal auch auf kleinen Erzeugermärkten finden sich immer mehr Angebote an frisch geerntetem wilden Grün, da die Gärtner auch gemerkt haben, dass es eine Nachfrage dafür gibt. Mittlerweile bieten sie dort auch lose Wildpflanzen und solche im Topf oder Bund an, sogar Brennnesseln.

Es gibt außerdem verschiedene Angebote im Internet von Firmen, die Wildpflanzen auch frisch gepflückt verschicken. Vielleicht bekommen Sie dort nicht immer genau das angeboten, was Sie gerade jetzt suchen, aber die Auswahl erstreckt sich doch von einzelnen saisonal wechselnden Pflanzenarten über Mischungen bis zu speziellen Angeboten von Blüten oder besonders zarten Kräuterspitzen. Adressen für die Online-Bestellung finden Sie im Serviceteil ➜ Seite 167. Einen kleinen Nachteil haben diese Versender allerdings: Über den Winter stellen sie den Versand meist ein. Dann spätestens müssen Sie sich selbst auf Wildpflanzenpirsch begeben. Deshalb finden Sie nachfolgend alles, was Sie dafür wissen müssen und ➜ ab Seite 46 auch Tipps für das Sammeln im Winter.

Wie und wo lerne ich Wildpflanzen kennen?

Was Sie vielleicht ohnehin schon wussten oder nun gelernt haben ist, dass die Wildpflanzen wichtig für unsere Ernährung sind. Die Sache hat nur einen Haken: Vielen Menschen fehlt das Wissen um die Wildpflanzen, ihr Aussehen, ihren Geschmack und die Verwendungsmöglichkeiten. Wenn es Ihnen auch so geht, lassen Sie sich bitte dennoch nicht abschrecken. Jedes Mal, wenn wir Neuland betreten, fühlen sich die ersten Schritte wagemutig und etwas unsicher an, so auch beim Sammeln und Verwenden von Wildpflanzen.

Bleiben Sie achtsam im Umgang mit Wildpflanzen, das ist mein wichtigster Rat. Ängstlichkeit ist nicht vonnöten, dennoch ist es sinnvoll, sich ernsthaft mit diesem Thema zu befassen und die Pflanzen vor dem Verzehr erst einmal kennenzulernen. Um eine Gefährdung durch den Verzehr von Giftpflanzen zu umschiffen, sollten Sie niemals von unbekannten Pflanzen kosten. Wer verunsichert ist oder die Pflanzen überhaupt nicht kennt, dem sei eine Exkursion unter fachkundiger Führung oder auch eine Einzelberatung ans Herz gelegt. Dabei können Sie lernen, welche Pflanzen Sie essen können, wo Sie diese finden und wieviel Sie von welcher Art und auf welche Weise verwenden können.

Die 10 wichtigsten Grundregeln zum Sammeln

Sammeln Sie ...
- nur diejenigen Pflanzen, die Sie sicher bestimmen können und von denen Sie sicher wissen, dass sie essbar sind.
- sorgfältig und konzentriert, Blatt für Blatt, Stück für Stück. Die Gefahr, dass Sie sonst unbeabsichtigt Giftpflanzen zwischen ihrer Ernte haben, ist bei einigen Pflanzen, beispielsweise dem Bärlauch, groß.
- nur so viele Pflanzenteile, wie Sie aktuell verwenden können; Sie können sie ein bis zwei Tage im Kühlschrank aufbewahren.
- saubere Pflanzen und Pflanzenteile.
- nur an vertrauenswürdigen Plätzen:
  - auf möglichst wenig durch Nutzung oder Schadstoffe beeinträchtigten Flächen,
  - weit genug entfernt von Autoabgasen oder davor geschützt,
  - mit wenig Hundeverkehr und ohne Beweidung.

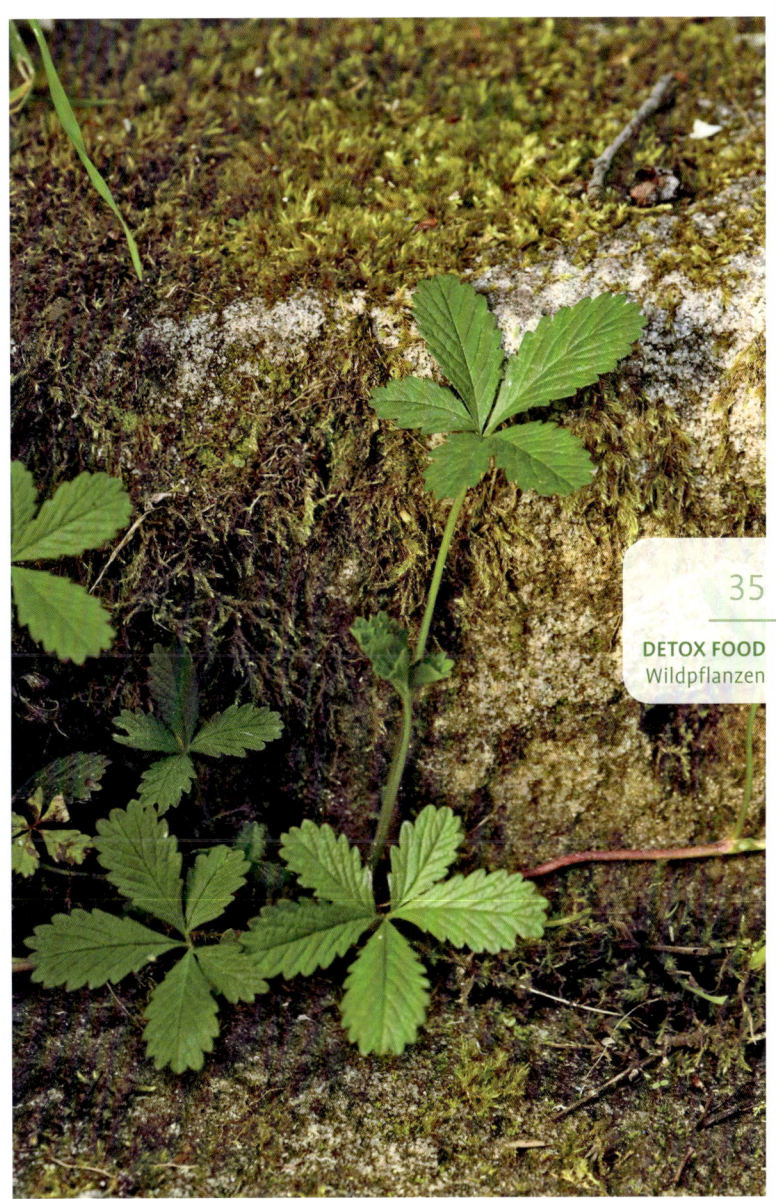

Wildpflanzen wie das Kriechende Fingerkraut wachsen (fast) überall.

Nicht sammeln sollten Sie …

- in Bereichen, in denen der Einsatz von Pestiziden nicht ausgeschlossen werden kann, etwa an Bahndämmen, Kleingärten und Kleingartenanlagen, auch nicht an möglicherweise verunreinigten Gewässern oder auf Viehweiden.
- auf Privatflächen ohne Zustimmung des Eigentümers – das gilt auch für Wiesen in der Vegetationszeit.
- geschützte und gefährdete Pflanzenarten.
- wenn von einer Art nur wenige Pflanzen vorkommen.
- sämtliche Pflanzen, die an einem Standort vorkommen; lassen Sie ausreichend Pflanzen stehen, damit die Art an dieser Stelle erhalten bleibt.

Waschen oder Mikroorganismen nutzen?

Wenn die Pflanzen, die Sie gesammelt haben, von vertrauenswürdigen Plätzen stammen und mit bloßem Auge betrachtet sauber sind, dann können Sie sich das Waschen sparen und so von den wertvollen Mikroorganismen auf den Blättern profitieren. Sie produzieren Vitamin B_{12} und können damit helfen, einem Mangel vorzubeugen. Gesunde Menschen ohne Mangel an Vitamin B_{12} und mit einem funktionierenden Verdauungssystem können durch die Aufnahme der Mikroorganismen auf den Wildpflanzen und auf natürlich angebautem, wenig gereinigtem und unbestrahltem Obst und Gemüse ihre B_{12}-Versorgung sicherstellen. Sollten Sie aber einen Mangel an B_{12} bei sich vermuten, lassen Sie das medizinisch abklären. Eventuell ist es notwendig, B_{12} zu supplementieren, das ist unter anderem möglich mit veganen Methylcobalamin-Tabletten.

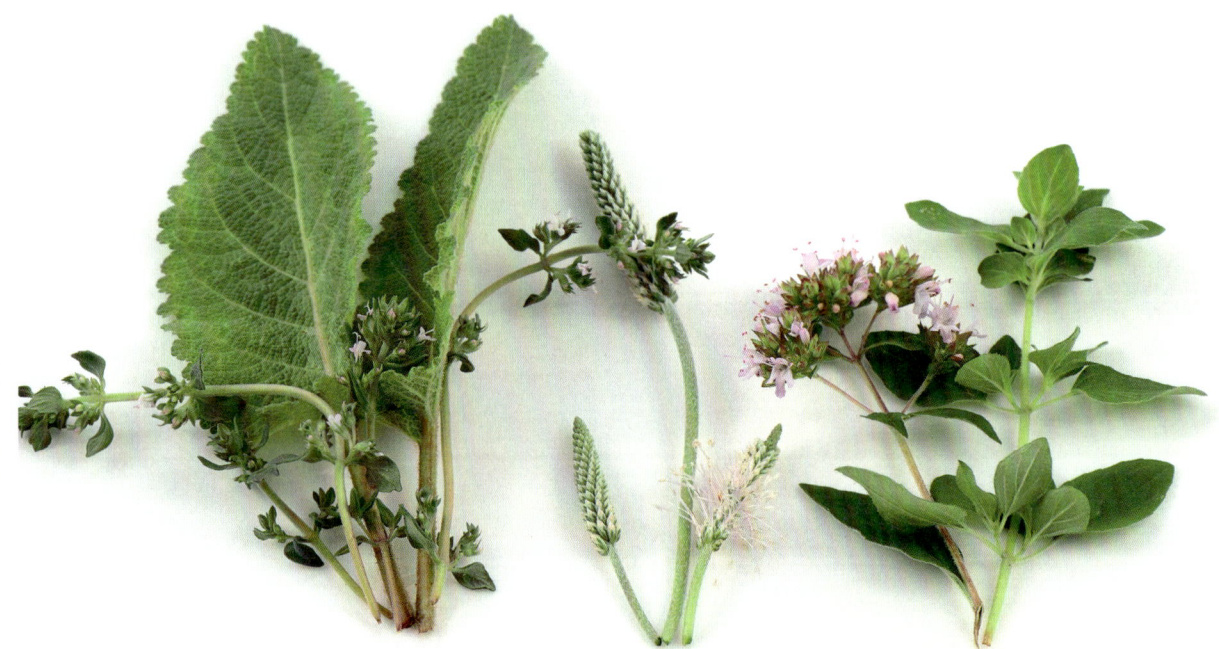

Wiesen-Salbei, Thymian, Blütenstände des Mittleren Wegerichs und Dost

Die Mengen betreffend gelten die Angaben im Bundesnaturschutzgesetz, im Allgemeinen darf nicht mehr als eine geringe Menge (früher oft als „Handstrauß" bezeichnet) für den persönlichen Bedarf dem Naturbestand entnommen werden. Regional (etwa in Naturschutzgebieten) und national/international können andere Bestimmungen gelten, bitte beachten Sie die Regeln und vor allem etwaige Verbote. Geschützte und gefährdete Pflanzen dürfen nicht gesammelt werden, Letztere sind in den Roten Listen verzeichnet, die es sowohl für die Bundesländer als auch für ganz Deutschland gibt.

Abwechslung ist Trumpf

Die zweitwichtigste Regel nach der Achtsamkeit ist, auf Abwechslung zu achten. Für die Rezepte habe ich darauf geachtet, dass wir ausreichend Abwechslung haben. Sollte Ihnen aber der eine oder andere Saft besonders gut schmecken, dann können Sie diesen ruhig öfter machen, aber nicht nur den einen. Wir wollen unterschiedliche Organe und Prozesse im Körper anregen und dazu brauchen wir unterschiedliche Wirkstoffe. Regen wir immer wieder nur dasselbe Organ an und fördern immer nur denselben Reinigungsprozess, dann kann das auch negative Auswirkungen haben. Stellen Sie sich vor, Sie würden immer nur Löwenzahn verwenden und damit dauernd die Galle anregen – sie wird sich nach einiger Zeit mit Sicherheit beschweren.

Das richtige Maß

Im Allgemeinen gilt für die Verwendung von Wildpflanzen: Verwenden Sie nichts in Zubereitungen, was Sie nicht auch pur verspeisen würden. Gerade in den Zubereitungen, wie etwa den beliebten Smoothies, aber auch in Säften und Limonaden, lässt sich viel unterbringen, was wir eventuell pur gar nicht oder nicht in dieser Menge essen würden. So ist es nicht gedacht! Grundsätzlich wollen wir die Fähigkeit unseres Geschmackssinnes nutzen, das für uns Gute vom weniger Guten oder sogar Schädlichen zu unterscheiden.

Nähern Sie sich also bewusst den Pflanzen, achten Sie auf ihren Geschmack und versuchen Sie dazuzulernen, dann finden Sie die für Sie geeigneten Pflanzen und die richtige Menge schnell heraus.

Wenn Sie jedoch schon von vornherein wissen, dass Sie auf bestimmte Früchte oder Wildpflanzen empfindlich reagieren, ersetzen Sie diese im Rezept! Suchen Sie sich dann zunächst auch lieber die Rezepte mit den milden und weniger intensiv schmeckenden Wildpflanzen aus.

Vorsicht vor Giftpflanzen

Zu den Grundregeln zum Sammeln ➜ Seite 35 gehört es, nur die sicher als essbar identifizierbaren Pflanzen zu sammeln. Dennoch möchte ich hier einige Worte zur Giftigkeit von Pflanzen verlieren.

Ob eine Pflanze oder Teile davon giftig sind, hängt von Art und Menge der toxisch wirkenden Inhaltsstoffe ab. Eine Pflanze muss in jedem Fall eindeutig bestimmt werden, das heißt bis auf die Art, erst dann kann mithilfe von geeigneter Literatur recherchiert werden, ob sie giftig oder ungiftig ist.

Allgemein gilt:
- Keine unbekannten Pflanzen ernten und verzehren.
- Nicht alle Pflanzenteile müssen giftig sein, manchmal sind nur einzelne Teile, beispielsweise die Samen, giftig.
- Nur wenige Pflanzen sind stark oder sehr stark giftig. Diese sollten unbedingt bekannt sein und der Verzehr ausgeschlossen werden.
- Keine Experimente mit unbekannten oder giftigen Pflanzen.
- Vorsicht beim Sammeln – stark und sehr stark giftige Pflanzen nicht pflücken. Die Wirkstoffe könnten an den Fingern haften und auch über die Haut aufgenommen werden.
- Auch schwach giftige Pflanzen können bei Aufnahme großer Mengen giftig wirken.

Ob eine Pflanze giftig ist oder nicht, ist nicht immer eindeutig zu beantworten. Der Gehalt an toxisch wirkenden Stoffen ist auch abhängig vom Standort, von Sonneneinstrahlung, Klima, Jahreszeit und Entwicklungsstadium der Pflanze. Hinzu kommt, dass jeder Mensch anders reagiert. Kleine Mengen schwach giftiger oder als ungiftig eingestufter Pflanzen schaden zwar nicht unmittelbar, können aber über längere Zeit oder bei regelmäßigem Verzehr auch Schäden hervorrufen. Und wie schon Paracelsus in Kurzform sagte: „Die Dosis macht das Gift."

Erste Warnzeichen für Unverträglichkeit oder Giftigkeit können sein:
- Brennen im Mund
- schlechter Geschmack
- Widerwillen

Aber nicht immer machen sich Vergiftungen gleich bemerkbar, bei manchen Giftpflanzen kann es bis dahin Tage dauern. Im Notfall und bei Verdacht auf Vergiftung wenden Sie sich bitte sofort an eine Giftnotrufzentrale; falsche Behandlungsmaßnahmen sind gefährlich, auch weil Gifte im Körper auf unterschiedliche Weise freigesetzt werden. Wenn möglich nehmen Sie die Pflanze, von der Sie unglücklicherweise gegessen haben, mit zum Arzt. Links und Literatur zu Giftpflanzen sowie den Kontakt zu den Giftnotrufzentralen finden Sie im Serviceteil ➜ ab Seite 166.

Wildpflanzen für die Entgiftung

Ich habe nachfolgend einige Pflanzenarten detaillierter vorgestellt, weil ich mit diesen Beispielen zeigen möchte, dass wir von zahlreichen Pflanzen wissen oder zumindest mit ihnen die Erfahrung gemacht haben, dass Sie wertvolle Entgiftungshelfer sind. Alle in diesem Buch erwähnten und verwendeten Wildpflanzen finden Sie in der Tabelle ➜ ab Seite 158. Die speziellen, die Entgiftung unterstützenden Wirkungen der Wildpflanzen und Zutaten in den Säften finden Sie im Kapitel „So gesund – wie wirkt was" ➜ ab Seite 110 beschrieben. Auch viele andere essbare Wildpflanzen sind verwendbar, aber nicht von allen ist die Wirkung bekannt – vielleicht weil sie noch nicht so gut untersucht sind oder heutzutage nur selten verwendet werden und die Erfahrungen längst verloren gegangen sind – aber natürlich konnten nicht alle hier Platz finden.

Sie können das gesamte essbare Angebot da draußen nutzen; die im Folgenden vorgestellten Arten können Sie aber nahezu überall finden. Und auch wenn Sie Anfänger sind, können Sie sich diese leicht einprägen. Viele davon zeichnen sich durch milden und eingängigen Geschmack aus, sodass die allermeisten Menschen sie auch mögen. Wenn Sie beginnen wollen, Rezepte auf eigene Faust zu entwickeln oder abzuändern, dann können Sie mit diesen Pflanzen anfangen. Aber auch vor Wildpflanzen mit speziellem Geschmack brauchen Sie sich nicht zu fürchten, kombiniert im Saft schmecken sie viel weniger intensiv. Und solange Sie Maß halten, ➜ wie auf Seite 37 beschrieben, können Sie damit frei experimentieren.

Giersch
Er ist den meisten vom Hörensagen bekannt, nur wie sieht er aus? Das sollten Sie sich unbedingt einmal zeigen lassen und dann merken Sie sich zur Identifizierung die Merkmale der Blätter: Doppelt dreizählig gefiedert mit einem dreikantigen Blattstiel oder noch einfacher: Drei mal drei und drei – ist beim Giersch dabei. Er wirkt in erster Linie stoffwechselanregend und harntreibend, ist also ideal für die Entgiftung. Außerdem schützt er vor Übersäuerung und lindert Entzündungen. Er gehört zu den typischen Fastenkräutern und seine Wirkung hat ihm den Namen Gichtkraut eingebracht. Sie können vom Giersch die Blätter verwenden, deren Aroma an den meist grün gefärbten Teil am dicken Ende einer Karotte erinnert. Zum Aromatisieren eignen sich die stark würzigen Blüten und die noch intensiver schmeckenden Früchte.

Bärlauch
Der Bärlauch gehört hierzu, weil er die erste Pflanze im Frühjahr ist, die richtig üppig wächst und die bei fast allen, die Wildpflanzen sammeln, beliebt ist. Ihn sollten Sie keinesfalls verwechseln, weder mit Aronstab noch Maiglöckchen oder der tödlich giftigen Herbstzeitlosen. Der Bärlauch wird nicht nur wegen seiner anregenden Wirkung auf Blutzirkulation und Lymphfluss als „Entgiftungspflanze" geschätzt. Enthaltene Schwefelverbindungen wirken gegen Bakterien und Pilze und verbessern so die Darmflora. Sie sollen außerdem zur Mobilisierung und Bindung von Schwermetallen beitragen, besonders von Quecksilber, sodass diese leicht ausgeschieden werden können. Die Erntezeit für Bärlauch dauert nur etwa vier bis sechs Wochen ab dem zeitigen Frühjahr. Zusammen mit Koriander und Chlorella-Algen ➜ ab Seite 59 gilt der Bärlauch als beste Pflanzenkombination zur Schwermetallausleitung.

Löwenzahn
Auch der Löwenzahn ist oft Bestandteil von Kuren, welche die Ausscheidung von Schadstoffen zum Ziel haben. Seine Bitterstoffe wirken galletreibend

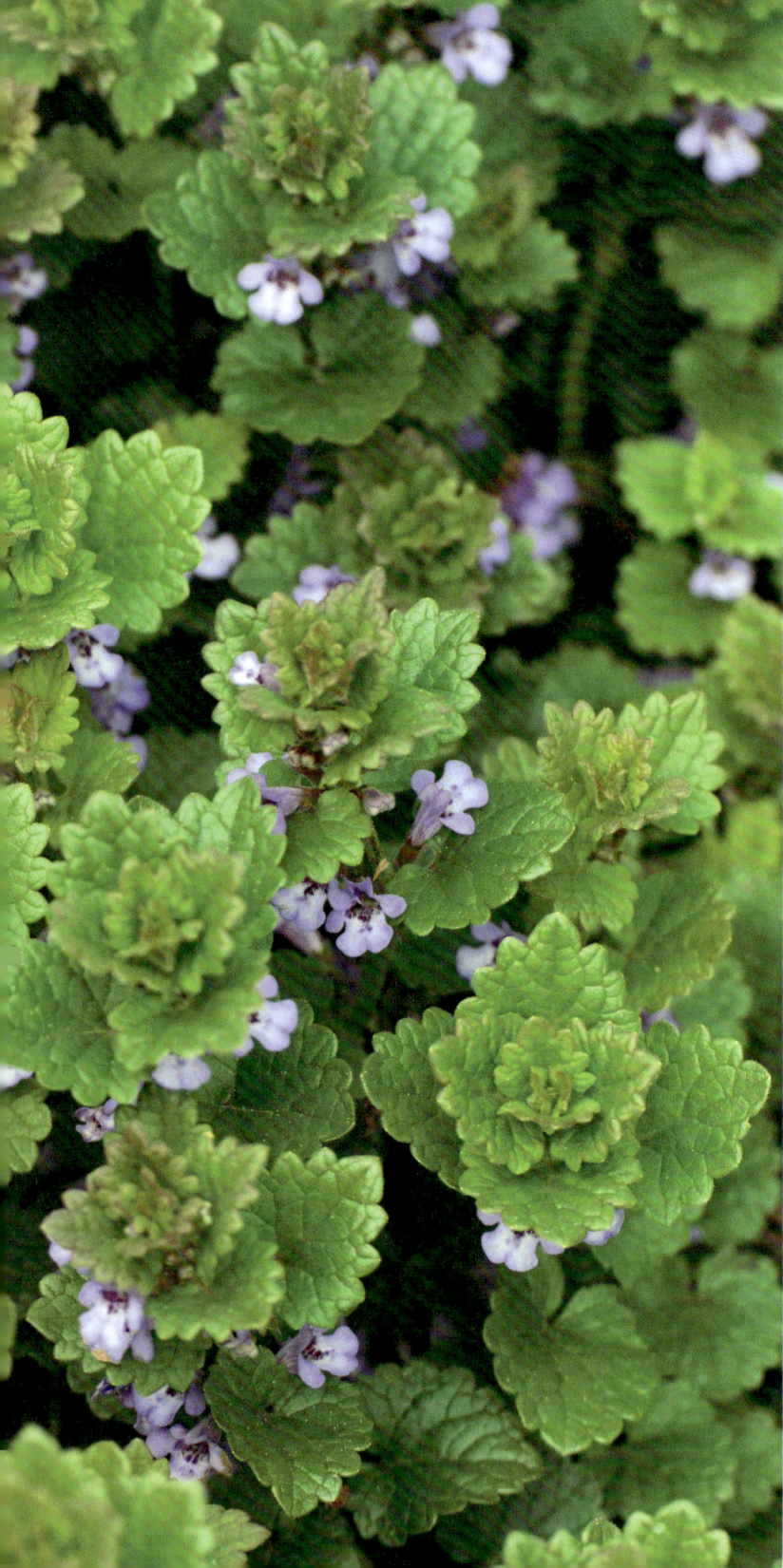

und anregend auf die Verdauung. Auch er soll die Ausscheidung von Quecksilber fördern. Seine harntreibende Wirkung ist geradezu sprichwörtlich und hat ihm im Schwäbischen den Namen Bettseicher, auf Französisch Pissenlit, eingebracht. Löwenzahn ist überall zu finden und neben den Blättern können auch Wurzeln und Blüten mitsamt den Blütenstielen verwendet werden.

Gundermann

Der Gundermann, die Gundelrebe, darf hier nicht fehlen, auch wenn er für manche Anfänger eine geschmackliche Herausforderung darstellt. Andere wiederum schmecken beim ersten Verkosten der Blätter oder jungen Triebe mit Blüten schon seine heilenden Kräfte und spüren, dass er ihnen guttun könnte. Zu seinen zahlreichen verschiedenen Inhaltsstoffen gehören ätherische Öle sowie zellschützende Flavonoide und Gerbstoffe, darunter die Rosmarinsäure, die gegen Bakterien, Viren und Entzündungen wirken, außerdem verdauungsunterstützende Bitterstoffe, schleimlösende Saponine, spezielle Proteine, Mineralstoffe, Vitamin C etc. Wen wundert es bei dieser Vielfalt, dass die Pflanze in der Volksmedizin seit alters her bei allen möglichen Krankheiten und Zipperlein verwendet wird und als eine der wichtigsten Pflanzen zur Erhaltung der Gesundheit gilt.

„Gund" war das germanische Wort für Eiter und giftige Körpersekrete. Gundermann kann die Entgiftung durch seine harn- und schweißtreibende, schleimlösende und entzündungshemmende

Wirkung unterstützen. Früher wurde er von Handwerkern genutzt, die mit Blei arbeiteten, und von Malern, die bleihaltige Farbe verwendeten, um Vergiftungen vorzubeugen. Sie sollen ihn als konzentrierten Tee getrunken haben. Nicht nur die Ausscheidung von Blei, auch die von Quecksilber soll er fördern, vermutlich mittels der Gerbstoffe. Sie können Schwermetalle binden, die in dieser gebundenen Form im Darm nicht wieder aufgenommen, sondern nur noch ausgeschieden werden können.

Gundermann wird auch bei Magen-Darm-Entzündungen mit starkem Durchfall empfohlen. Er ist im Volksglauben fest verankert, wurde und wird als Heil- und Schutzpflanze verehrt, die Mensch und Tier vor bösen Geistern schützen soll. Noch heute traut man ihm schützende Wirkung zu, gegen Elektrosmog, aber auch gegen negative menschliche Einflussnahme. Wir können solche Dinge nicht beweisen, aber auch nicht ausschließen. Wenn es Ihnen guttut, dann tragen Sie einen Gundermann-Ausläufer, eine Gundelrebe, am Körper, schaden kann es nicht.

Linde

Die Wirkung der Linde ist Ihnen möglicherweise als schweißtreibend bekannt, weil ihre Blüten gerne bei Fieber zu diesem Zweck verwendet werden. Aber auch ohne eine Erkrankung ist diese Wirkung nützlich, um die Entgiftung über die Haut anzuregen. Daneben sorgen die Schleimstoffe der Linde beispielsweise bei bakteriellen Infektionen der Luftwege für eine Beruhigung gereizter Schleimhäute und dafür, dass infolge der Infektion gebildete Sekrete und festsitzende Verschleimungen, etwa in den Bronchien, leichter gelöst und abgebaut werden können. Schleimstoffe schützen unsere Schleimhäute, indem sie sich wie eine Schutzschicht darüberlegen. So beruhigen sie etwa einen empfindlichen Magen oder sonstige Entzündungen im Verdauungstrakt. Ich verwende schleimstoffhaltige Pflanzen gerne in den Säften, weil sie auf diese Weise die Verträglichkeit von Säuren verbessern. Im Darm quellen Schleimstoffe auf und verbessern die Darmtätigkeit: Sie regen die Peristaltik an und erleichtern das Gleiten des Verdauungsbreis durch den Darm; so wird der Darm entlastet. Ihre Fähigkeit, Wasser zu binden, hilft nicht nur gegen Durchfall, sie ermöglicht auch die Bindung von Schadstoffen. Die Polysaccharide, an welche die Schadstoffe binden, werden im Verdauungstrakt nicht resorbiert; somit beugen Schleimstoffe auch der Rückvergiftung → Seite 55 vor. Sie finden sich bei der Linde in allen essbaren Teilen: Knospen, Blüten, Blättern und jungen Früchten. Darauf sollten Sie keinesfalls verzichten.

Malven

Ich habe hier die Gattung genannt, weil die drei bei uns am meisten zu findenden Arten, Wilde Malve, Weg-Malve oder Moschus-Malve, ähnlich zu verwenden sind.

Die Malven punkten wie die Linden mit ihrem hohen Gehalt an Schleimstoffen und auch mit ihrem milden Geschmack. Im Winter bleibt zumindest die Wilde Malve oft grün, sodass deren Blätter eine prima Alternative sind, wenn Sie keine Lindenblätter mehr finden.

DETOX FOOD
Wildpflanzen

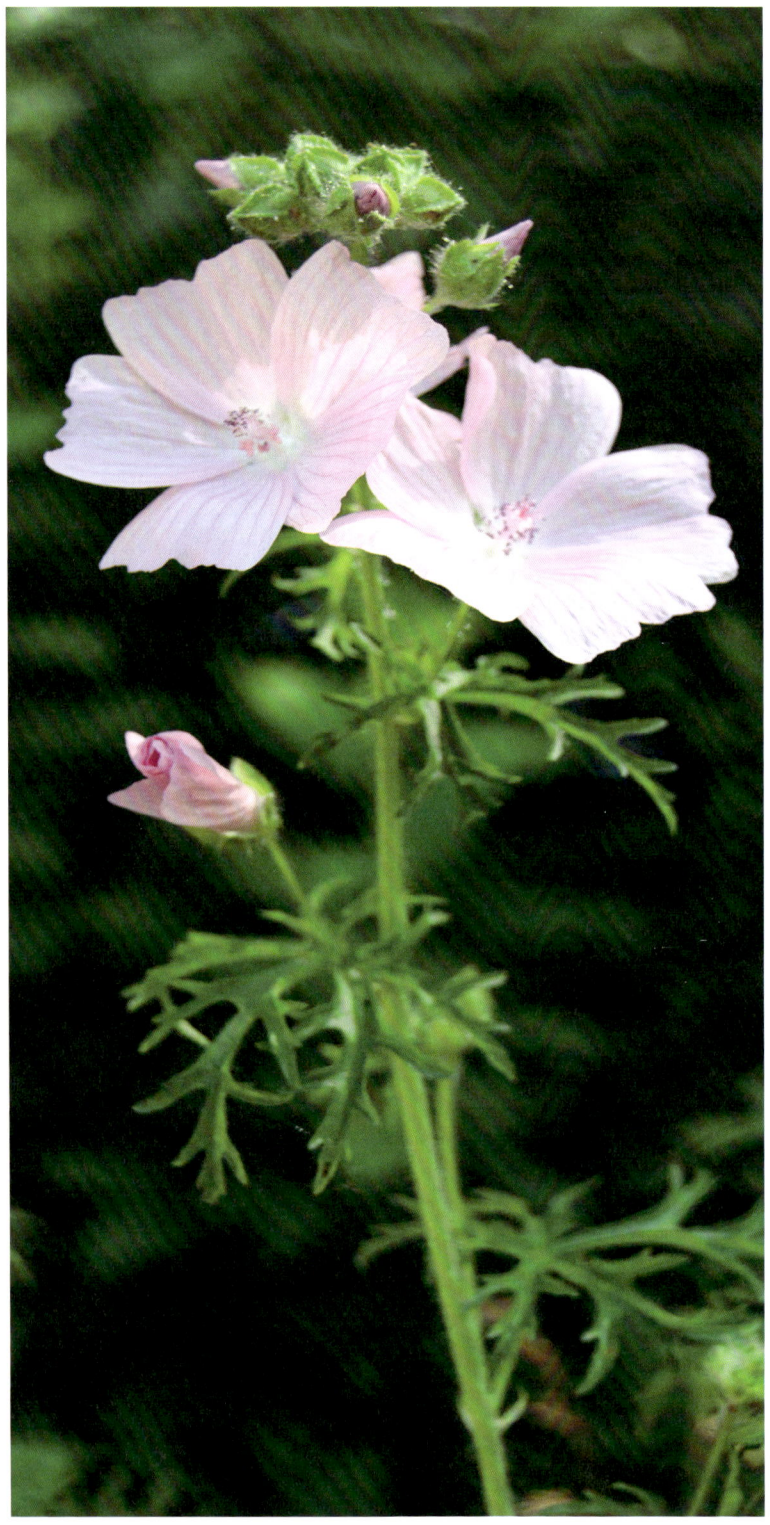

Sollten Sie sich einmal nicht so wohlfühlen beim Saftfasten, helfen Malven innerlich, aber auch äußerlich. Werden Sie von Sodbrennen geplagt oder von einem gereizten Magen, wählen Sie für den Abend einen Saft mit Malve. Sie können die ganzen jungen, noch weichen Triebe, Blätter, Blüten und die jungen Früchte gleichermaßen verwenden. Malven besänftigen nicht nur gereizte Haut und Schleimhäute, sie scheinen uns auch seelisch zu stützen und für Wohlbefinden zu stehen. Vielleicht weil sie dafür sorgen, dass wir nicht mehr „sauer" sind?

Vogelmiere

Die Vogelmiere, von der Sie alle Teile essen können, ist überall zu finden, selbst auf Balkonen und in Blumenkübeln. Sie ist so leicht aus Samen anzuziehen, dass Sie sie jederzeit selbst kultivieren können. Obwohl sie so unscheinbar aussieht und ganz mild nach jungen Maiskölbchen schmeckt, ist sie in ihrer Wirkung beachtenswert. Sie wirkt harntreibend und regt den Stoffwechsel an, womit sie unter anderem auch die Entgiftung über die Haut fördert.

Kinder lieben diese Pflanze, weil sie mild ist. Deshalb ist sie auch ein guter Ersatz, wenn Sie einmal auf die in einem Rezept vorgeschlagene Wildpflanze verzichten wollen. Aber Sie wissen ja: Nicht nur die eine verwenden, Abwechslung ist Trumpf ➔ Seite 37. Wenn Sie nirgendwo Vogelmiere finden, fragen Sie doch mal bei der Gärtnerei Ihres Vertrauens nach. Teilweise ist sie auf Märkten schon neben Feldsalat und Postelein oder in Wildpflanzenmischungen im Angebot zu finden.

Schmeckt mild und enthält reichlich Schleimstoffe: Moschus-Malve.

Brennnessel

Die Brennnessel ist die Spezialistin für die Entgiftung über die Nieren. Brennnessel wirkt harntreibend, weil ihr Kaliumgehalt dafür sorgt, dass mehr Wasser aus den Zellen den Nieren zugeführt wird – allerdings nur, wenn auch ausreichend getrunken wird. Außerdem verleiht sie uns Geschmeidigkeit, weil ihre entzündungshemmende und antiarthritische Wirkung bei steifen Gelenken und rheumatischen Erkrankungen Linderung verschaffen kann. Gleichzeitig ist sie ein vorzüglicher Lieferant von Vitamin C, Eisen und Kieselsäure. Damit erfüllt sie die zentralen Ansprüche von Detox, Baby! – Entgiftung und Versorgung des Körpers – perfekt.

Sammeln Sie junge Brennnesseln oder auch von den älteren Exemplaren die Triebspitzen mit den obersten sechs bis acht Blättern. So nutzen Sie die gesunden Inhaltsstoffe, vermeiden aber möglicherweise in älteren Blättern angereichertes Nitrat und Schadstoffe. Keine Sorge: Die Brennhaare werden beim Entsaften zerstört. Eventuell vorhandene Blüten können Sie mitverwenden. Die Samen können Sie knabbern, sie eignen sich aber nicht zur Saftherstellung, weil Sie infolge der Verarbeitung einen unangenehmen Geschmack ergeben.

Schafgarbe

Die Schafgarbe ist fast überall auf Wiesen, aber auch auf regelmäßig gemähten Flächen zu finden. Auf Letzteren blüht sie zwar nicht, kann aber in der kühlen Jahreshälfte dort einen Großteil der Flächen einnehmen. Vielleicht wächst sie deshalb so üppig, weil so viele Menschen ihre entgiftende Wirkung brauchen könnten? Die Schafgarbe gilt als Frauenkraut, weil sie krampflösend und blutstillend wirkt, sie kann aber noch mehr. Ihre Wirkungen werden auch als den Gallefluss und allgemein die Produktion von Verdauungssäften fördernd beschrieben. Gegen Blähungen soll sie wirken, außerdem durchblutungsfördernd, antibakteriell, leberschützend, wundheilend und entzündungshemmend. Der Volksmund nennt sie auch Bauchwehkraut. All diese Wirkungen machen sie zu einer Pflanze, die bei Detox, Baby! nicht fehlen darf, besonders wenn wir vielleicht den ein oder anderen Entgiftungsprozess spüren.

Sie gilt als Stärkungsmittel und diese Eigenschaft schmeckt man. Sie können Blätter und Blüten verwenden, die Blüten allerdings sehr sparsam, da hier viele ätherische Öle einen deutlichen Geschmack erzeugen. Zum Aromatisieren aber sind sie genau richtig.

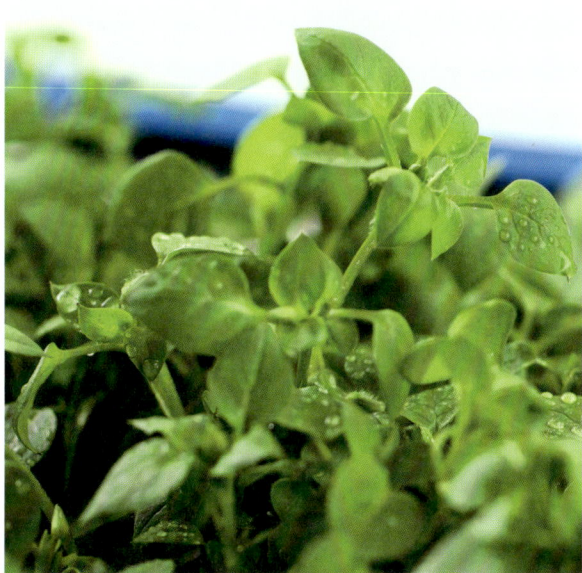

Vogelmiere kann man gelegentlich auch auf dem Markt kaufen.

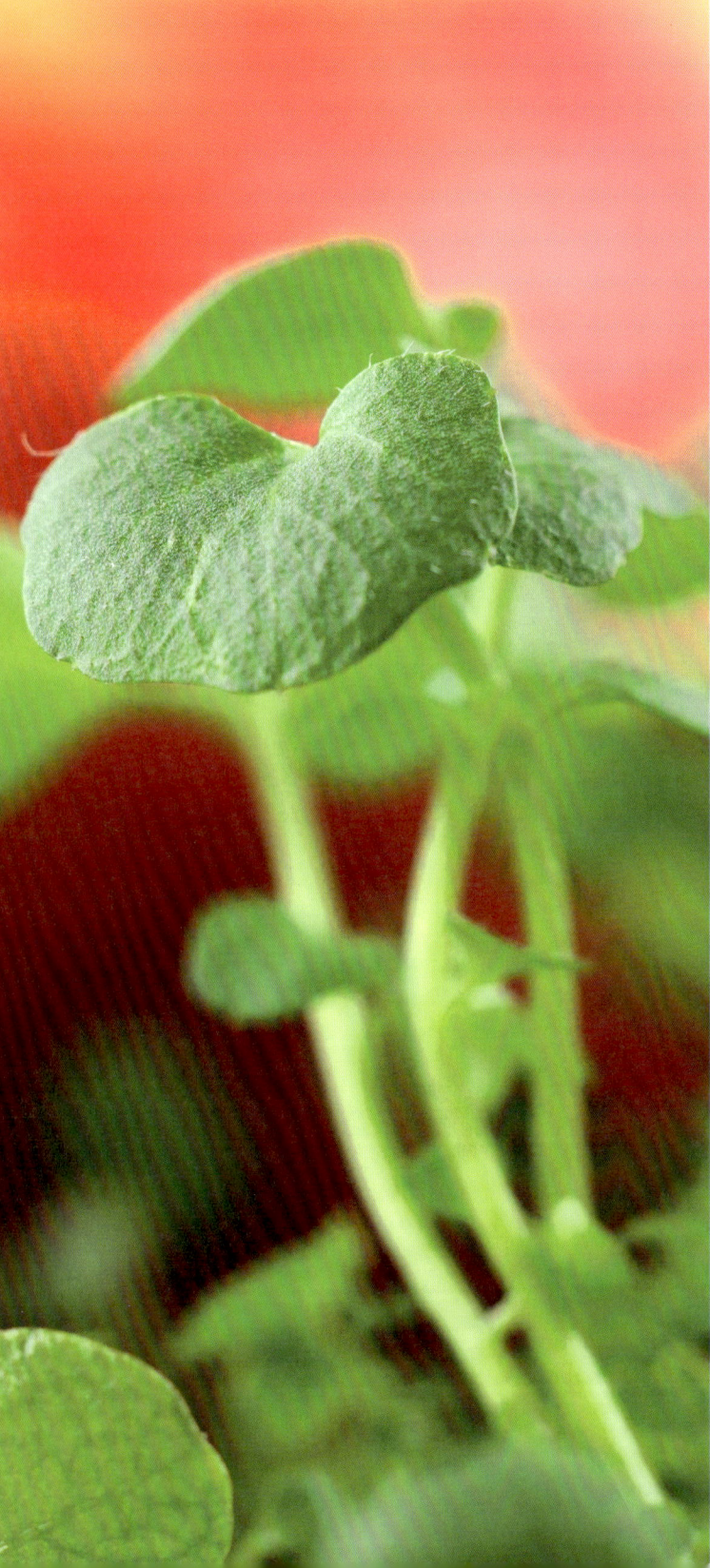

Schaumkräuter

Die Schaumkräuter stehen hier stellvertretend für alle Pflanzen, die Senfölglykoside enthalten. Diese Inhaltsstoffe schmecken scharf und kohlartig, je nach Art mehr oder weniger intensiv. Weniger stark ist der typische Geschmack beispielsweise bei der Knoblauchsrauke, richtig scharf kann es dagegen bei den Schaumkräutern werden. Drei Arten sind bei uns vorwiegend und weit verbreitet zu finden: das Bittere und das Behaarte Schaumkraut sowie das Wiesen-Schaumkraut. Die an Zucker gebundenen Senföle aus diesen Pflanzen wirken wie ein Antibiotikum, mehr noch, sie können neben Bakterien auch Pilze, Viren und andere Mikroben abtöten.

Auf unsere Verdauung wirken sie förderlich, weil sie die Produktion der Verdauungssäfte und die Verdauungsprozesse anregen. Gleichzeitig wirken sie auf den gesamten Körper, weil sie die Herztätigkeit ansteigen lassen und die Durchblutung fördern. Sie können sich die Wirkung so vorstellen, wie wenn Sie ein sehr scharfes Gericht gegessen haben: Die Atmung wird verstärkt und selbst Schweißausbrüche sind dabei möglich. Soweit wird es nicht kommen, wenn wir sinnvoll dosieren, aber es wird klar, dass hier die Entgiftung über die Lunge und die Haut angeregt wird. Wenn Sie Schaumkräuter oder andere manchmal alternativ genannte Kreuzblütler verwenden und Ihnen der Geschmack direkt nach dem Entsaften noch zu würzig erscheint, können Sie den Saft eine Weile stehen lassen, bis sich die Senföle etwas abgebaut haben.

Behaartes Schaumkraut

Wenn Sie mal nichts wildes Grünes finden

Ja, manchmal kann es schwierig sein, essbare Wildpflanzen zu finden. Meistens aber findet sich etwas, wenn wir nicht zu schnell aufgeben. Sollten Sie sich die Frage stellen: „Kann ich Detox, Baby! auch ohne Wildpflanzen durchführen?", dann muss ich Ihnen sagen: Nein, das halte ich nicht für sinnvoll. Es wäre etwas anderes, weil die zweite Säule, die Versorgung mit Inhaltsstoffen, fehlen würde. Also was tun, wenn Sie noch nicht so fit sind beim Sammeln von wildem Grün? Viele Anfänger starten eigene Anbauversuche, das hat auch den Vorteil, dass sie das, was wächst, leichter erkennen und sich die Pflanzen einprägen können: Vogelmiere, Malven, Wegeriche und viele andere Pflanzen wachsen auch auf dem Balkon. Sie können außerdem Sprossen keimen lassen, beispielsweise vom Rot-Klee oder Alfalfa-Sprossen, und Kräuter wie Petersilie, Basilikum, Koriander, Brunnenkresse, Zitronenmelisse, Borretsch oder Rucola verwenden. Auch chlorophyllhaltiges Gemüse oder wenig züchterisch veränderte Salatsorten wie Palmkohl beziehungsweise Feldsalat oder Postelein sind vorübergehend ein guter Ersatz. Die letzten beiden wachsen wild, können jedoch auch gekauft werden, vor allem im Winterhalbjahr. Ausnahmsweise können Sie dann auch einmal zu getrockneten Wildpflanzen in Rohkostqualität greifen, Malvenblätter, Spitz-Wegerich oder Brennnesseln sind in dieser Form erhältlich, aber das sollte die Ausnahme sein, weil durch das Trocknen auch viele Inhaltsstoffe verloren gehen. Besser sind gefrorene Wildkräuter, aber tatsächlich sind die frisch gesammelten das einzig Wahre. Wenn Sie in Ihrer Wohngegend keine geeigneten Sammelplätze finden oder dort das Angebot an wilden Kräutern nicht vielversprechend ist, dann bleiben immer noch die Blätter und Früchte von Bäumen und Sträuchern. Die liegen wenigstens außerhalb der Reichweite von Hunden.

Wildes Grün im sonnigen Süden

Häufig werde ich auch gefragt, was man denn im Süden nutzen könnte, vor allem dort, wo im Sommer wenig saftiges Wildgrün gedeiht. Schauen Sie sich um, meistens sind es die dort heimischen Wildpflanzen, die auch als Kräuter für die Küche verwendet werden. Nutzen Sie Thymian und Rosmarin, Oregano und wildes Fenchelgrün. Daneben, das werden Sie bald feststellen, wenn Sie sich erst einmal an die fremde Vegetation gewöhnt haben, wachsen dort auch Pflanzen, die nicht so saftig grün erscheinen mögen, aber trotzdem geeignet sind, wie beispielsweise Weißer Gänsefuß, Beifuß oder Portulak.

Wildpflanzen im Winter

Es gibt auch im Winter essbares Grün zu sammeln, auch wenn es zeitaufwendiger ist und auch mir es manchmal schwer fällt, mich aufzuraffen und rauszugehen. Die letzten Winter waren bei uns allerdings so, dass es fast keine Einschränkungen gab, Wildpflanzen teilweise sogar üppig vorhanden waren. In der Regel gibt es bis Weihnachten keine langen Phasen mit tiefen Temperaturen, meist wird es erst im Januar oder Februar für eine Zeitlang richtig kalt.

Eiseskälte schadet den Wildpflanzen vor allem längerfristig mehr als Schneefall. Der Schnee legt sich wie eine schützende Decke auf die Pflanzen, daher können Sie auch darunter noch fündig werden.

Wildpflanzen, die im Winter meist zu finden sind:
- Behaartes Schaumkraut (*Cardamine hirsuta*)
- Brombeere (*Rubus fruticosus*)
- Feldsalat (*Valerianella locusta*)
- Goldnessel (*Lamium galeobdolon*)
- Gundermann (*Glechoma hederacea*)
- Knoblauchsrauke (*Alliaria petiolata*)
- Kriechendes Fingerkraut (*Potentilla reptans*)
- Löwenzahn (*Taraxacum* sect. Ruderalia)
- Malven (*Malva* spp.)
- Mittlerer Wegerich (*Plantago* media)
- Nelkenwurz (*Geum urbanum*)
- Schafgarbe (*Achillea millefolium*)
- Spitz-Wegerich (*Plantago lanceolata*)
- Wald-Erdbeere (*Fragaria vesca*)
- Weinbergs-Lauch (*Allium vineale*)
- Weiß-Klee (*Trifolium repens*)
- Wiesen-Labkraut (*Galium mollugo*)
- Wiesen-Schaumkraut (*Cardamine pratensis*)
- Wiesen-Pippau (*Crepis biennis*)

Ob diese Pflanzen auch in Ihrer Gegend gut zu finden sind, hängt etwas vom örtlichen Klima und der Höhenlage ab und auch davon, wie frostig der Winter ausfällt. Was sie im Winter aber fast immer finden können, außer Sie wohnen im Hochgebirge, sind Brombeerblätter. Sie sind die verlässlichste Winternahrung, die Sie gegebenenfalls um Grünes vom Markt und Sprossen → Seite 45 ergänzen können. Bei den Rezepten finden Sie jede Menge Beispiele für den Winter, auch solche mit Grünem vom Markt.

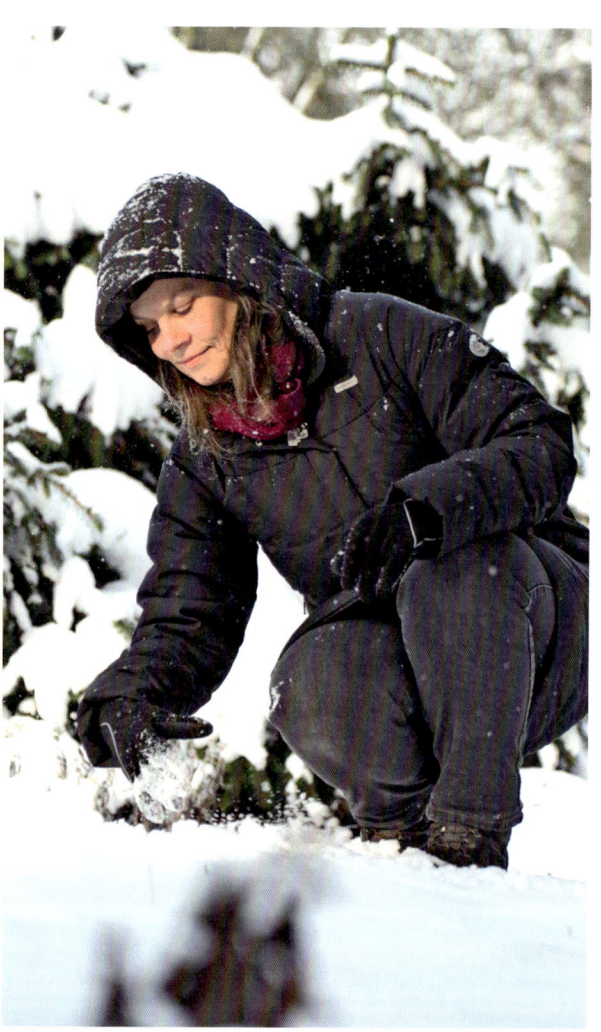

Sogar im Schnee können Sie noch einige Wildpflanzenarten finden ...

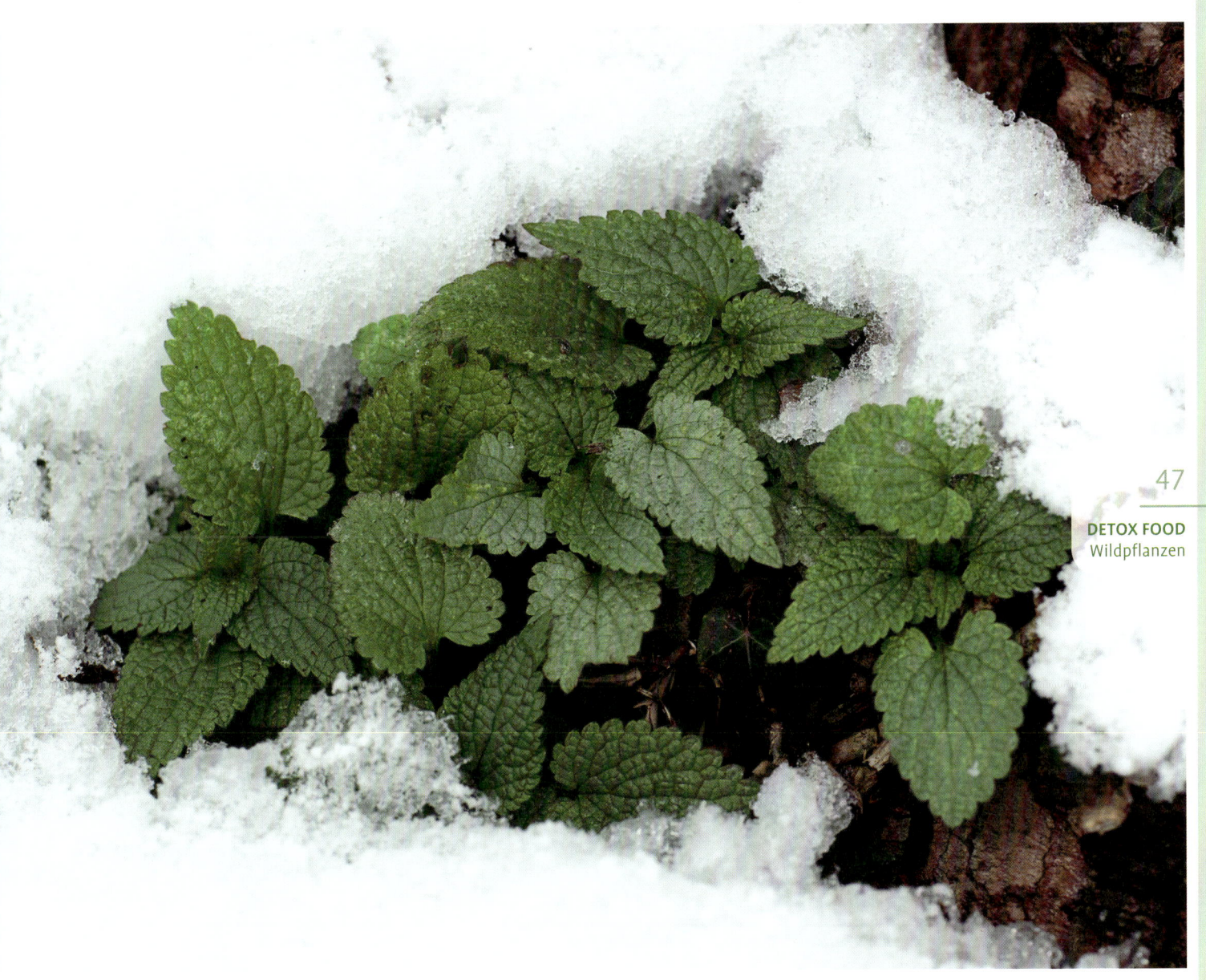

… wie beispielsweise die Blätter der Weißen Taubnessel, zumindest dort, wo es warm genug ist.

DETOX FOOD
Wildpflanzen

Die 7-Tage-Saftkur

Detox, Baby! ist so konzipiert, dass Sie während der Kur auch weiter arbeiten gehen können. Wer sich in dieser Zeit jedoch ausschließlich um sich kümmern möchte, hat es einfacher und braucht weniger detailliert zu planen. Für das erste Mal mag das die bessere und entspanntere Variante sein. Wenn Ihnen die Abläufe schon vertraut sind, dann klappt die Kur auch ganz nebenbei.

Es ist immer gut, einen Plan zu haben. Gerade beim Fasten ist er hilfreich und lässt uns auch durchhalten, wenn wir schwächeln. Nachfolgend finden Sie eine Vorlage für einen Detox, Baby!-Plan. Diesen können Sie individuell anpassen, alles was Sie aus diesem und den nachfolgenden Kapiteln umsetzen möchten, tragen Sie dort ein. Dann haben Sie Ihren Tagesablauf geplant und wissen, wie die Woche verlaufen wird. So handhaben wir das auch gemeinsam in der Ernährungsberatung.

Der Detox, Baby!-Plan

Vielleicht wäre Ihnen ein Plan mit festen Vorgaben lieber, aber unsere Ansprüche sind zu unterschiedlich, als dass dieser für alle funktionieren würde. Daher gibt es hier das Gerüst und die Infos dazu und Sie entscheiden, welchen Saft Sie trinken möchten und welche Bewegungs- und Entspannungseinheiten Sie wann und wie lange einbauen können. Die Wahrscheinlichkeit, dass Sie damit zufrieden durch die Woche kommen, ist viel höher, als wenn Sie einem starren Plan folgen müssten, der für Sie einfach nicht passt.

Richtig trinken

Trinken Sie reichlich, um die 3 Liter täglich dürfen es sein. Achten Sie darauf, genug Wasser oder leckere Wasser → Seite 104 zu sich zu nehmen. Trinken Sie aber nicht zu viel Wasser direkt nach den Saftmahlzeiten, um die gesunden Inhaltsstoffe nicht gleich wieder auszuspülen.

Trinken Sie Ihren Saft langsam und versuchen Sie, ihn zu kauen. Die Speichelproduktion wird so angeregt – die Verdauung beginnt im Mund: Nach Reizübermittlung der Geschmackssinneszellen zum Gehirn geht von dort das Signal an die Verdauungsorgane, sich vorzubereiten. Für den Verzehr Ihres Saftes sollten Sie sich ebenso viel Zeit nehmen wie für eine normale Mahlzeit, mindestens 15 Minuten – besser länger. Wenn Sie bewusst bei der Sache sind, werden Sie als positiven Nebeneffekt auch ein Sättigungsgefühl spüren.

Geschmack

Unser Geschmacksempfinden wird durch das Fasten intensiviert, zusätzliches Salz oder zusätzliches Süßen sind sicher nicht notwendig und auch nicht sinnvoll.

Aus Wildpflanzen, Gemüse und Obst wird Frischpflanzensaft
➡ Rezept auf Seite 70.

DETOX FOOD
Die Saftkur

Der beste Tag zum Starten

Wenn Sie sich für Detox, Baby! nicht eine ganze Woche freigenommen oder/und Ihre persönlichen Verpflichtungen entsprechend reduziert haben, möchte ich Ihnen ans Herz legen, den Start auf ein Wochenende zu legen. Der Samstag wird dann Ihr erster Detox-Tag sein. So können Sie an den ersten beiden Tage zu Hause Ihre Zeit frei einteilen und auch die Nähe zu Toilette und Badezimmer als Vorteil nutzen. Vor allem am ersten Tag kann es nach der Einnahme des Niempulvers und dem Sauerkrautsaft, bei Bedarf auch den Cassiascheiben, sinnvoll sein, zu Hause zu bleiben. Erledigen Sie Ihre Einkäufe also am besten bereits freitags oder kleinere Besorgungen zur Not auch noch am Samstagmorgen. In den ersten beiden Tagen könnten Sie eventuell auch mehr Ruhe brauchen. Am Wochenende oder wenn Sie frei haben, können Sie sich bei Bedarf zurückziehen oder sich ausruhen und erst einmal in Ihren Rhythmus kommen. Haben Sie Samstag und Sonntag nicht frei, dann nehmen Sie zwei andere Tage als Startzeitpunkt, zumindest aber den ersten Tag sollten Sie sich zum Start in die Detox, Baby!-Woche frei gönnen.

Mein Detox, Baby!-Kur-Plan zum Ausfüllen (ggf. vorher kopieren)

	Tag 1	Tag 2	Tag 3	Tag 4	
Nach dem Aufstehen	• ½ TL Niempulver, eingerührt in 100–200 ml Wasser + *Kokosnusswasser (von 1 Kokosnuss)*	• 1 TL Heilerde oder Flohsamenschalen in 200 ml Wasser, • Zitronen-Ingwer-Wasser ➡ Rezept Seite 105 oder Wasser *oder Kokosnusswasser (von ½–1 Kokosnuss)*, • *Niempulver oder Cassiascheiben bei Bedarf*	wie Tag 2	wie Tag 2	
Detox, Baby! all-in ➡ Seite 120	* 1	*	*	*	
Im Lauf des Morgens	• ½ TL Niempulver, eingerührt in 100–200 ml Wasser und Wasser	• Zitronen-Ingwer-Wasser oder Wasser, *eine Limonade oder ein leckeres Wasser* ➡ Seiten 98, 104, • *1–2 EL Kokosjoghurt*	wie Tag 2	wie Tag 2	
Detox, Baby! all-in	*	*	*	*	
Mittags	• Sauerkrautsaft ➡ Rezept Seite 65	• 1 Saft nach Wahl *(Tragen Sie in diese Zeile Ihre Saftauswahl für jeden Tag ein)*	wie Tag 2	wie Tag 2	
Detox, Baby! all-in	*	*	*	*	
Im Lauf des Nachmittags	• 5–10 Cassiascheiben *2 • Wasser *oder eine Limonade oder ein leckeres Wasser*	• Wasser *oder eine Limonade oder ein leckeres Wasser*	wie Tag 2	wie Tag 2	
Am Abend – am besten 4 Stunden bevor Sie zu Bett gehen	• 1 Saft nach Wahl, in den Rezepten mit Ⓐ für abends gekennzeichnet *3 *(Tragen Sie in diese Zeile Ihre Saftauswahl für jeden Tag ein)*	wie Tag 1	wie Tag 1	wie Tag 1	
Detox, Baby! all-in	*	*	*	*	

Kursive Eintragungen sind optional

Tag 5	Tag 6	Tag 7
wie Tag 2	wie Tag 2	wie Tag 2
*	*	*
wie Tag 2	wie Tag 2	wie Tag 2
*	*	*
wie Tag 2	wie Tag 2	wie Tag 2
*	*	*
wie Tag 2	wie Tag 2	wie Tag 2
wie Tag 1	wie Tag 1	wie Tag 1
*	*	*

Trinken Sie genug ➜ Seite 48 „Richtig trinken".

* Hier tragen Sie die Übungen und pflegenden Einheiten aus Detox all-in, bestehend aus Detox Power, Detox Mind, Detox Soul und Detox Care ein. Entscheiden Sie selbst, woran Sie Spaß haben könnten oder was Ihnen guttun würde. Sie brauchen auch nicht gleich für die ganze Woche zu planen, manchmal ändert sich ja die Stimmung und statt Tanzen soll es dann doch lieber das Laufen sein. Vielleicht passt auch Ihr übliches Sportprogramm in den Plan. Aus Detox Power wählen Sie für jeden Tag eine sanfte, kraftvolle Übung und eine stoffwechselanregende Bewegungseinheit. Idealerweise nehmen Sie die Atemübungen und eine meditative Einheit, wie in Detox Mind beschrieben, dazu. Auch Detox Soul sollte nicht zu kurz kommen, wählen Sie nach Belieben, welches Thema in dieser Woche vielleicht im Vordergrund stehen könnte und versuchen Sie, dazu auch immer mal wieder Ruhe zu finden.

*1 Wenn Sie am ersten Tag morgens noch die letzten Besorgungen machen möchten, verschieben Sie die erste Einnahme des Niempulvers und wenn Sie möchten, aber nicht daran gewöhnt sind, auch das Trinken des Kokoswassers auf danach.

*2 Die Cassiascheiben brauchen Sie nur dann unbedingt zu lutschen, wenn Sie an diesem Tag bis zwei Stunden nach dem Sauerkrautsaft noch keinen Stuhlgang hatten. Da sie aber auch allgemein entgiftend wirken, können Sie auch nur aus diesem Grund zwei bis fünf Scheiben lutschen.

*3 Die Kennzeichnung der Säfte, die auch für den Abend geeignet sind, bezieht sich vor allem auf ihre Verträglichkeit, sie sind meist milder und für empfindliche Mägen leichter bekömmlich. Wenn Sie keine Bedenken bezüglich der Verträglichkeit haben, können Sie frei wählen.

Reinigendes

Der erste und zweite Tag stehen bei Detox, Baby! ganz im Zeichen der Reinigung. Erst wenn das Verdauungssystem grundgereinigt ist, kann die Entgiftung beginnen. Von aggressiven Abführmitteln wie Glauber- oder Bittersalz rate ich gänzlich ab. Ich halte nichts davon, den Körper mit diesen Salzen zu vergiften – schließlich geht es ums Entgiften. Es ist auch kein guter Start für Geist und Seele – warum sollten wir uns so etwas antun, wenn auch sanfte, rein pflanzliche Mittel zum Ziel führen? Wichtig ist allerdings, dass Sie die Entlastung ➜ Seite 27 so durchführen wie beschrieben. Dann werden die Reinigungstage ein Leichtes für Sie sein.

Sauerkrautsaft zu Beginn

Sauerkrautsaft ist ein mildes, aber wirksames Mittel zur Darmreinigung. Nach den Entlastungstagen ist es oft völlig ausreichend. Sauerkrautsaft gibt es zwar zu kaufen, aber die allermeisten Produkte werden durch Erhitzen haltbar gemacht. Wir verwenden das ganze fein geschnittene eingelegte Sauerkraut in Rohkostqualität und pressen daraus selber unseren Saft.

Sauerkraut wird aus Spitzkohl oder Weißkohl durch Fermentation hergestellt. Durch das Einlegen des Krauts nur in Salz und Wasser und durch den Luftabschluss findet eine Milchsäuregärung statt, die wir als Fermentation bezeichnen und die nichts anderes ist als die Verstoffwechselung des Zuckers aus dem Kohl durch Laktobakterien zu Milch- und Essigsäure. Dadurch sinkt der pH-Wert und andere Bakterien, die zum Verderb des Krautes führen würden, sterben ab. So bleibt das Sauerkraut haltbar. Übrig bleiben die gesunden Bakterien im Sauerkraut.

Die gesunden Bakterien im Sauerkraut wirken probiotisch, also einer Besiedlung mit schädlichen Darmkeimen entgegen. Indem sie sich im Darm ausbreiten und gleichzeitig antibakteriell wirkende Stoffe abgeben, können verschiedene Arten von Verdauungsproblemen positiv beeinflusst werden: Die probiotischen Bakterien können beispielsweise hilfreich sein bei Verstopfung, Reizdarmsyndrom oder einer Magen-Darm-Entzündung. Wenn im Darm alles rund läuft, wird auch die Immunabwehr gefördert. Um möglichst viele dieser Bakterien aufzunehmen, ist es wichtig, frisches naturbelassenes Sauerkraut zu verwenden, das nicht erhitzt worden ist. Sie können sogenanntes Frischsauerkraut in den allermeisten Bioläden und mittlerweile auch häufig beim Gemüsehändler oder auf dem Markt kaufen. Roh muss es sein; durch Erhitzen konservierte Produkte sind ohne Wert.

Niempulver

Niembäume (engl. Neem, botanisch *Azadirachta indica*) werden in Indien als klassische Haus- und Dorfbäume immer nahe bei den Menschen gepflanzt, nicht nur weil es in ihrem Schatten angenehm kühl ist. Sie gehören zur Gemeinschaft, werden geschätzt und genutzt als unerschöpfliche Quelle verschiedener Reinigungs-, Heil- und Schönheitsmittel. Die Verwendung und Wirkung von Niemprodukten ist mittlerweile auch bei uns bekannt. Als Pflanzenschutzmittel und Mittel gegen Hausstaubmilben wird Niemöl aus den Samen eingesetzt. Niemöl oder die Samen dürfen nur in fertigen Produkten, etwa zur Bekämpfung von Kopfläusen verwendet werden, keinesfalls aber für den Verzehr oder zur Hautpflege. Für diese Zwecke verwenden wir ausschließlich das Pulver aus den Blättern des Baumes, nur das ist gemeint, wenn hier von Niempulver die Rede ist.

Die Inhaltsstoffe der Niemblätter zeigen vielseitige Wirkungen: antivirale, antibakterielle, fungizide, entzündungshemmende, fiebersenkende, blutzuckersenkende und immunstärkende. Das Pulver wird traditionell gegen Herpes, Hepatitis B, Candidainfektionen, Pocken, Warzen, aber auch bei Erkältungen, Fieber, Haut- und Magen-Darm-Problemen, Parasitenbefall sowie bei unzähligen weiteren Erkrankungen eingesetzt. Ich verwende Niempulver schon seit vielen Jahren bei Magenverstimmungen und Verdauungsproblemen.

Bei Detox, Baby! verwenden wir das Pulver, um die Darmreinigung zu unterstützen. Sie mögen es vielleicht nicht für möglich halten, aber viele Menschen leiden unter Darmparasiten. Auch bakterielle Fehlbesiedlungen und Entzündungen im Verdauungstrakt sind weit verbreitet, fast üblich, und werden häufig einfach akzeptiert. Ich empfehle, Niempulver vor allem an den ersten beiden Fastentagen zu nehmen, es kann aber ebenso zwischendurch hilfreich sein. Die Dosierung betreffend probieren Sie aus, was Ihnen guttut. Üblicherweise liegt die empfohlene Höchstmenge bei 3 g/Tag. Ich empfehle zweimal täglich ½ Teelöffel für den Start und danach bei Bedarf ¼ – ½ TL einzunehmen.

Das Niempulver schmeckt ordentlich bitter, aber immer noch besser als Glaubersalz. Rühren Sie das Pulver in 100 – 200 ml Wasser ein und lassen Sie es etwas stehen, damit es sich besser auflöst, dann nochmals umrühren und am besten in einem Zug hinunterkippen und mit viel Wasser nachspülen. Mein Tipp für Empfindliche: Nase zuhalten beim Trinken des Niemcocktails, so fällt es leichter, denn der Großteil unserer Geschmacksempfindungen wird vom Geruch bestimmt. Für Schwangere, Stillende und Kinder wird Niempulver nicht empfohlen.

Cassia

Cassiafrüchte wachsen an einem Baum aus der Familie der Hülsenfrüchtler namens *Cassia fistula*. In Indien heimisch, wird er aber weltweit in tropischen Gebieten angebaut. Röhren-Kassie ist der deutsche Name, Namensgeber sind die schwarzbraunen Hülsenfrüchte, die 30 – 60 cm lang und röhrenförmig sind.

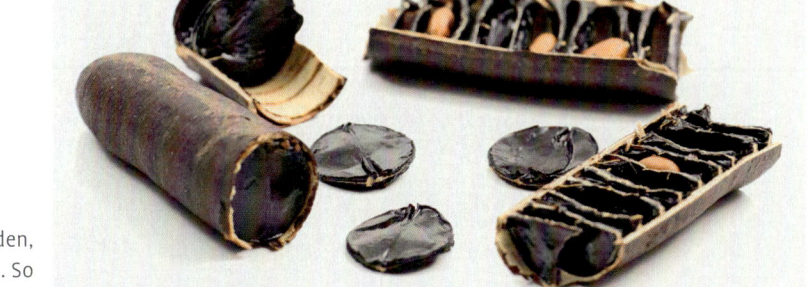

Cassiafrüchte durchbrechen oder -schneiden, eventuell mit dem Nussknacker nachhelfen. So kommen Sie an die Scheiben zum Lutschen.

Sie werden Gliederhülsen genannt, weil die einzelnen Samen durch pergamentartige Scheiben, sogenannte Septen, voneinander getrennt sind. Gegessen werden nur diese Trennwände, dabei wird das beiderseits klebende Fruchtmus, die Pulpa, die optisch an Lakritze erinnert, abgelutscht. Die abgelutschten Scheiben werden wieder ausgespuckt und auch die Samen werden nicht gegessen. Die Fruchtpulpa schmeckt süß, fruchtig und angenehm. Die abführende Wirkung ist beachtlich. Ein anderer Name für die Pflanze ist Purgier-Kassie, also Abführ-Kassie. Für ihre Fähigkeit Verstopfungen zu lösen, wird die Cassia bereits seit dem Altertum geschätzt. Ihr wird außerdem nachgesagt, dass sie das Freisetzen von Toxinen aus den Zellen sowie den Abtransport der Giftstoffe mit dem Blut in den Darm verbessern kann. Was sich deutlich bemerkbar macht, ist die vermehrte Darmtätigkeit, hier kann es schon etwas grummeln und zwicken und der Weg zur Toilette sollte dann nicht zu weit sein. Teilweise kann es bis zu acht Stunden dauern, bis die Wirkung einsetzt. Deshalb empfehle ich in der Regel, die Cassiascheibchen eher morgens bis zum frühen Nachmittag zu lutschen, dann haben Sie nachts einen ruhigeren Schlaf und müssen nicht aufstehen.

Geht es um die Dosierung, ist es schwierig, eine Regel für alle festzulegen. Anfänger spüren die Wirkung schnell und beginnen mit wenigen Scheibchen, etwa zwei oder drei bis maximal fünf Stück. Da schnell eine Gewöhnung eintritt, können Sie bei Bedarf die Dosis steigern – mehr als zehn brauche ich normalerweise nicht, andere vielleicht schon. Sie können auch spüren, wann es genug ist: Hören Sie auf, die Scheibchen zu lutschen, wenn der Geschmack auf der Zunge scharf und unangenehm wird. Hören Sie auf Ihren Körper: Die vermehrte Darmtätigkeit spüren Sie normalerweise nur sehr kurz und leicht, sollten es stärkere Bauchschmerzen sein, dann war die Dosis zu hoch und es wäre besser, am nächsten Tag keine Cassia oder zumindest weniger zu verwenden.

Da wir auch während der Fastentage die Verdauung nicht einschlafen lassen und den Darm regelmäßig entleeren wollen, können uns die Cassiascheiben auch durch die Woche begleiten. Ich überlasse es Ihnen, ob und wie viel Cassiascheiben Sie lutschen möchten, mir reicht das Niempulver zur Anregung des Darms meist aus. Bedarf besteht dann, wenn Sie zwei Tage lang keinen Stuhlgang hatten, sich außerdem unwohl fühlen und Niempulver oder Flohsamenschalen nichts gebracht haben.

Wo gibt's denn sowas?

Beziehen können Sie die Cassia bei Fruchtversendern und Anbietern im Internet, entweder als ganze Frucht oder als am Stück ausgelöste Scheibchen, die etwas miteinander verklebt sind und zwischen denen sich noch Samen befinden. Die ganzen Früchte sind bis zu einem Jahr haltbar und können ohne Kühlung gelagert werden. Sollten sie einmal zu trocken geworden sein, können sie immer wieder befeuchtet werden, indem Sie sie beispielsweise in ein feuchtes Tuch einschlagen.

Detox-Helfer

Hier stelle ich Ihnen einige weitere natürliche Helfer vor, welche Entgiftungsprozesse auf unterschiedliche Weise unterstützen können. Zu den beiden bekanntesten zählen Flohsamenschalen und Heilerde mit ihrer Eigenschaft, Giftstoffe zu binden. Werden bereits gelöste Giftstoffe im Darm nicht gebunden und ausgeschieden, kann es sein, dass sie wieder resorbiert werden und so wieder in den Blutkreislauf gelangen – es wird dann gerne auch von einer Rückvergiftung gesprochen. Symptome, die durch gelöste Giftstoffe im Körper verursacht werden können, wie etwa Kopfschmerzen, Gliederschmerzen, Frieren, aber auch einfach schlechte Laune und andere unangenehme Erscheinungen, die beim Fasten mitunter auftreten können, werden als Entgiftungssymptome beschrieben.

Flohsamenschalen

Wenn Sie schon einmal an Verdauungsproblemen gelitten haben, kennen Sie Flohsamenschalen vielleicht schon. Flohsamen sind die Samen des Indischen Wegerichs, *Plantago ovata*, sie werden hauptsächlich in Indien und Pakistan angebaut. Ihren Namen haben Sie bekommen, weil sie auch wegen ihrer dunkelbraunen Farbe ein bisschen aussehen wie Flöhe.

Ihre Wirkung haben Sie den Samenhüllen, welche die eigentlichen Samen umgeben, zu verdanken. Diese sind pergamentartig, cremefarben und ganz leicht und sie sind es auch, die wir verwenden wollen: die Flohsamenschalen.

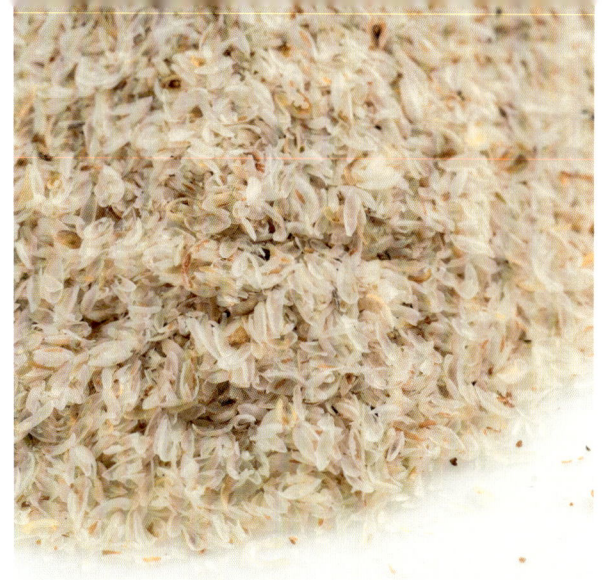

Flohsamenschalen wirken allgemein ausgleichend bei Darmproblemen. Weil ihre wichtigsten Inhaltsstoffe Schleimstoffe sind, quellen sie beim Kontakt mit Wasser auf. Ihre Fähigkeit, die 40-fache Menge ihres Gewichtes an Wasser zu binden, führt beim Verzehr dazu, dass sie das Darmvolumen vergrößern, darüber die Peristaltik anregen und so gegen Verstopfung helfen. Sie wirken aber auch gegen Durchfall, weil sie Wasser im Darm binden. Reizdarmpatienten werden Flohsamen und -schalen als Arzneimittel verordnet. Auch bei Magenschleimhautentzündungen infolge einer Infektion mit dem Bakterium *Helicobacter pylori* können sie hilfreich sein, weil sie das Wachstum von „guten" Bakterien fördern und damit die Ausbreitung der schädlichen Bakterien eindämmen. Überdies wirken sie entzündungshemmend, weil sie in der Darmflüssigkeit gelöste Bakteriengifte binden und deren Ausscheidung fördern. Flohsamenschalen erhalten Sie in Naturkostläden ebenso wie in der Apotheke und im Lebensmittelhandel. Bevorzugen Sie ausgewiesene Rohkostqualität. Da Flohsamenschalen über die Bindung von Wasser auch gelöste Toxine binden und ausscheiden helfen, schützen sie auch vor Rückvergiftungen, ähnlich wie die Heilerde. Daher empfehle ich, morgens abwechselnd Flohsamenschalen oder Heilerde zu sich zu nehmen. Rühren Sie dazu 1 TL Flohsamenschalen in 200 ml Wasser ein und trinken Sie die Mischung. Bei Bedarf können Sie zusätzlich 1 TL davon in Ihren Saft oder in Limonade einrühren. Sie brauchen sie nicht erst quellen lassen, das sollen sie ja im Darm tun.

Heilende Erde

Erde hilft immer. Seit ich mit der Rohkost begonnen habe, verwende ich sie. Anfangs nur als essbaren Fastenbegleiter, später auch zur Körperpflege. Für mich fühlte es sich sehr natürlich an, Erde in dieser Form zu nutzen. Erde oder bestimmte mineralische Bestandteile daraus dienten uns Menschen schon immer zu unterschiedlichen Zwecken und jedes ursprünglich lebende Volk hatte oder hat seine eigenen Rezepte und Praktiken dazu. Die Tonerden, auch Mineralerden oder Lavaerden genannt, sind Erden, die aus verwittertem Gestein entstanden sind. Je nach Abbaugebiet sind sie aus unterschiedlichen Mineralen zusammengesetzt und von unterschiedlicher Farbe: grün, rot, weiß, braun, gelb oder grau. Ob eine Erde für Heilzwecke eingesetzt werden kann, ist durch ihre Zusammensetzung vorgegeben. Gerne wird sie dann auch als Heilerde bezeichnet, was zwar nicht korrekt, aber umgangssprachlich üblich ist – dazu später. Letztlich sprechen wir aber allgemein von Tonerde oder schlicht Ton (englisch: clay, französisch: Argile). Tonerde ist in der Regel frei von Organismen und wird daher nur an der Sonne getrocknet, manche Hersteller erhitzen sie aber auch und bestrahlen sie. Ich bevorzuge die sonnengetrockneten Varianten ohne weitere Zusätze. Für die innerliche Anwendung verwende ich seit vielen Jahren die grüne Illit-Tonerde. Sie ist diejenige Tonerde, die üblicherweise in der Rohkostszene zur innerlichen Anwendung empfohlen wurde, seit 2009 erlaubt eine europäische Richtlinie den Herstellern die Empfehlung für diesen Zweck nicht mehr. Ich habe für mich entschieden, dass das was früher nützlich und hilfreich war, auch von mir so weiter genutzt wird. Alternativ können Sie aber auch eine für die innere Anwendung deklarierte „Heilerde" verwenden. Sie hat eine gelbbraune Farbe, besteht aus Löss, der überwiegend aus Quarzkörnchen besteht, aber auch Ton enthält. Heilerde dürfen nur diejenigen Produkte genannt werden, die eine Zulassung als Arzneimittel haben und dafür muss auch die Keimfreiheit garantiert werden, daher sind diese Produkte immer erhitzt.

Die Anwendung ist ganz einfach: Ich rühre 1 TL der grünen Tonerde in ein Glas Wasser ein, lasse es einige Minuten quellen, rühre dann nochmal um und trinke das Glas aus. Mit der Heilerde ist es ähnlich, zur Dosierung folgen Sie einfach der Packungsbeschreibung. Das können Sie bei Bedarf mehrmals am Tag tun, wenn alles passt, ist auch einmal genug.

Die grüne Tonerde hat die Fähigkeit, Säuren zu binden und kann durch Reduzierung der freien

Magensäure gegen Sodbrennen helfen – diese Erfahrung haben nicht nur Rohköstler gemacht. Für Heilerde konnte bei mehrwöchiger Anwendung die beruhigende Wirkung auf Reizdarm und Reizmagen belegt werden. Da die enthaltenen mineralischen Verbindungen auch Stoffe absorbieren können, liegt die entgiftende Wirkung nahe. So können Schwermetalle wie Blei, Cadmium oder Quecksilber, umweltbelastende Stoffe wie Weichmacher und biogene Toxine aus Bakterien oder Pilzen gebunden werden. Die durch das Fasten und durch die Wirkung der Pflanzen im Körper gelösten Stoffe werden im Darm gebunden und dann ausgeschieden. So kann auch das Risiko einer Rückvergiftung reduziert werden. Zusätzlich versorgt uns Tonerde mit Mineralstoffen, vor allem mit denjenigen, die aus den enthaltenen Mineralen leicht in Lösung gehen, wie Kalzium und Magnesium. Und auch verschiedene Spurenelemente können daraus aufgenommen werden. Mehr zur äußerlichen Anwendung von Tonerde erfahren Sie
➜ ab Seite 124.

Kokoswasser

Kokoswasser ist der Saft aus jungen, noch grünen Kokosnüssen. Sie können ihn einfach pur aus der frischen Frucht trinken, so haben sie den vollen Genuss. Verwechseln Sie ihn nicht mit Kokosmilch, diese enthält nicht nur den Saft aus der Kokosnuss, sondern auch fetthaltiges Kokosfleisch. Wenn Sie beste Qualität an Kokoswasser trinken wollen, dann brauchen Sie junge Kokosnüsse. Sie werden Pagoden genannt, weil die noch grüne Schale meist abgeschnitten wird und die Früchte dann diese typische

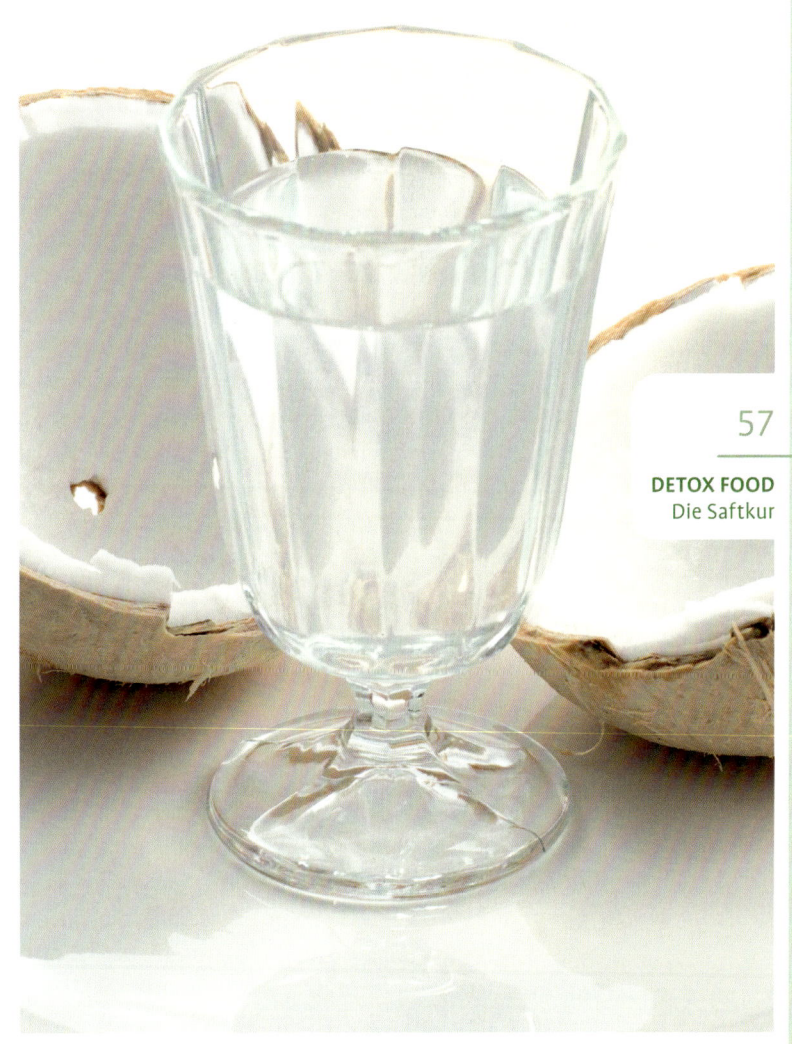

Form haben. Ich bestelle lieber ungeschälte grüne oder die jungen Kokosnüsse, bei denen die dicke Schale ganz entfernt wurde, die Kokosnüsse sind dann rund und können leichter geöffnet werden. Sie bekommen sie bei speziellen Versendern für Tropenfrüchte oder Kokosprodukte, immer häufiger auch in gut sortierten Biomärkten.

Um an den Saft zu kommen, brauchen Sie bei den geschälten Nüssen nur das eine der drei Augen zu öffnen, das nur mit einer dünnen Haut verschlossen ist. Es liegt wie die anderen beiden an der Oberseite der Frucht und die Haut kann mit einem Messer ganz leicht abgehoben werden. Sie können daraus den Saft mit einem Strohhalm trinken oder in ein Glas fließen lassen. Sollten Sie kein Messer zur Hand haben, können Sie es auch mit dem Stiel eines Teelöffels oder einem Schraubenzieher durchstechen – irgendetwas findet sich immer. Diese Kokosnüsse eignen sich perfekt, um sie mitzunehmen und unterwegs zu trinken – das „Leergut" nehmen Sie wieder mit nach Hause und verarbeiten das Kokosfleisch später.

Frisches Kokoswasser ist fast klar, kalorienarm und voller gesunder Inhaltsstoffe. Sein Kaliumgehalt ist vergleichbar mit dem isotonischer Getränke. Kokoswasser sorgt durch seine entwässernde und mild abführende Wirkung für Leichtigkeit, Sie werden das spüren. Sie können das Wasser jeden Tag trinken und sparen sich dadurch eventuell weitere unterstützende Mittel zur Darmreinigung – mit Ausnahme von Niempulver und Sauerkrautsaft zum Fastenstart.

Kokosjoghurt

Selbst zubereiteter Kokosjoghurt ist mir das liebste Hilfsmittel, um die Darmflora gesund zu erhalten. Zur Herstellung verwende ich Joghurtferment mit probiotisch wirkenden Bakterienkulturen und Inulin. Die Joghurtbakterien besiedeln den Darm, verdrängen schädliche Mikroorganismen und sorgen durch Abgabe antibakterieller Stoffe dafür, dass diese sich nicht vermehren können. Das Inulin wirkt prebiotisch, es fördert Wachstum und Aktivität der für uns gesunden Bakterien. Der Fettgehalt des Joghurts sorgt außerdem dafür, dass es der Gallenblase nicht zu ruhig wird und sie sich auch in der Detoxzeit immer wieder entleert und ihrer Aufgabe, Galle an den Darm abzugeben, nachkommt.

So stellen Sie Kokosjoghurt selbst her:

- Fruchtfleisch aus einer leer getrunkenen jungen Kokosnuss (Pagode) auskratzen, und in den Mixer geben. Für dieses Rezept bin ich von einer Menge von 100 – 120 g ausgegangen. Sollte es weniger oder mehr Fruchtfleisch sein, passen Sie die anderen Zutaten bitte entsprechend an.
- Mit Wasser auf eine Gesamtmenge von 500 ml auffüllen und ganz fein pürieren.
- 12,5 g (= ½ Beutel) Joghurtferment, pro- und prebiotisch, bio und vegan, dazugeben und einrühren.
- Die Mischung für etwa 12 Stunden an einem warmen Ort, entweder in einem Joghurtbereiter oder zum Beispiel auf der Heizung (< 40 °C), reifen lassen.

Der Joghurt hält sich im Kühlschrank bis zu einer Woche. Wenn Sie mögen, beginnen Sie ab dem zweiten oder dritten Tag der Kur je 1 – 2 EL davon zu verzehren – nicht mehr.

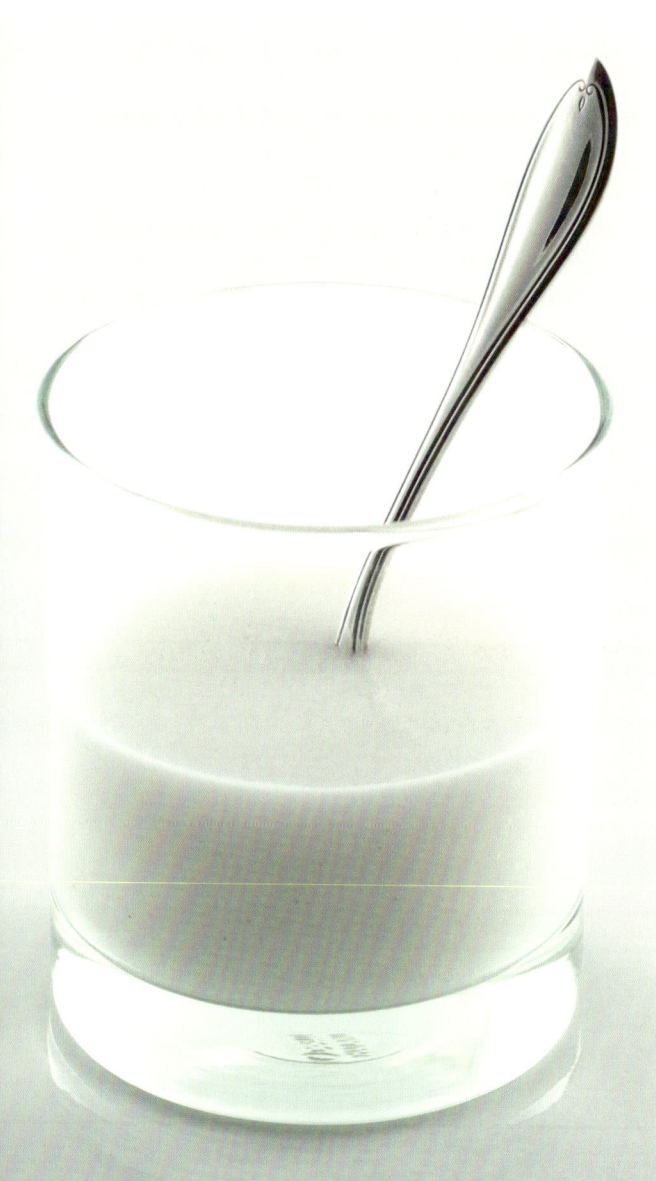

Algen

Eine besondere Rolle beim Fasten können Algen einnehmen. Zweierlei sind mir immer eine Hilfe gewesen und daher empfehle ich Sie hier gerne weiter: Chlorella und Dulse.

Chlorella (*Chlorella vulgaris*) ist eine einzellige Grünalge, im Süßwasser zu Hause und so klein (4–10 µm), dass man sie mit bloßem Auge nur als Grünfärbung des Wassers wahrnehmen kann. Vermutlich haben auch Sie diese Alge schon gegessen, denn in Seen und Naturteichen kann sie in jedem Milliliter Wasser zehntausendfach vorhanden sein und so ist sie beim Schwimmen bestimmt auch schon in Ihren Mund gelangt. Chlorella-Algen können Sie konzentriert als Pulver oder Presslinge in Tablettenform kaufen. Was die Alge im Rahmen von Detox, Baby! interessant macht, sind ihre inneren Werte: Sie gilt nicht nur als die Pflanze mit dem höchsten Proteingehalt (ca. 50 %), sondern auch als diejenige mit dem höchsten Gehalt an Chlorophyll (3–5 %). Daneben enthält sie jede Menge Carotinoide und wertvolle Alpha-Linolensäure, eine essenzielle Omega-3-Fettsäure. Ihr Gehalt an bioverfügbarem B_{12} bricht wiederum einen Rekord, auch hiermit ist sie Spitzenreiter unter den Pflanzen. Sie ist reich an Mineralstoffen und vielen weiteren Sekundären Pflanzeninhaltsstoffen, die ihre antioxidative, immunmodulierende und entzündungshemmende Wirkung begründen. Auch auf die Darmflora hat sie eine positive Wirkung, weil sie durch die Förderung nützlicher Bakterien das Wachstum schädlicher Arten eindämmen kann.

Die Nutzung von Chlorella zur Bindung und Ausleitung von Schwermetallen ist wissenschaftlich noch nicht ausreichend untersucht, wird aber häufig praktiziert und auch von Ärzten empfohlen. Dazu werden oft große Mengen an Chlorella eingesetzt. Das wollen wir hier nicht tun, wir wollen Chlorella in unterstützender Form nutzen: Sie soll mithelfen, schädliche Stoffe, die durch das Fasten und durch die Wirkung verschiedener Inhaltsstoffe aus den Wildpflanzen freigesetzt werden, zu binden und auszuscheiden und damit die Entgiftungsorgane zu entlasten. Außerdem soll so einer Rückvergiftung vorgebeugt werden. Ihre bindende Wirkung spüren Sie vielleicht, weil Chlorella auch etwas stopfend wirken kann. Daher gilt auch für die Einnahme von Chlorella: Viel trinken, aber das tun wir hier ja sowieso. Erschrecken Sie nicht, manche Menschen können auch mit Durchfall auf die Einnahme von Chlorella reagieren – probieren Sie einfach aus, was Ihnen guttut. Als Dosierungsempfehlung, die nicht überschritten werden sollte, wird von einem deutschen Hersteller 1 TL Chlorellapulver oder maximal zehn Presslinge pro Tag genannt, für unsere Zwecke reicht aber die Hälfte oder so wenig Sie eben mögen. Verwenden Sie Presslinge, lutschen Sie sie über den Tag verteilt ganz langsam, der positive Nebeneffekt ist, dass Mundgeruch verschwindet. Sollten Sie spüren, dass der stopfende Effekt zu stark wird, setzen Sie einen oder zwei Tage mit der Einnahme von Chlorella aus.

Dulse, auch Lappentang genannt, *Palmaria palmata*, ist eine makrophytische Alge mit streifenartigen „Lappen", die bis zu einem halben Meter lang werden können. Die Alge gehört zu den Rotalgen und ist im kühlen Wasser der Atlantikküsten Europas, Kanadas und in Japan und Korea als Aufsitzer auf Steinen oder anderen Algen zu finden. Die Verwendung als Lebensmittel hat bei den Küstenbewohnern eine lange Tradition. Der Geschmack getrockneter Dulse erinnert mich immer an Schwarzwälder Schinken, so salzig und speziell ist das Aroma. Sie zeichnet sich durch einen hohen Vitamin-C-Gehalt aus, daneben enthält sie viele Mineralstoffe, besonders Eisen, weitere Vitamine wie B_6 und B_{12}, und Jod. Ich kaufe Dulse als lappige getrocknete Stücke im Spezialversand für Rohkost. Beachten Sie beim Verzehr jodhaltiger Algen grundsätzlich die empfohlene Höchstmenge pro Tag, die auf der Packung angegeben wird. Für Dulse liegt sie oft bei 5 g. Aber uns reicht sogar viel weniger.

Das Kauen eines zähen Algenstückchens bringt etwas Abwechslung zu den Säften, stillt das Verlangen nach herzhaftem Essen und hilft mir, wenn ich das Gefühl habe, ich bin antriebslos und schlapp. Das kann beim Fasten mal vorkommen. Dann also knabbere ich etwas Dulse und das Meersalz, die Mineralstoffe und das Jod verleihen mir neuen Schwung.

Superfood, die Superlösung?

Einzelne Pflanzen oder Pflanzenteile zum Allheilmittel zu erklären, halte ich für schwierig. Wozu hielte denn die Natur dieses große Angebot an Pflanzen und Wirkstoffen für uns bereit, wenn man nur Kurkuma oder Goji-Beeren oder Flohsamenschalen oder sonst eine der temporär hochgejubelten Pflanzen zu sich nehmen müsste und schon gesund wäre? Die Mischung macht's, damit kommt man sicher weiter.

Kurkuma

Dieses Gewürz scheint bisher der Hype dieses Jahrtausends. Was in Indien in fast jedem Gericht verwendet wird, ist auf den Straßen New Yorks zum gefeierten Supergewürz geworden. Und was ist der Grund dafür? Natürlich: Die Inhaltsstoffe und deren Wirkung. So viele sind es, dass Kurkuma als Allheilmittel betrachtet werden kann. An erster Stelle muss hier das Curcumin genannt werden, dessen Wirkung als krebshemmend, antioxidativ und entzündungshemmend beschrieben wird. Auch glaubt man einer Wirkung gegen Alzheimer auf der Spur zu sein. Dies allerdings hauptsächlich aufgrund von Ergebnissen aus Laborversuchen, die für Menschen noch weiter bestätigt werden müssen. Was wir aber wissen – und in diesem Bereich wird Kurkuma auch medizinisch eingesetzt – ist, dass die gelbe Wurzel dieses Ingwergewächses verdauungsfördernd wirkt. Vor allem die Gallensekretion wird gefördert, was die Verdauung von Fetten verbessert. Die enthaltenen ätherischen Öle sollen antibakteriell sowie beruhigend und entkrampfend auf die Muskulatur von Magen und Darm wirken und so Blähungen, Druck im Oberbauch und Völlegefühl vorbeugen und lindern.

Kurkuma kann auch zur Entgiftung beitragen: Vor allem bezüglich der Belastung mit Quecksilber soll Kurkuma Leber, Nieren und das Gehirn vorbeugend schützen und das Quecksilber ausleiten. Für eine Verwendung während der Detox-Kur spricht, dass in der ayurvedischen Heilkunst Kurkuma zu den wärmend wirkenden Gewürzen zählt. Wenn Sie zum Frösteln neigen, sind Ingwer und Kurkuma die erste Wahl.

Kurkumarhizome, auch Gelbwurz genannt, können Sie deshalb immer als Vorrat im Haus haben. Ich kaufe sie, wenn sie irgendwo in guter Qualität im Angebot sind, gleich in größeren Mengen und friere sie ein, so bleiben sie länger frisch. Sie können ein Stück Kurkuma mit in Ihren Saft oder zur Limonade geben oder das Rhizom in dünne Scheibchen schneiden und mit in ein leckeres Wasser geben ➡ Rezepte ab Seite 104. Für einen Saft sind 1 – 2 cm ausreichend. Die Bioverfügbarkeit von Curcumin ist nicht sehr hoch, sie lässt sich aber steigern, wenn Kurkuma gleichzeitig mit Schwarzem Pfeffer aufgenommen wird – wenn es passt geben Sie also gerne auch noch etwas Pfeffer in Ihren Saft.

Koriander

Koriander wird in der Naturheilkunde zu den Entgiftungspflanzen schlechthin gezählt. Besonders bei Quecksilberbelastung soll er hilfreich sein und das Schwermetall sogar aus Gehirn und Nervenzellen lösen. Wissenschaftlich bestätigt wird das Vorkommen von Inhaltsstoffen im Koriandergrün, die antimikrobiell, antioxidativ und entzündungshemmend wirken.

Wenn Sie den Geschmack mögen, der dem Kraut leider den Namen Wanzenkraut eingebracht hat, dann integrieren Sie Koriander doch in Ihr Saftprogramm. Ich mag Koriander sehr gerne und schätze ihn auch einfach so als Bestandteil meiner Säfte, weil sich viele aber schwertun damit, ist er bei den Rezepten nicht enthalten, sondern hat hier seine Erwähnung gefunden. Sie können ihn immer dann dazugeben, wenn Sie meinen, dass es geschmacklich passt.

Rezepte für Säfte, Limonaden und leckere Wasser

Sie haben die Wahl: Hier finden Sie viele Rezepte für Ihre Detox-Saftkur. Wenn Sie diese variieren und die eine oder andere Zutat ersetzen, haben Sie insgesamt noch mehr Auswahl. Variationsmöglichkeiten empfehle ich Ihnen bei den Rezepten, Sie können aber auch selbst kreativ werden.

Das Maß „Handvoll" in den Rezepten lässt Spielraum. Möglicherweise wollen Sie heute weniger und morgen eher mehr von einer Wildpflanze verwenden; Anfänger werden vielleicht mit einer kleinen „Handvoll" zufrieden sein und erfahrene Wildpflanzenfreunde werden ihre Hände richtig voll machen. Dieses Maß ist als Orientierung gedacht – Sie können es an Ihre individuellen Bedürfnisse anpassen.

Säfte als komplette Mahlzeit

Die Rezepte sind so konzipiert, dass sie für eine Detox, Baby!-Mahlzeit für eine Person ausreichen. Denken Sie daran: Nehmen Sie sich Zeit und trinken Sie langsam, Schluck für Schluck, so werden Sie hinterher satt und zufrieden sein.

Wasser dazu
Aus mehreren Gründen geben wir bei der Zubereitung der Säfte Wasser dazu: Um den intensiven Geschmack von purem Saft etwas zu mildern und die Konsistenz flüssiger zu machen. Weil wir beim Fasten viel besser schmecken, sind die Säfte so angenehmer zu trinken. Außerdem lassen sich die Zutaten unter Zugabe von Wasser besser verarbeiten. Sie holen im Entsafter mehr aus den Zutaten heraus, wenn Sie immer mal etwas Wasser mit in den Einfüllstutzen geben, auch der Mixer läuft leichter an und das Püree lässt sich besser auspressen. Damit Sie – Ihrem Geschmack und der Zubereitungsart entsprechend – die Menge Wasser anpassen können, stehen keine Mengenangaben bei den Rezepten. Das Maß, mit dem ich gearbeitet habe, ist ungefähr 100–300 ml. Damit ergibt sich meist eine Saftmenge von insgesamt 500–600 ml. Wenn Sie es noch leichter mögen, können Sie auch noch etwas mehr Wasser verwenden.

Was tun mit dem Trester?
Der Trester, der beim Entsaften übrig bleibt, hat nur noch wenig Geschmack, enthält aber viele Ballaststoffe. Tut es Ihnen leid um den wertvollen Pressrückstand, so können Sie ihn einfrieren für die Zeit nach dem Fasten und damit zum Beispiel Saucen oder Gemüsesuppen ergänzen. Sie können daraus auch rohköstliche Cracker → Seite 90 herstellen oder ihn für das Zubereiten von rohen Kuchenteigen verwenden (Rezepte finden Sie auch in meinen Büchern „Rohköstliches" und „Meine liebsten Wildpflanzen –

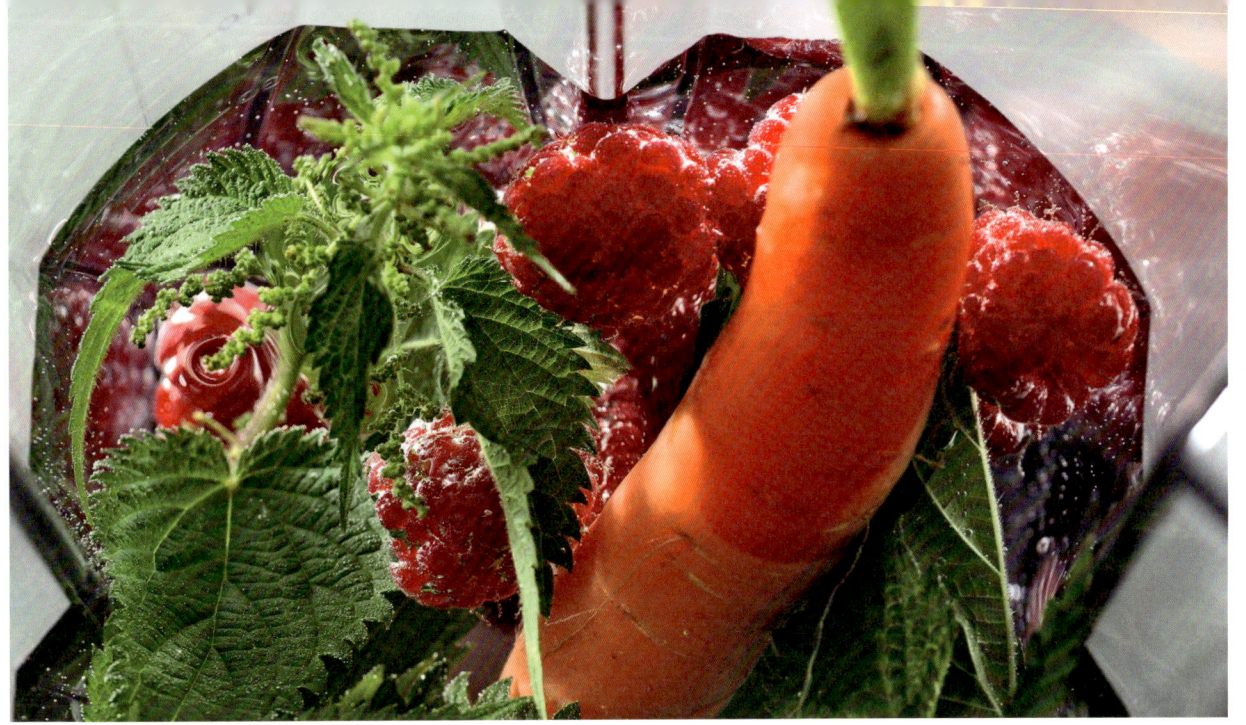

Zusammen mit Wasser wird aus Gemüse, Obst und Wildpflanzen Saft, Limonade oder leckeres Wasser.

rohköstlich"). Wollen Sie keine zusätzliche Arbeit damit haben, dann werfen Sie ihn getrost auf den Kompost, er ergibt wunderbare Gartenerde.

Welcher Saft darf es sein?
Für den Start der Kur verwenden wir an Tag 1 zur Mittagszeit immer den Sauerkrautsaft → Rezept Seite 65, weil er abführend wirkt. Für den weiteren Verlauf wählen Sie je einen Saft aus den nachfolgenden Rezepten für Mittag und Abend. Alle, die einen etwas empfindlichen Magen haben, können für den Abend einen eher milden Saft wählen – diese sind gekennzeichnet mit A für Abend. Die Säfte ohne Kennzeichnung wirken meist stärker auf Verdauung und Stoffwechsel oder enthalten mehr Säure oder andere Stoffe, die einen empfindlichen Magen reizen könnten. Wenn Sie keine derartigen Probleme haben, wählen Sie Ihren Saft nach Belieben.

Wollen Sie einen Saft suchen, der bestimmte Zutaten enthält, dann können Sie im Register → Seite 160 oder in der Tabelle mit Wildpflanzen → Seite 158 Verweise zu Rezepten und Erklärungen finden. Die Seitenzahlen für Rezepte sind dort fett markiert.

Verwendete Symbole in den Rezepten
Die Säfte sind grob eingeteilt nach Jahreszeiten, damit Sie sich orientieren können, welche Wildpflanze gerade gut zu finden ist und welches Obst Saison hat.

Dabei stehen folgende Buchstaben für die Jahreszeiten:

H Herbst   **W** Winter   **F** Frühjahr
S Sommer   **GJ** ganzjährig

Weiteres Symbol:

A Saft ist besonders für den Abend geeignet, da er mild ist.

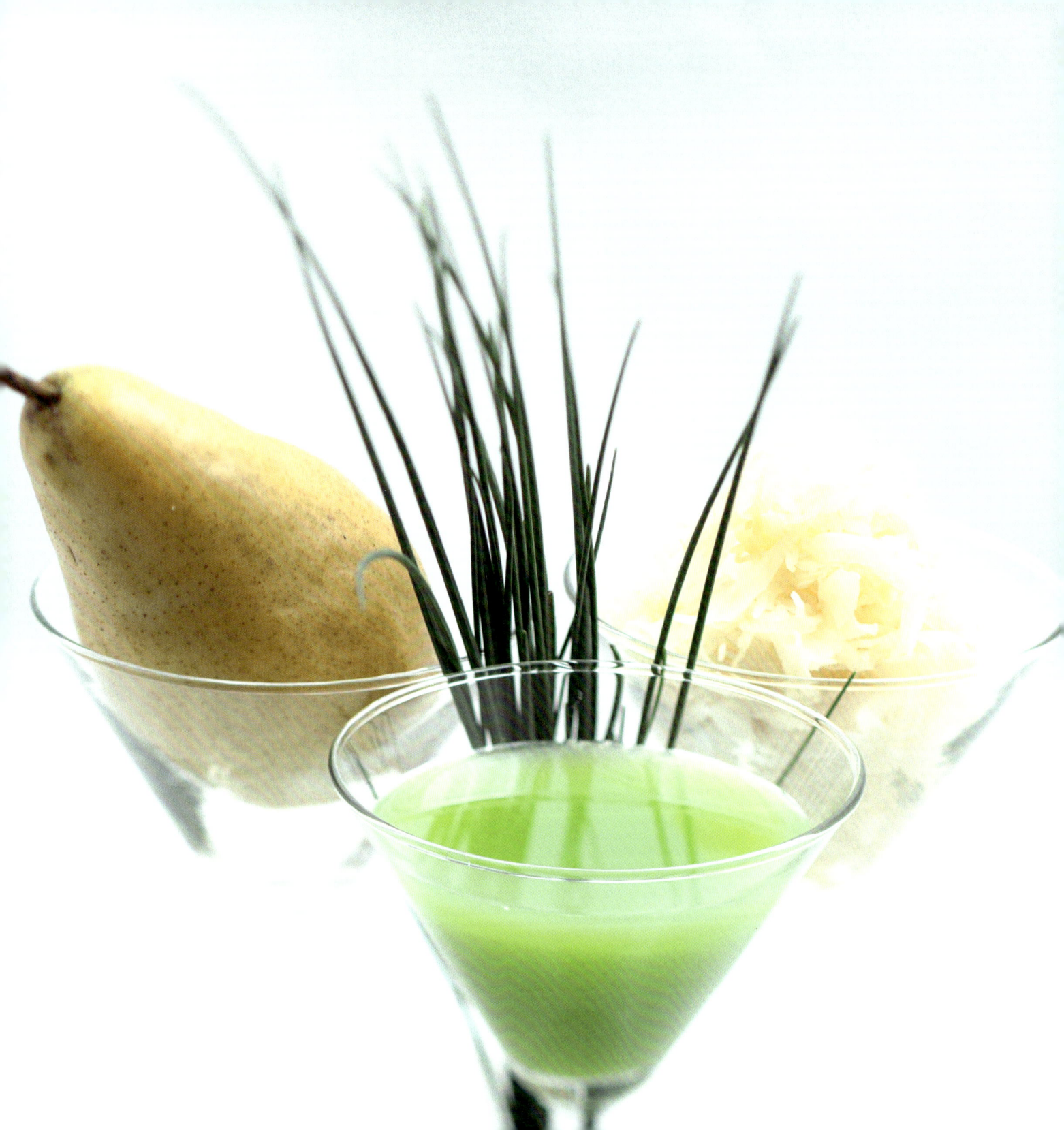

Sauerkraut | Birne | Weinbergs-Lauch

Grundreinigend. Dieser Saft ist das Geheimnis für den Einstieg in die Saftfastenkur. Jedes Mal, wenn Sie Detox, Baby! starten, steht er an erster Stelle und wird dann mittags getrunken.

- 150 g frisches Sauerkraut
- 2 Birnen
- ½ Bund (entspricht ca. 2 Handvoll) Weinbergs-Lauch oder Varianten
- Wasser

Die Birnen von Stiel und Blütenansatz befreien und vierteln; den Weinbergs-Lauch bei Bedarf in Stücke schneiden (besonders bei Verwendung eines Entsafters, damit dieser nicht verstopft). Alle Zutaten mit Mixer und Nussmilchbeutel oder im Entsafter zu Saft verarbeiten ➜ wie ab Seite 25 beschrieben.

Varianten

Vom Herbst bis ins Frühjahr ist Weinbergs-Lauch die beste Variante, im Frühjahr kann Bärlauch verwendet werden und im Sommer tut es zur Not auch etwas Schnittlauch in Kombination mit einer Handvoll anderer, wirklich wilder Pflanzen, wie Giersch, Vogelmiere oder Schafgarbe ➜ ab Seite 38.

Während der kurzen Zeit im Sommer, in der es keine heimischen Birnen auf dem Markt gibt, können Sie ca. 250 g süße Aprikosen oder auch Fruchtfleisch von Melonen oder ein anderes mildes Obst an deren Stelle verwenden.

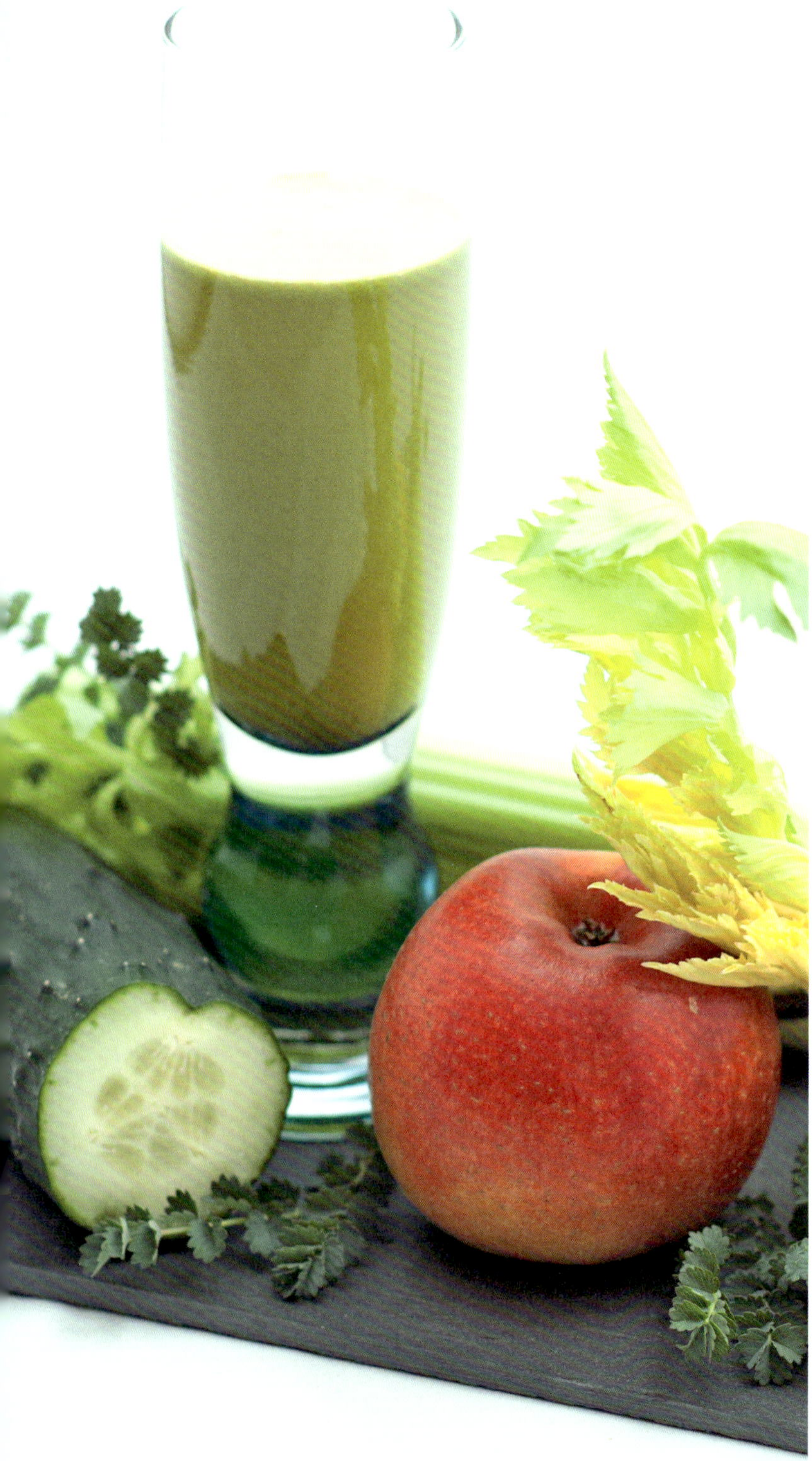

Apfel | Quitte | Gurke | Staudensellerie | Kleiner Wiesenknopf

Süßsauer lecker. Der Kleine Wiesenknopf mit leicht nussigem Geschmack verbindet die Süße des Apfels mit der Säure der Quitte, dem Erfrischenden der Gurke und der Würze des Staudenselleries zu etwas Neuem.

- 1 Apfel
- ½ Quitte
- ½ Landgurke
- 2 Stangen Staudensellerie
- 2 Handvoll Blätter vom Kleinen Wiesenknopf
- Wasser

Apfel und Quitte vom Kernhaus befreien und in Stücke schneiden. Gurke und Staudensellerie so weit zerkleinern, dass sie sich gut verarbeiten lassen und alle Zutaten mit Wasser nach Bedarf entsaften.

Im Mixer geht alles ganz schnell. Für den Entsafter Sellerie und Kräuter kleiner schneiden, damit die Fasern gut durchgehen. Den Kleinen Wiesenknopf zweimal durch den Entsafter lassen oder etwas mehr davon verwenden.

Varianten

Anstelle vom Kleinen Wiesenknopf, der auch Pimpinelle genannt wird, können Sie auch Kriechendes Fingerkraut oder Blutwurz verwenden.

Ananas | Kokosnuss | Maracuja | Palmkohl oder Brokkoli

Unerwartet gut. Sollten Sie im Winter keine Wildpflanzen finden, verwenden Sie Palmkohl. Er ist der Urvater des Grünkohls, aber wesentlich milder im Geschmack und für Säfte die beste Variante unter den Kohlarten. Brokkoli schmeckt intensiver, geht aber zur Not auch.

- ¼ Ananas, reif geerntet
- Saft einer jungen Kokosnuss (Pagode)
- 3 Maracujas (rote Passionsfrüchte)
- 100 g Palmkohl oder grüne Röschen vom Brokkoli
- Wasser

Die Ananasschale dünn abschneiden und das Fruchtfleisch würfeln. Vom Palmkohl die starken Mittelrippen entfernen oder vom Brokkoli Röschen abschneiden. Diese Zutaten entsaften, dabei statt Wasser Kokoswasser dazugeben. Wer Palmkohl verwendet, kann den Entsafter nutzen, wer nur Brokkoli zur Verfügung hat, ist mit Mixer und Nussmilchbeutel besser dran, weil so die Nährstoffe aus dem Brokkoli besser aufgeschlossen werden können.

Die Maracujas halbieren, Fruchtfleisch und Kerne in ein Sieb kratzen und mit dem Löffel die Flüssigkeit durchstreichen, auffangen und zum Saft geben. Mit Kokoswasser oder Wasser nach Geschmack ergänzen.

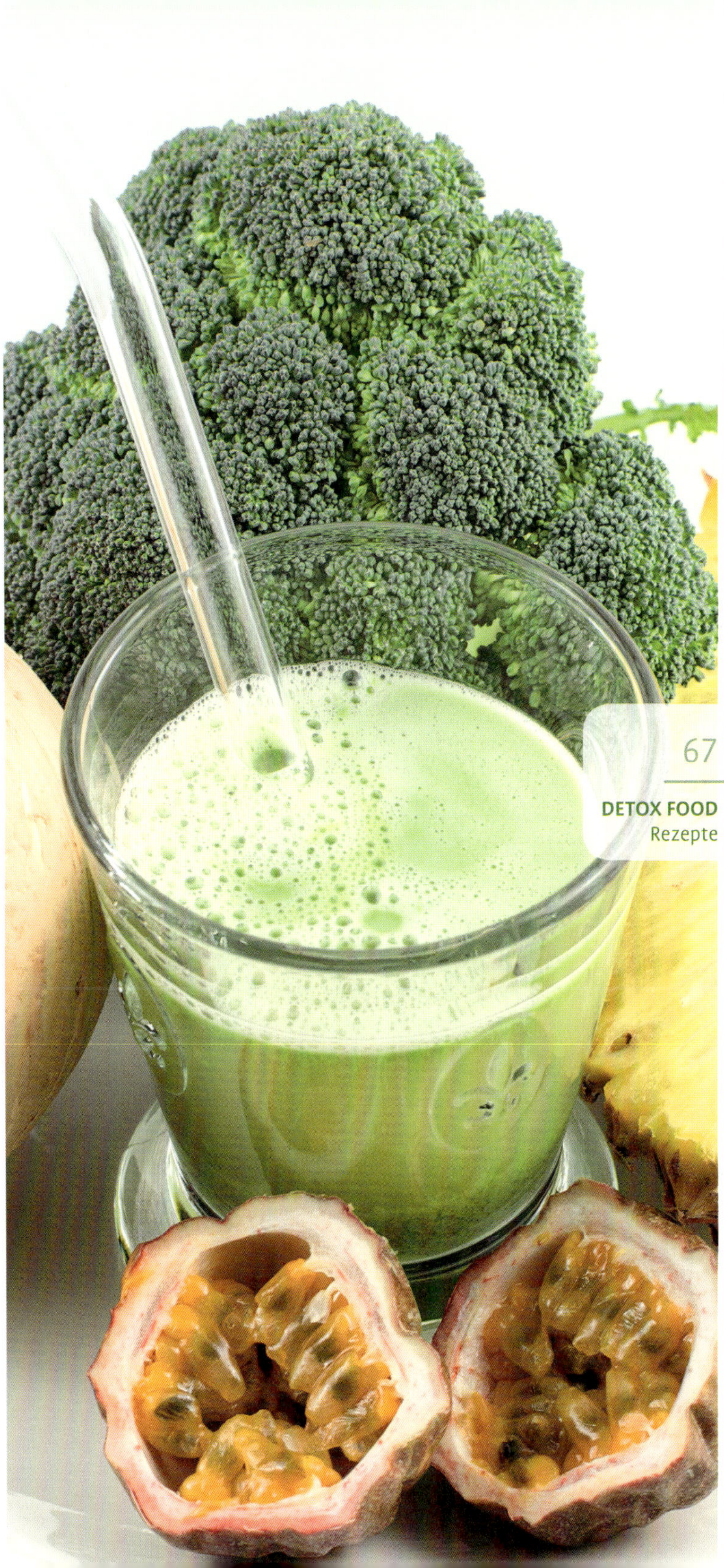

DETOX FOOD
Rezepte

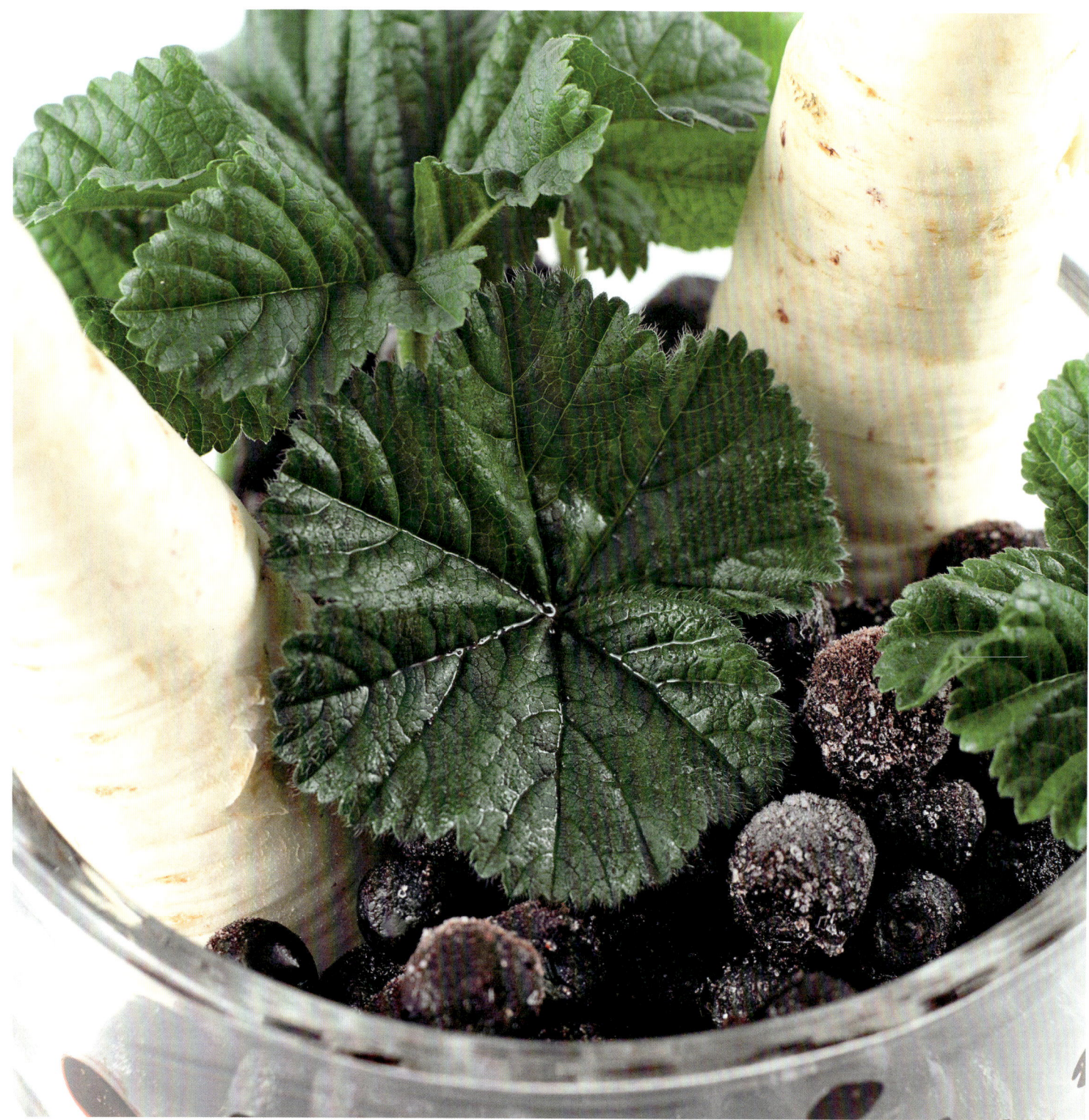

Heidelbeere | Petersilienwurzel | Apfel | Malve

Petersiliensüß. Ein typischer Wintersaft: Petersilienwurzel bringt mit ihrer speziellen Würze Abwechslung ins Sortiment der Wintergemüse. Heidelbeeren runden den Geschmack harmonisch ab, unterstützt vom Apfel mit seiner Süße sowie milden Malvenblättern.

- 150 g Heidelbeeren, tiefgefroren
- 1–2 Petersilienwurzeln, ca. 150 g
- 1 Apfel
- 3 Handvoll frische oder 1 Handvoll getrocknete Malvenblätter
- Wasser

Die Petersilienwurzel putzen und den Apfel vom Kernhaus befreien. Beides in grobe Stücke schneiden und zusammen mit den Heidelbeeren, Malvenblättern und Wasser im Mixer pürieren. Dann den Saft durch einen Nussmilchbeutel auspressen. Wenn Sie frische Zutaten verwenden, können Sie auch den Entsafter nutzen; mit den getrockneten Malvenblättern ist der Mixer effektiver, weil er sie besser zerkleinert.

Heimische Heidelbeeren sind nur kurz und nicht überall zu sammeln. Tiefgefroren sind sie das ganze Jahr über erhältlich und damit ein Beispiel dafür, dass sich ausnahmsweise auch Tiefkühlfrüchte für die Säfte eignen – in Bioqualität, versteht sich.

Varianten

Petersilien- und Pastinakenwurzel sind sich sehr ähnlich, aber die Pastinakenwurzel schmeckt noch viel intensiver, Anfänger sollten sie also lieber nicht verwechseln – Pastinakenwurzelfans aber gerne.

Statt Heidelbeeren schmeckt auch Mango ganz hervorragend in der Mischung.

Orange | Cranberry | Löwenzahnblätter

Bittersüß. Ich verspreche: Wer Orangenmarmelade mag oder die zarte Bitternote von Orangenzesten in Schokolade, wird diesen Saft mit seinen Bitterstoffen lieben ➜ Foto Seite 156.

- 3 Orangen, am besten Halbblutorangen
- 2 Handvoll Cranberrys
- 2 Handvoll Löwenzahnblätter
- 1 TL gemahlener Zimt
- Wasser

Die Orangen schälen und in Segmente teilen oder in Stücke schneiden. Alle Zutaten gemeinsam entsaften. Wenn Sie mit dem Mixer arbeiten, geben Sie den Zimt zusammen mit den anderen Zutaten hinein, hier können Sie alternativ auch ein Drittel einer Zimtstange verwenden. Bei der Zubereitung im Entsafter lassen Sie den Löwenzahn zweimal durch und rühren den Zimt ins fertige Getränk oder geben Zimt und Saft nochmal in einen Shaker.

Varianten

Wenn Sie nirgends Löwenzahn finden, können Sie einfach mehr Cranberrys und dazu die grünen Blätter vom Endivien- oder Friséesalat oder Radicchioblätter verwenden – achten Sie darauf, dass Letztere bitter sind.

Rote Bete | Apfel | Staudensellerie | Behaartes Schaumkraut

Tiefrot erdig. Der Wintersaft, der immer geht und dazu lecker schmeckt, weil die Apfelsüße dem Schaumkraut die Schärfe nimmt und der Rote Bete die Wucht ➜ Foto Seite 49.

- 1 Rote Bete
- 2 Äpfel
- 2 Stangen Staudensellerie
- 2 Handvoll Behaartes Schaumkraut (ganze Pflanze)
- Wasser

Die Rote Bete und Äpfel in Stücke schneiden. Alle Zutaten gemeinsam im Entsafter oder mit Mixer und Nussmilchbeutel verarbeiten. Wenn Sie mit dem Entsafter arbeiten, schneiden Sie die Selleriestangen und das Schaumkraut kleiner.

Varianten

Anstelle des Behaarten Schaumkrauts können Sie ebenso Wiesen-Schaumkraut oder Bitteres Schaumkraut verwenden, davon jeweils nur eine Handvoll.

Selleriewurzel | Orange | Brunnenkresse

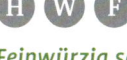

Feinwürzig scharf. Dieser Saft ist ein echter Rachenputzer, der dennoch ganz fein schmeckt. Alle Zutaten vereinen sich so, dass ihn auch Menschen genießen können, die dem Sellerie nicht so zugeneigt sind.

- 100 g geputzte Selleriewurzel
- 2 süße Orangen, auch Halbblut- oder Blutorangen, wenn sie süß genug sind
- 2 Handvoll Brunnenkresse
- Wasser

Die Orangen schälen und wie auch den Sellerie in Stücke schneiden. Dann entweder im Entsafter (in diesem Fall Brunnenkresse vorher klein schneiden) oder mit Mixer und Nussmilchbeutel verarbeiten.

Varianten

Brunnenkresse bekommen Sie auf dem Markt zu kaufen. Ersatzweise können Sie – solange es nicht sehr kalt ist und im Frühjahr – das Bittere Schaumkraut verwenden. Viele verwechseln es mit Brunnenkresse, im Gegensatz zu dieser wächst es aber am Bachrand und nicht im Wasser. Eventuell ist es etwas schärfer, dann verwenden Sie weniger davon.

Im Winter finden Sie auch die grundständigen Blätter des Wiesen-Schaumkrauts überall, sie sind so scharf, dass Sie auch hiervon weniger brauchen.

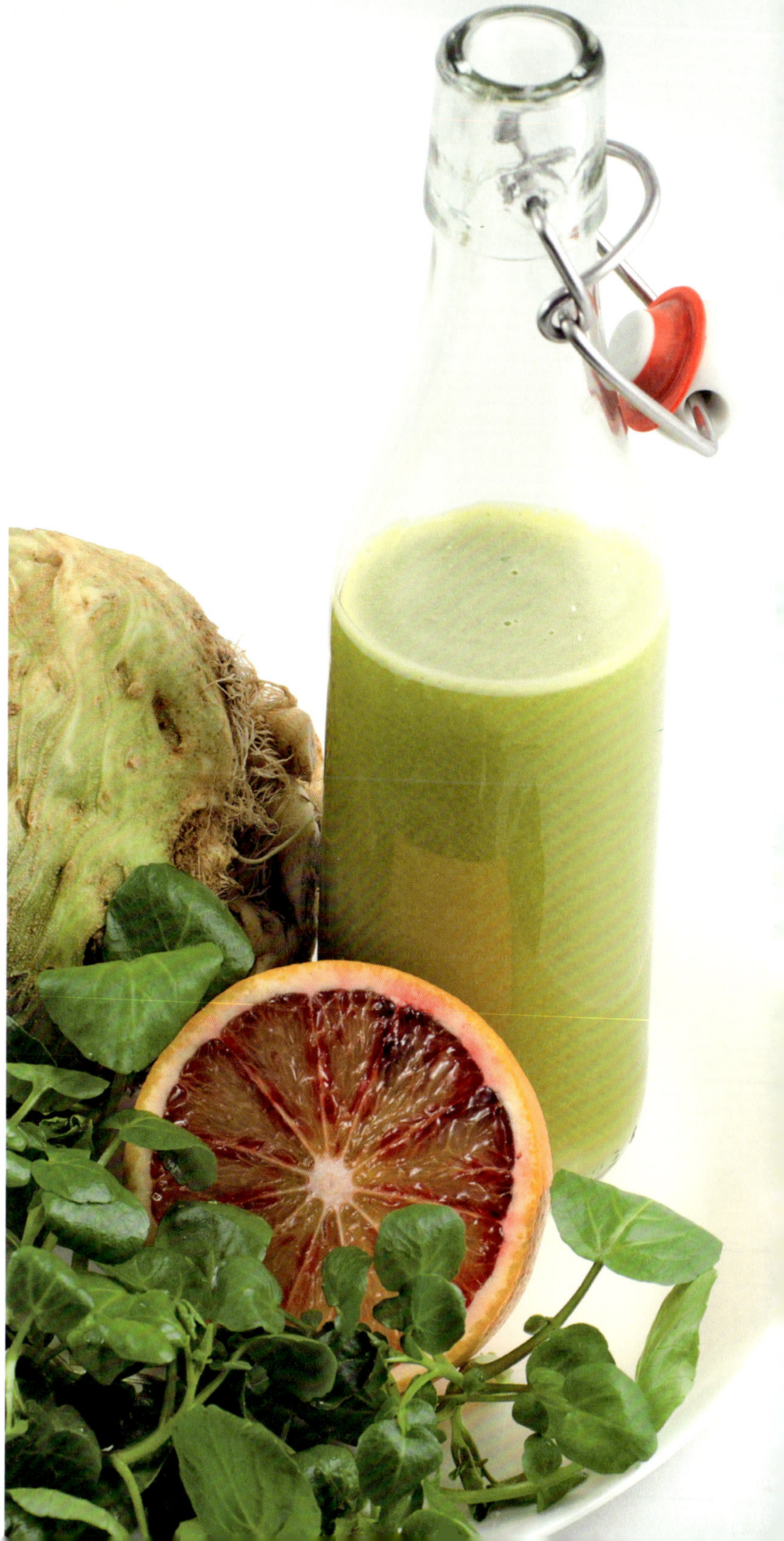

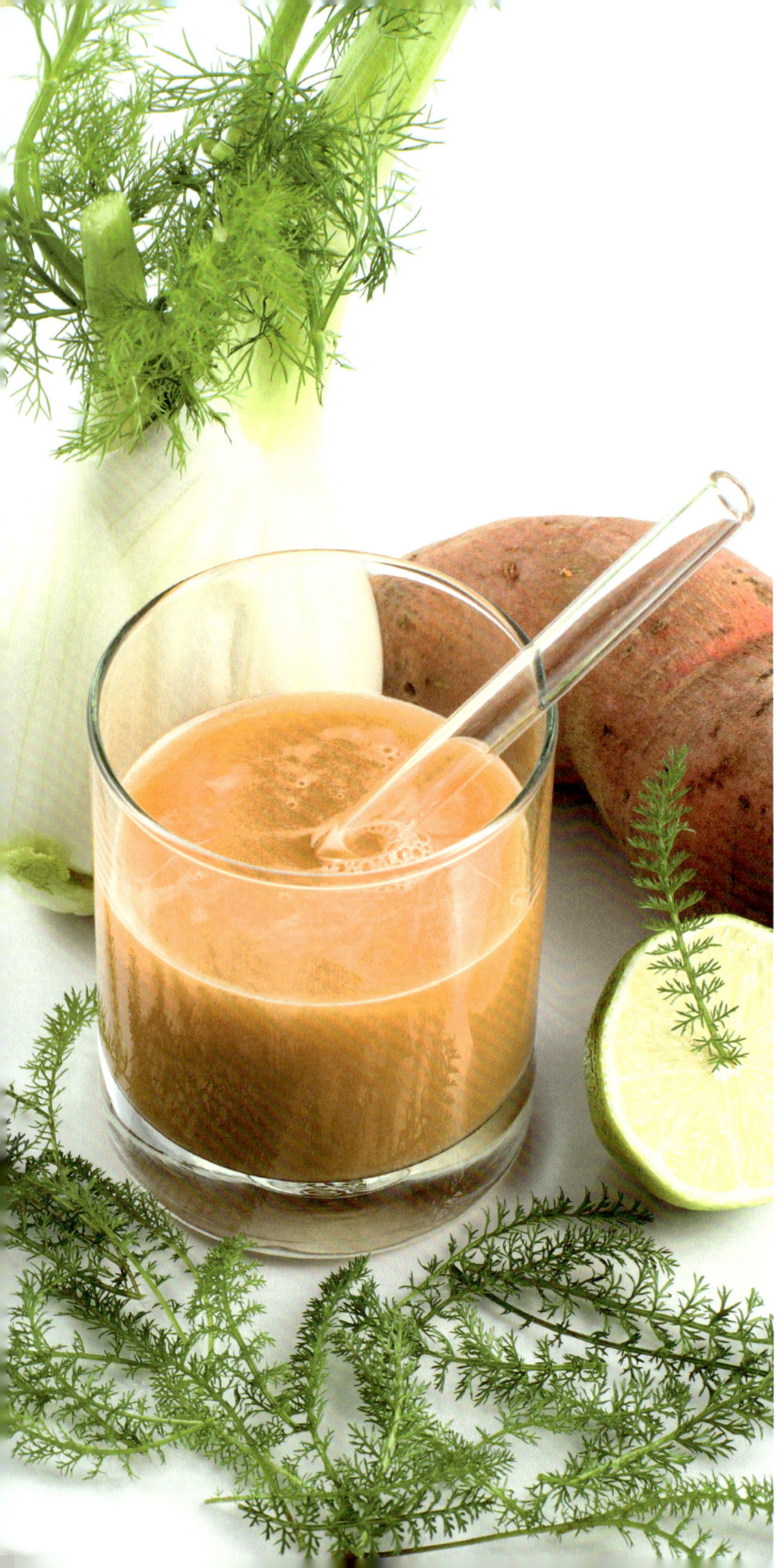

Süßkartoffel | Fenchel | Hagebutte | Schafgarbe

Limettensüß stärkereich. Sie werden überrascht sein, wie angenehm dieser Saft schmeckt. Kein Geschmack sticht hervor, alles verbindet sich zu einem feinsäuerlichen erfrischenden Genuss.

- 150 g geschälte Süßkartoffel
- 150 g von einer Fenchelknolle
- 3 EL frisches oder tiefgefrorenes Hagebuttenmark
- 2 Handvoll junge Schafgarbenblättchen
- Saft und Schale von ½ Limette
- Wasser

Die Süßkartoffel und den Fenchel würfeln und zusammen mit den anderen Zutaten entsaften. Wenn Sie den Entsafter verwenden, geben Sie das Hagebuttenmark und die in kleinere Stücke geschnittenen Schafgarbenblätter zusammen hinein, etwas Wasser dazu und lassen beides mehrmals durchlaufen. Mit Mixer und Nussmilchbeutel geht es schneller. Achten Sie beim Hagebuttenmark darauf, dass es keine Konservierungsstoffe enthält. Am besten Sie sammeln die Hagebutten selbst und pressen das Mark heraus, das geht ganz leicht, wenn die Früchte reif sind.

Variante

Statt Hagebuttenmark könnten Sie auch ½ TL Camu Camu-Pulver verwenden. Camu Camu gilt als vitamin-C-reichste Frucht der Welt.

Clementine | Postelein | Wald-Erdbeer-Blätter

Posteleinseidig vanillezart. Säuerlicher Geschmack braucht immer einen Gegenspieler – das ist hier die Vanille. Postelein liefert viel Chlorophyll und die Erdbeerblätter sorgen am Rande für rosige Noten.

- 4 große oder 6 kleine Clementinen
- 3 Handvoll Postelein
- 2 Handvoll Blätter von der Wald-Erdbeere
- 2 cm von einer Vanilleschote
- Wasser

Clementinen schälen und wenn Sie mit dem Mixer arbeiten, entfernen Sie vorher die Kerne, falls vorhanden. Zusammen mit den anderen Zutaten zu Saft verarbeiten. Wenn Sie den Entsafter nehmen, dann kratzen Sie das Mark aus der Vanilleschote und rühren es in den fertigen Saft, im Mixer verwenden Sie das Stück Vanilleschote ganz. Im Mixer verarbeitet und anschließend passiert ist der Saft sehr cremig, im Entsafter wird er dünnflüssiger.

Varianten

Empfindlichen Mägen kann die Säure der Clementinen vielleicht zu viel werden, dann kann es hilfreich sein, ½ TL Chlorellapulver einzurühren.

Postelein können Sie wild sammeln oder von Herbst bis Frühjahr auf dem Markt oder im Bioladen kaufen.

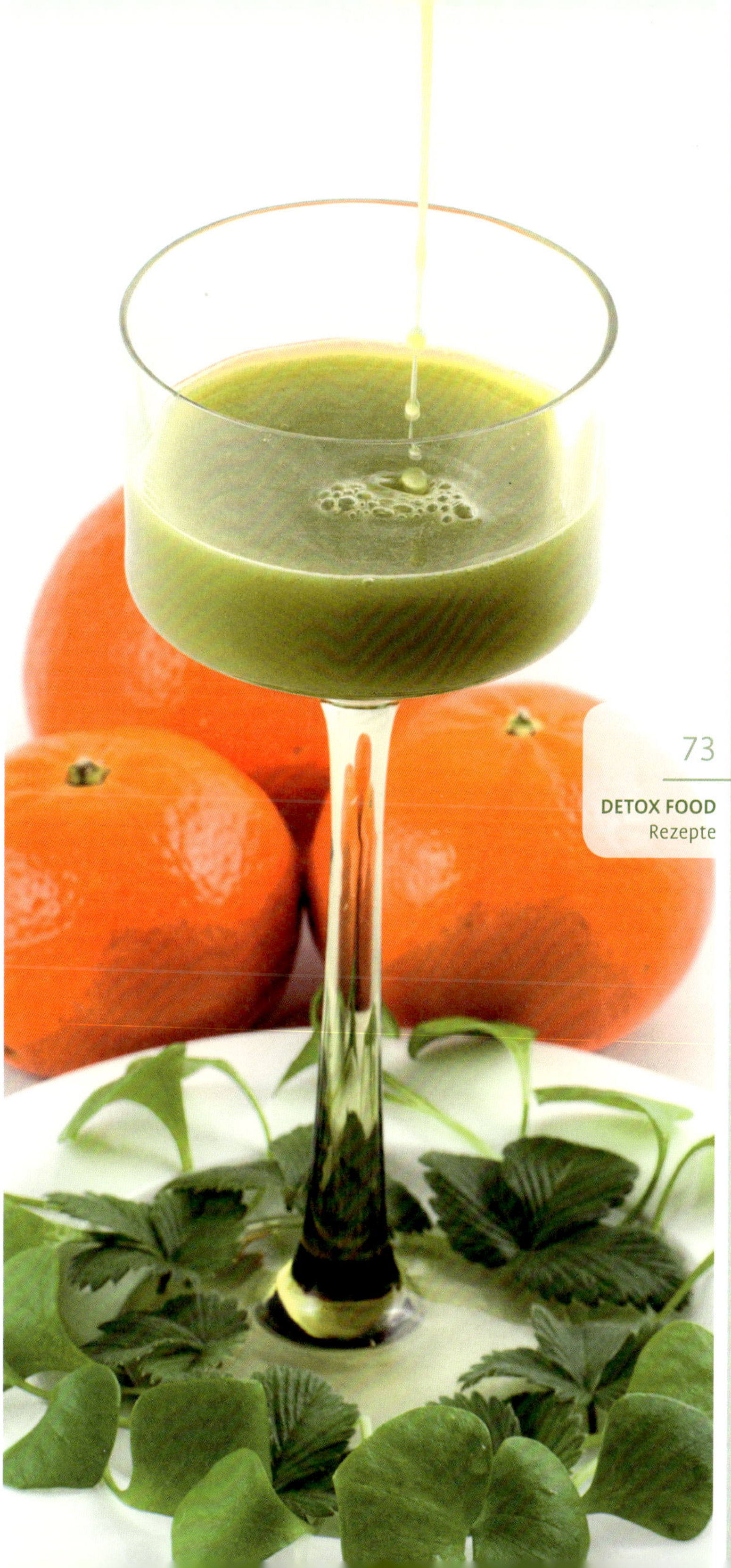

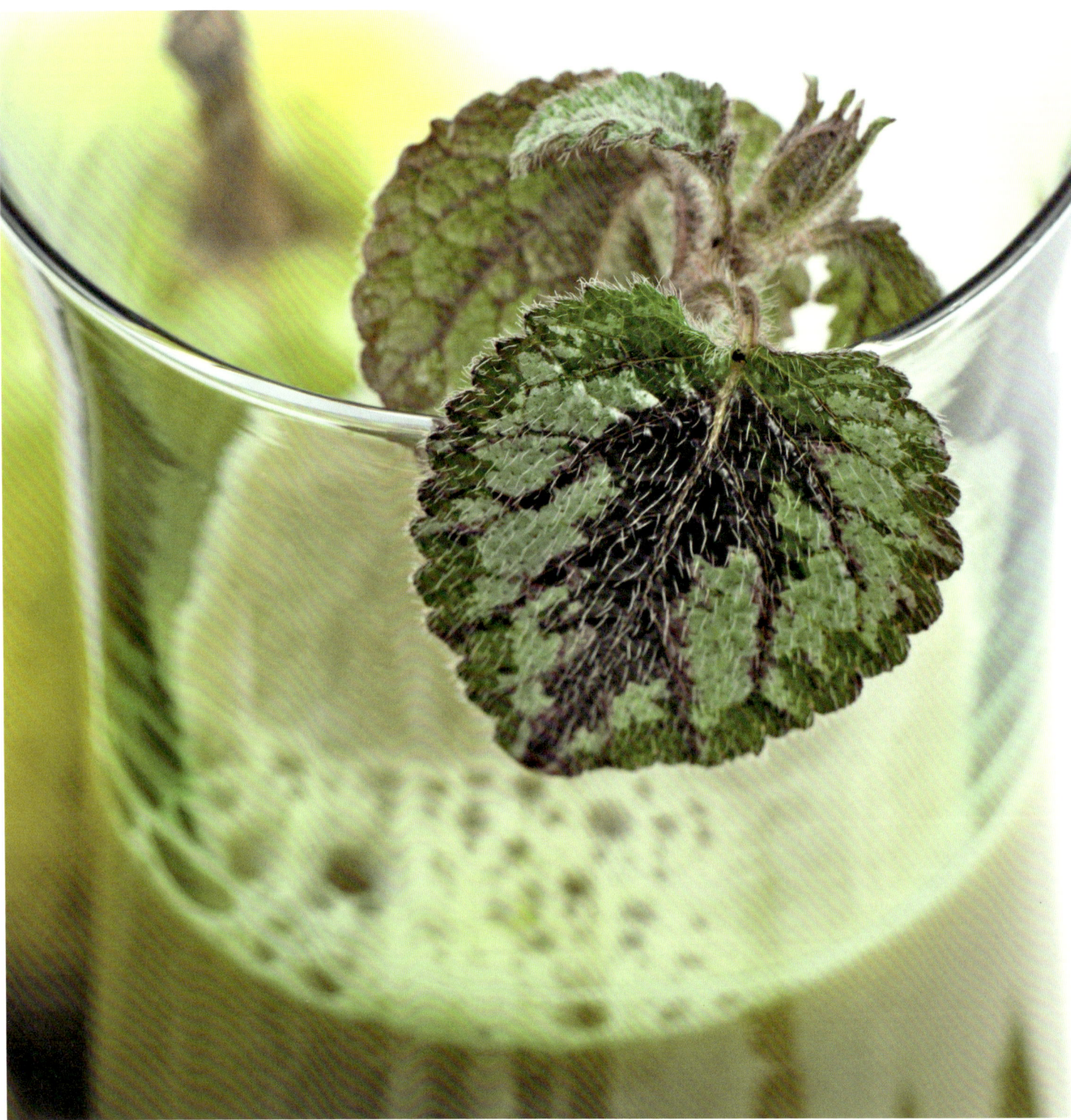

Birne | Tamarinde | Goldnessel

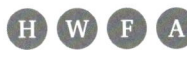

Birnengrün frisch. Birnensaft ist sanft und wohlschmeckend, die Tamarindenfrüchte und die Goldnessel liefern den Pep, der die Wintermüdigkeit vertreibt, und viele wertvolle Inhaltsstoffe. So kommen Sie genussvoll vom Herbst bis ins Frühjahr.

- 2 saftige reife Birnen
- 3–6 saure Tamarindenhülsen, insgesamt ca. 20 Fruchtsegmente
- 2 Handvoll Blätter oder/und junge Triebspitzen von der Goldnessel
- Wasser

Entfernen Sie Stiel und Kernhaus aus den Birnen und schneiden Sie sie in grobe Stücke. Entfernen Sie die äußere feste, aber leicht aufzubrechende Schale der Tamarindenhülsen und die groben Fasern, so kommen Sie an das Fruchtmark, aus dem Sie noch die harten braunen Kerne auslösen müssen. Seien Sie dabei genau, die Kerne sind so hart, dass Sie an Mixer oder Entsafter Schäden hinterlassen könnten. Anschließend geben Sie alle Zutaten in den Mixer, Wasser dazu und pürieren alles fein. Filtern Sie das Püree durch den Nussmilchbeutel.

Diesen Saft können Sie auch ebenso gut mit dem Entsafter zubereiten, das trockene Fruchtfleisch aus den Tamarindenschoten weichen Sie dazu 2 Stunden ein und geben es mit dem Einweichwasser in den Entsafter.

Variante

Vielleicht möchten Sie noch eine erdige Komponente hinzufügen, dann könnten Sie noch ¼ Rote Bete mit entsaften. Das hilft auch immer, wenn Ihnen die Farbe eines Saftes nicht so gut gefällt.

Kiwi | Grapefruit | Feldsalat

Bittersüß cremig. Wussten Sie, dass der Feldsalat auch wild wächst? Er gehört zu unseren heimischen Wildpflanzen und wird viel zu oft übersehen. So lange es nicht zu frostig ist, ist er auch im Winter zu finden, erst im Frühjahr nach der Blüte verschwindet er wieder
→ Foto Seite 3.

- 4 Kiwis, grün oder gelb
- ½ Grapefruit, weiß oder rosé
- 1 Trockenfeige, für 3 Stunden in Wasser eingeweicht
- 3 Handvoll Feldsalat
- Wasser

Die Kiwis schälen und vierteln, die Grapefruit schälen und in einzelne Segmente teilen. Die eingeweichte Trockenfeige vom Stielansatz befreien, den Feldsalat waschen und von grobem Schmutz befreien und dann alles zusammen mit Wasser entsaften. Wenn Sie den Entsafter zur Zubereitung wählen, dann lassen Sie den Trester von Feldsalat und Feige mehrmals durchlaufen und geben Sie immer ein wenig Wasser dazu, damit die Inhaltsstoffe gut freigesetzt werden.

Varianten

Wenn Sie keinen wilden Feldsalat finden, können Sie auch gekauften verwenden. Kaufen Sie möglichst frisch geernteten, nicht den abgepackten.

Wenn Sie den Saft lieber süßer mögen, geben Sie noch einen Apfel dazu.

Apfel | Artischocke | Nelkenwurz

Erfrischend und ein Hauch bitter. Das ist einer meiner liebsten Säfte, weil ich die bittersüße Kombination so gerne mag. Wenn Sie erst einmal ein paar Tage mit Säften gefastet haben, wird der Saft vermutlich auch Ihnen schmecken, weil der Körper gelernt hat, zu mögen, was er braucht → Foto Seite 9.

- 2 große Äpfel
- 1 kleine oder ½ mittelgroße Artischocke
- ½ Zitrone mit Schale, aber ohne Kerne
- 2 Handvoll Blätter von der Nelkenwurz
- Wasser

Die Äpfel vom Kernhaus befreien und in grobe Stücke schneiden. Von der Artischocke den Stiel und die äußeren Blätter entfernen. Die obere Hälfte der Artischocke abschneiden und sie dann halbieren. Dann das Stroh auf dem Blütenboden herauskratzen. Die so vorbereitete Artischocke in grobe Stücke schneiden und zusammen mit den restlichen Zutaten im Mixer pürieren, dann den Saft durch einen Nussmilchbeutel auspressen.

Variante

Wenn Sie es gerne bitter mögen, können Sie auch den Stiel der Artischocke schälen und mit entsaften. Manchmal sind die Stiele auch nicht bitter, dann wäre er auf jeden Fall zu schade zum Wegwerfen.

Granatapfel | Karotte | Lindenknospen

Zartschmelzend. Zartrosa leuchtet dieser Saft und der Geschmack passt dazu. Er ist besonders mild und verwöhnt Gaumen und Verdauungssystem.

- 1 reifer Granatapfel
- 250 g Karotten
- 1 EL Lindenknospen, alternativ Malvenblätter
- Wasser

Den Granatapfel vierteln und die Kerne vorsichtig auslösen. Die Karotten putzen. Granatapfelkerne und Karotten zusammen entsaften, dabei nach Bedarf etwas Wasser zugeben. Die Lindenknospen mit ca. 100–150 ml Wasser im Mixer oder mit dem Pürierstab ganz fein mixen, nur so lösen sich die Pflanzenschleime wirklich gut. Dann zügig das entstandene Püree durch einen Nussmilchbeutel pressen. Die gewonnene schleimige Flüssigkeit mit dem Saft nochmal im Mixer oder mit dem Pürierstab kurz verrühren.

Wenn Sie diesen Saft im Slow-Juicer zubereiten wollen, sollten Sie zu den Granatapfelkernen und Karotten mindestens 3 EL Lindenknospen in den Entsafter geben, denn ungemixt lösen sich viel weniger Schleimstoffe aus ihnen. Es empfiehlt sich, den Trester dann noch ein- oder zweimal durch den Entsafter zu lassen und während des Entsaftens immer wieder etwas Wasser nachzuschütten.

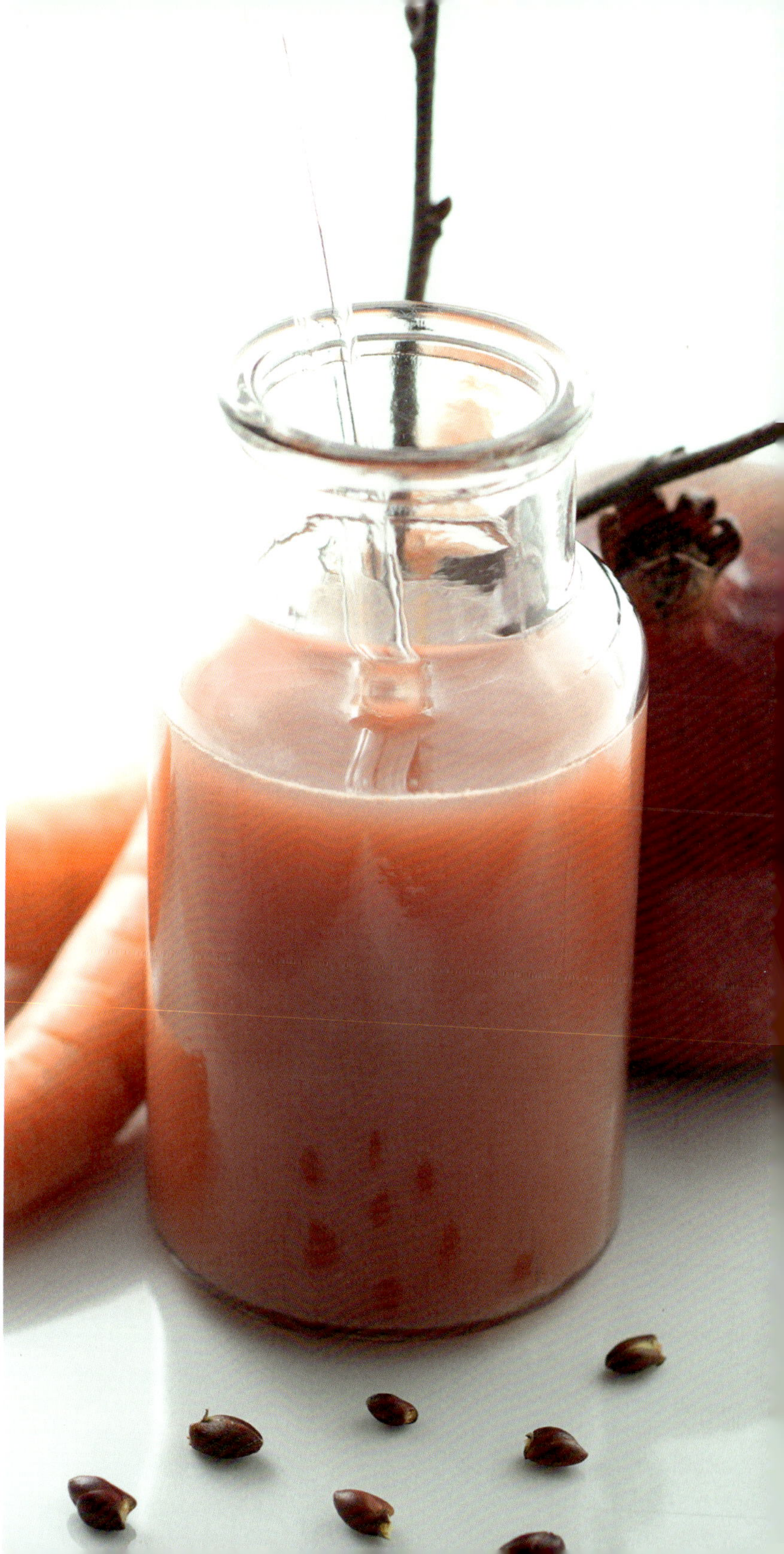

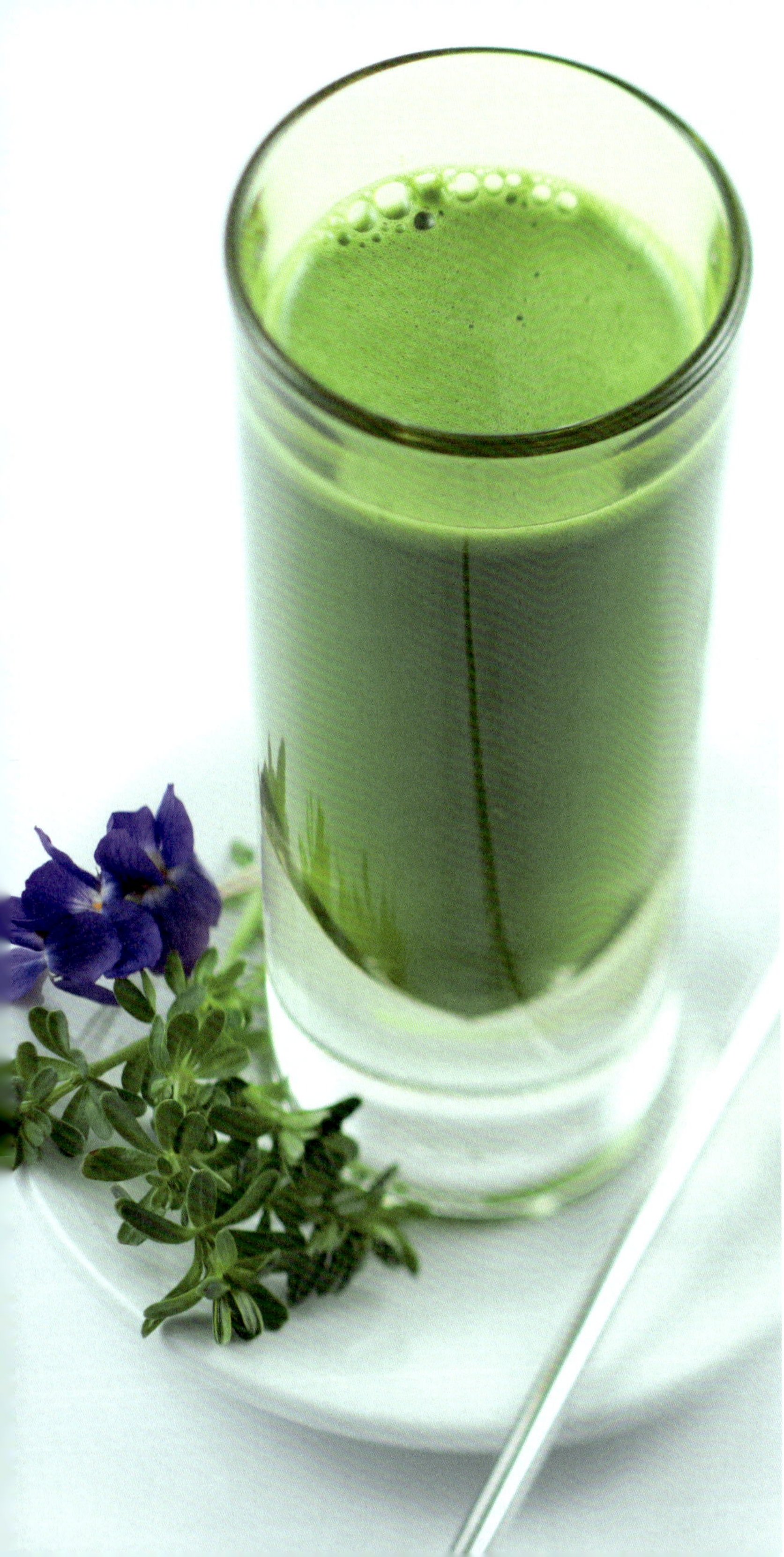

Apfel | Postelein | Wiesen-Labkraut | Veilchenblüten

Apfelgrün sanft. Ein Saft, der allen schmeckt, und der sehr mild und typisch für die Frühjahrszeit ist. Wenn Sie auf Veilchenblüten verzichten, können Sie ihn zubereiten, solange Sie Postelein bekommen, meist also von Herbst bis Frühjahr.

- 2 große oder 4 kleine Äpfel
- 2 Handvoll Postelein
- 2 Handvoll Triebspitzen vom jungen Wiesen-Labkraut
- 20 Veilchenblüten
- Wasser

Äpfel von Stiel und Kernhaus befreien und in Stücke geschnitten zusammen mit Kräutern, Blüten und Wasser entweder mit dem Mixer oder dem Entsafter entsaften. Hat das Wiesen-Labkraut härtere Stiele, schneiden Sie es lieber etwas klein, bevor Sie es in den Entsafter geben.

Varianten

Den Saft können Sie auch mit weniger Äpfeln zubereiten und mit etwas mehr Wasser verdünnen, dann ist er immer noch süß genug.

Wenn die Veilchenblüte schon vorbei ist, schmeckt er ebenso gut mit Veilchenblättern.

Paprika | Staudensellerie | Bärlauch | Kleiner Wiesenknopf

Süß-würzig. Das zeitige Frühjahr ist keine Paprika-Zeit? Stimmt, aber die Spitz-Paprika, die man im Frühjahr schon überall kaufen kann, schmecken in der Kombination mit Bärlauch unwiderstehlich und machen Sommer-Laune, da kann man mal eine Ausnahme machen.

- 3 rote Spitz-Paprika
- 5 Stangen Staudensellerie
- 1 Handvoll Bärlauchblätter
- ½ Handvoll Blätter vom Kleinen Wiesenknopf
- Wasser

Die Paprika von Stiel und Kernen befreien. Paprika und Selleriestangen in grobe Stücke schneiden. Gemeinsam mit den Kräutern und Wasser entsaften. Sie können sowohl den Mixer als auch den Entsafter nutzen, für die Verarbeitung im Entsafter sollten Sie aber vor allem die faserreichen Selleriestangen und Kräuter kleiner schneiden.

Varianten

Alternativen zum Bärlauch sind im Frühjahr der Dreikantige Lauch und der Seltsame Lauch, auch Wunder-Lauch genannt. Von allen drei Arten können Sie auch die Blüten verwenden. Im Herbst und Winter können Sie jungen Weinbergs-Lauch finden, dessen Brutzwiebeln im Sommer zusammen mit etwas Schnittlauch den Bärlauch ersetzen können.

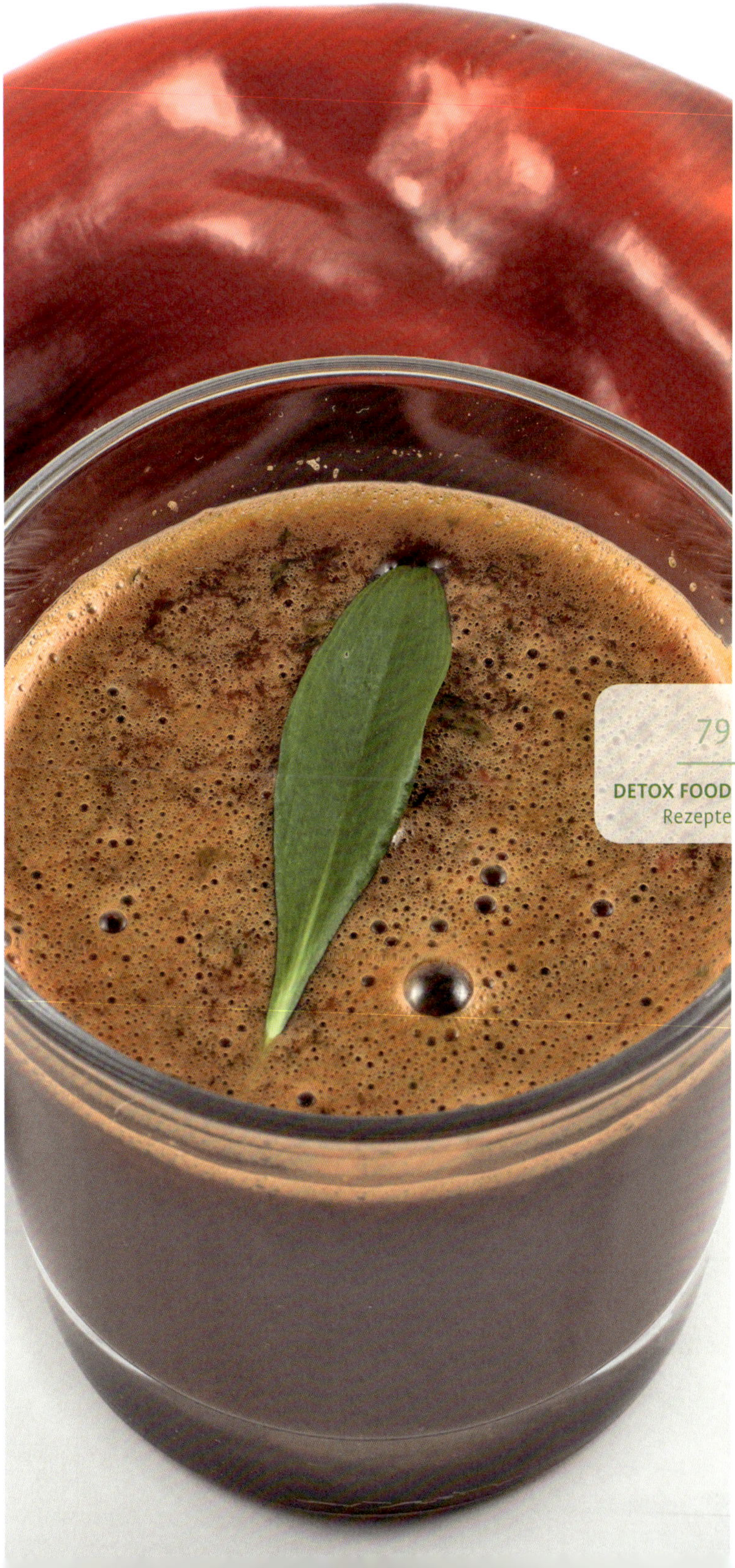

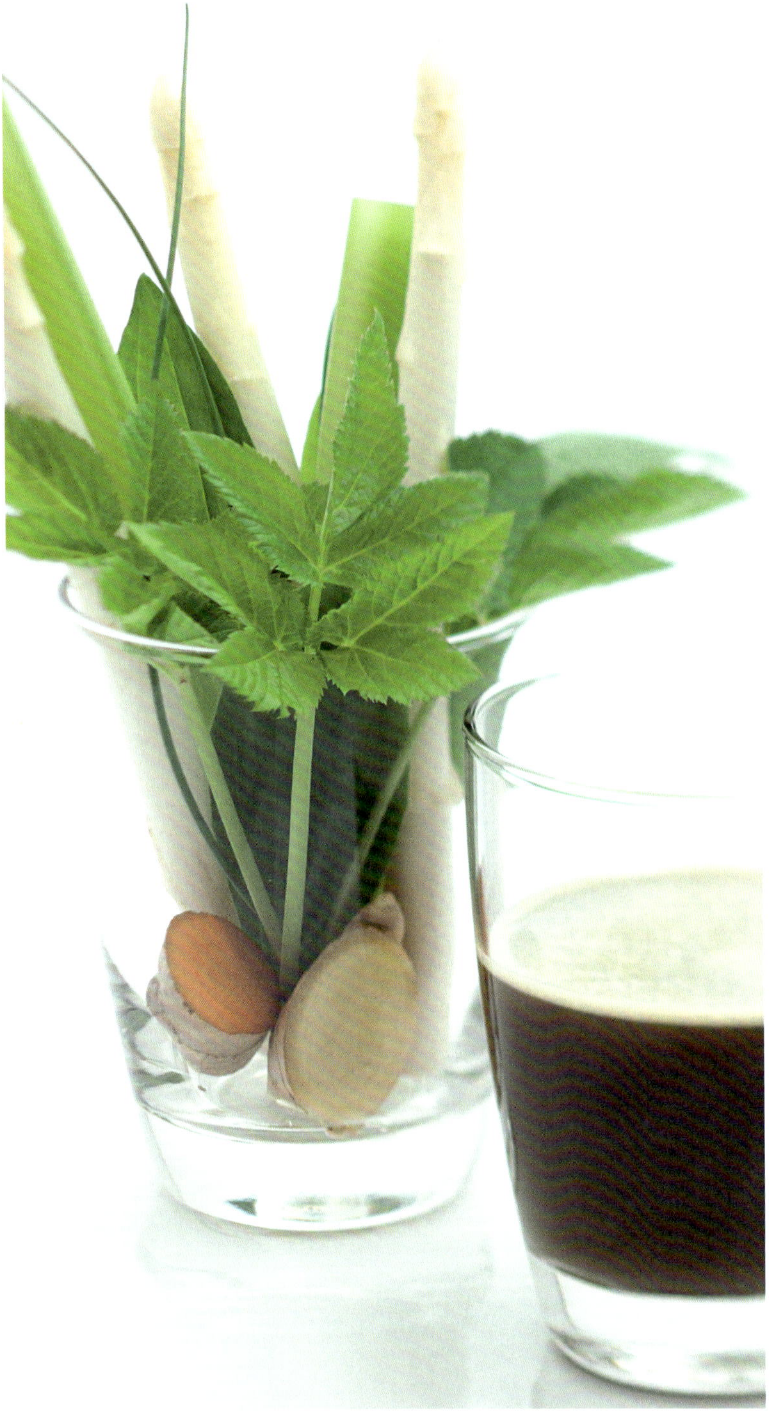

Weißer Spargel | Staudensellerie | Wegerich und Giersch

Spargelsuppenleicht. Spargel mit grünen Kräutern ergibt einen gehaltvollen und dennoch leichten Saft. Kein Saft für Anfänger, aber Fortgeschrittene und ans Saftfasten Gewöhnte werden ihn lieben. Auch wenn Sie beim Fasten das Gefühl haben, mal etwas Deftiges zu brauchen, sollten Sie ihn probieren.

- 250 g weißer Spargel
- 3 Stangen Staudensellerie
- 1 Handvoll Blätter vom Mittleren Wegerich
- 1 Handvoll Gierschblätter
- 2 cm Ingwerwurzel
- 2 cm Kurkumawurzel
- 3 Bärlauchblätter oder etwas Schnittlauch
- Wasser

Alle Zutaten grob zerkleinern und im Mixer fein pürieren, dann durch einen Nussmilchbeutel passieren. Wer den Entsafter bevorzugt, sollte den Spargel schälen und die Selleriestangen, Ingwer und Kurkumawurzel in Scheiben schneiden. Auch die Wegerichblätter und den Bärlauch oder Schnittlauch sollten Sie klein schneiden, sonst können die vielen Fasern eventuell den Entsafter verstopfen.

Mango | Gurke | junge Buchenblätter | Ahornblüten

Zartgrün frischfruchtig. Wenn die Mangoernte in Nordafrika beginnt, blühen hier die Ahornbäume und die Buchen treiben aus. Dann gibt es auch die ersten kleinen Gurken beim Gärtner und für eine kurze Zeit die Möglichkeit für diesen Saft. Nicht verpassen!

- 1 Mango
- 300 g sehr junge Schlangengurken von 10–20 cm Länge (alternativ Finger-, Mini- oder Snackgurken)
- 1 lockere Handvoll sehr junge, sich entfaltende Buchenblätter
- 1 lockere Handvoll Blüten vom Spitz-Ahorn ➜ Foto Seite 111, abgezupft vom Blütenstand
- Wasser

Das Fruchtfleisch aus der Mango und die Gürkchen zusammen mit Blättern, Blüten und Wasser zu Saft verarbeiten. Cremiger wird er, wenn Sie ihn mit Mixer und Nussmilchbeutel zubereiten; milder schmeckt er, wenn er im Entsafter verarbeitet wird. Übrigens: Junge Schlangengurken haben einen viel höheren Schalenanteil und damit viel mehr Chlorophyll als ältere, größere Früchte.

Variante

Sollten Sie weder Ahornblüten noch Buchenblättern finden, dann können Sie auch zu jungen Birkenblättern greifen, sie fördern die Entwässerung.

Apfel | Mairübchen | Lärchennadeln

Waldgrün rübchenzart. Was sich anhört, als wäre es ein furchterregender Rachenputzer, schmeckt fein harmonisch und süß. Trauen Sie sich ruhig, diesen Frühlingssaft auszuprobieren.

- 2 Äpfel
- 1 Mairübchen
- 2 Handvoll junge, noch weiche Lärchennadeln
- Wasser

Die Äpfel von Stiel und Kernhaus befreien, das Mairübchen in Stücke schneiden und alles zusammen mit Wasser im Mixer pürieren und durch den Nussmilchbeutel entsaften. Wenn Sie zur Zubereitung lieber den Entsafter verwenden möchten, dann lassen Sie die Lärchennadeln einmal durchlaufen und geben den Trester davon dann noch einmal hinein, so können Sie mehr Inhaltsstoffe aus den Nadeln pressen.

Varianten

Die Lärchennadeln sind die ersten Nadelbaumtriebe, aber kaum werden sie hart, sind auch schon die Maitriebe der Fichten erntereif. Sie sind ein ebenbürtiger Ersatz.

Sollten Sie keine Mairübchen, auch Navet genannt, auftreiben, können Sie auch einen kleinen roten Rettich verwenden, der sollte aber nicht zu scharf sein.

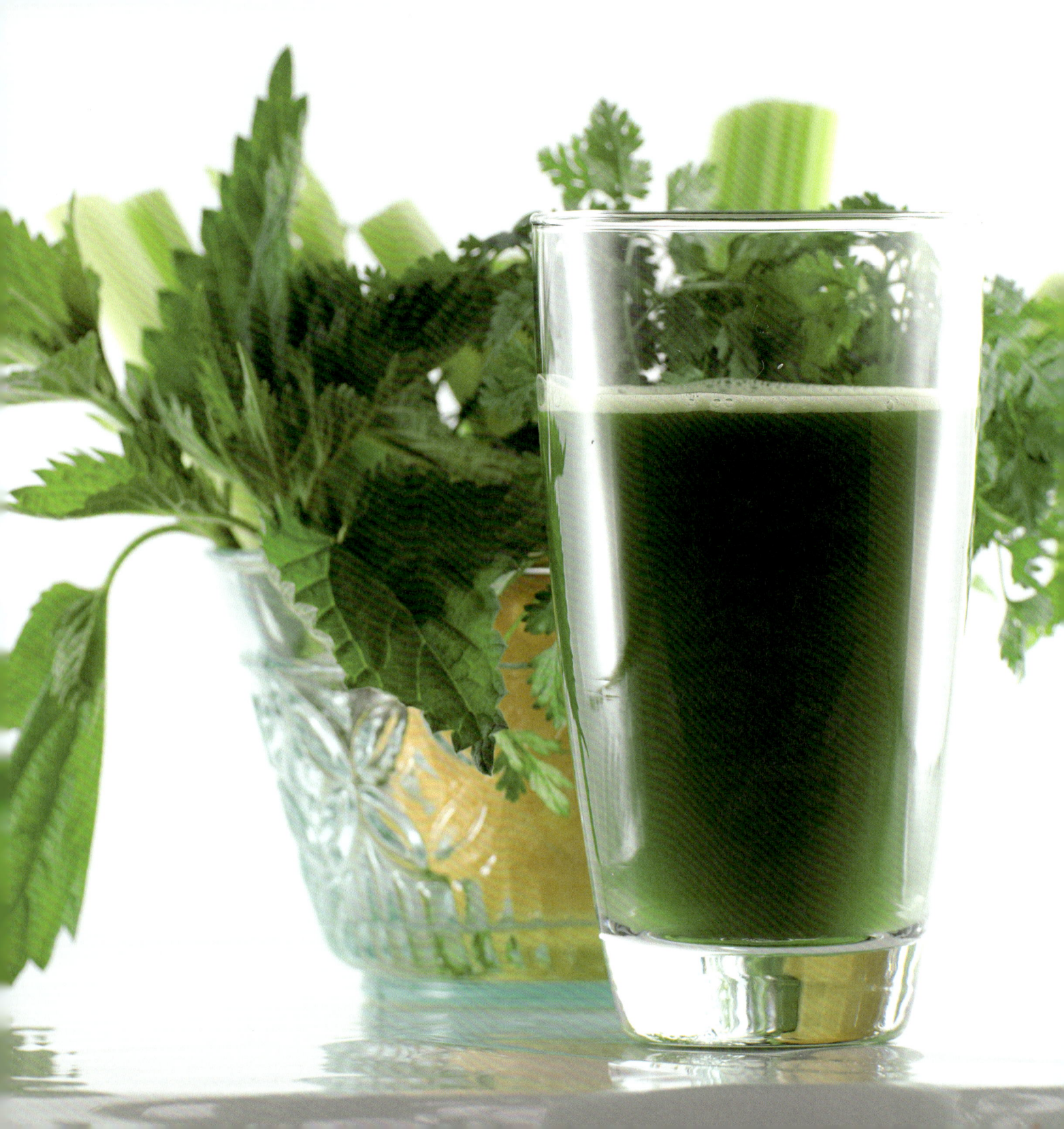

Kerbel | Zitrone | Staudensellerie | Brennnessel

Superwürzig zitronigleicht. Ein Saft für alle, die es mal nicht süß wollen und ganz viel Grün brauchen. Wenn Sie gerne Kerbel und Brennnesseln mögen, dann ist dieser Saft genau richtig für Sie.

- 1 Bund Kerbel
- 1 ganze Zitrone, unbehandelt
- 6 breite Stangen vom Staudensellerie
- 2 Handvoll Brennnesselblätter oder -triebspitzen
- Wasser

Vom Kerbel die groben und eventuell weniger schönen Stiele entfernen. Die Zitrone gut gewaschen, aber ungeschält in Scheiben schneiden und daraus die Kerne entfernen. Dann beides zusammen mit den in Stücke geschnittenen Stangen vom Staudensellerie und den Brennnesseln in den Mixer geben und mit Wasser pürieren. Das Püree durch den Nussmilchbeutel filtern.

Der Saft lässt sich im Entsafter nur dann gut zubereiten, wenn die faserreichen Zutaten sehr klein geschnitten werden; im Mixer gelingt der Saft daher schneller und besser.

Variante

Sollte Ihnen dieser Saft im Geschmack zu intensiv sein, dann können Sie ihn auch mit mehr als den üblichen 100–300 ml Wasser verdünnen. Entweder Sie geben das Wasser mit in den Mixer oder in den Entsafter oder Sie verdünnen nachträglich.

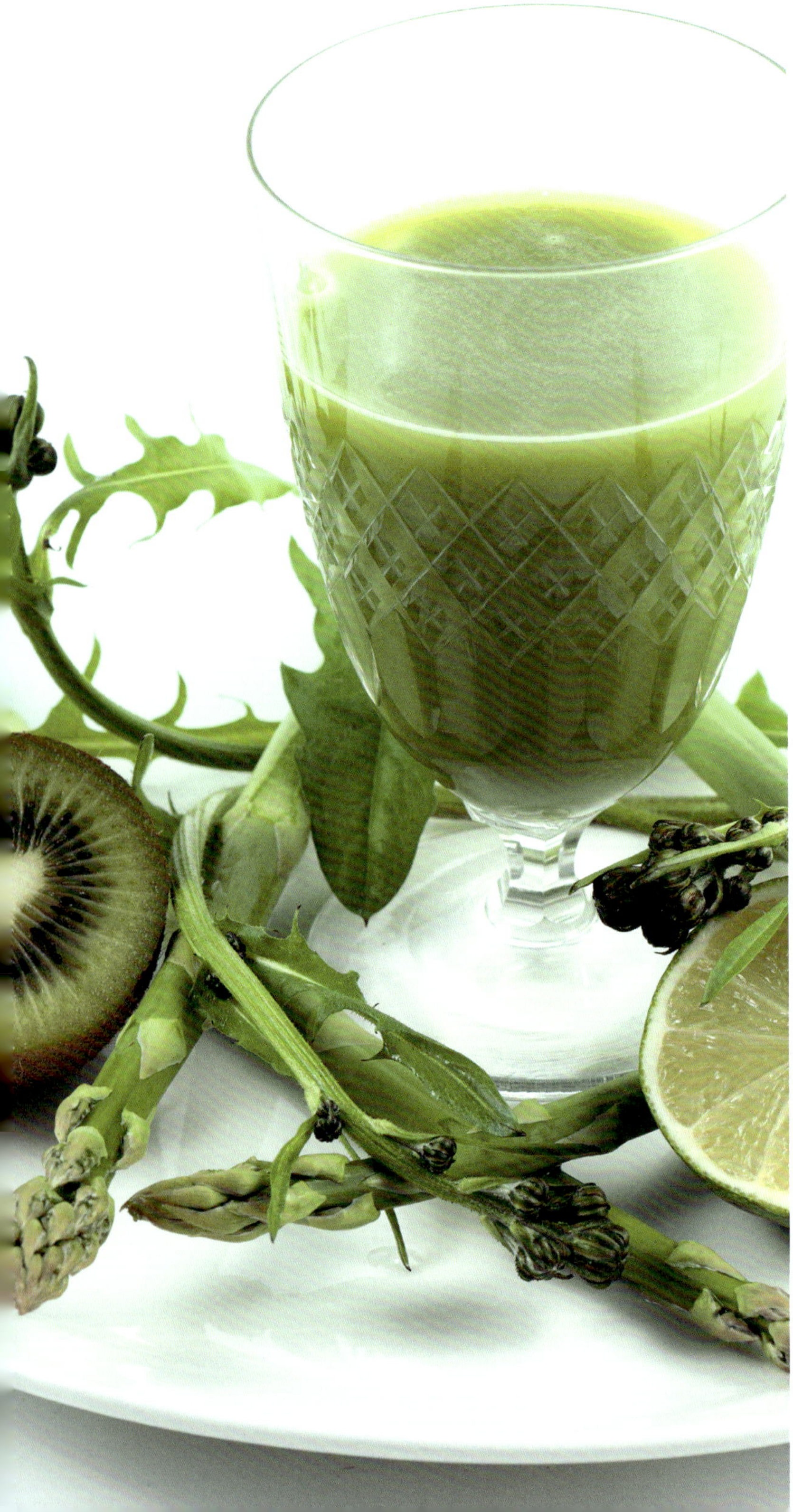

Grüner Spargel | Kiwi | Limette | Wiesen-Pippau

Ausgewogen limettenfrisch. Wenn der Spargel wächst, schießt auch der Wiesen-Pippau in die Höhe und bildet Blütenknospen. Diese Triebe eignen sich, solange sie jung, zart und weich und die Blüten noch knospig sind, hervorragend für Saft.

- 120 g grüner Spargel
- 4 Kiwis
- Saft von ½ Limette
- 2 Handvoll Triebe vom Wiesen-Pippau
- Wasser

Den Spargel waschen und in Stücke schneiden, die Kiwis schälen und vierteln. Alle Zutaten zusammen in den Mixer geben, fein pürieren und anschließend durch einen Nussmilchbeutel pressen. Für die Verarbeitung im Entsafter muss der Spargel geschält und der Wiesen-Pippau klein geschnitten werden.

Erdbeere | Radieschen | Kletten-Labkraut

Erdbeerpikant. Eine gewagte Kombination? In der richtigen Zusammensetzung mit milden Radieschen und süßen Erdbeeren schmecken Sie: Radieschen, Erdbeeren, Radieschen, Erdbeeren … Tatsächlich vertragen süße Erdbeeren die leichte Schärfe der Radieschen gut und das Kletten-Labkraut verbindet alles harmonisch.

- 250 g Erdbeeren
- 8 milde Radieschen
- 2 üppige Handvoll Triebe vom Kletten-Labkraut
- Wasser

Die Erdbeeren nur waschen, die Kelchblätter können Sie mitverwenden. Die Radieschen vom Grün befreien und alles mit Kräutern und Wasser zu Saft verarbeiten. Sie können Mixer und Nussmilchbeutel oder den Entsafter verwenden, für Letzteren sollten Sie aber die Triebe des Labkrauts am besten als Bund in 1 cm breite Streifen schneiden.

Varianten

Anstelle der Radieschen könnten Sie auch einen kleinen roten Rettich, der nicht zu scharf sein sollte, oder ein kleines Mairübchen verwenden.

Sie können auch das Radieschengrün oder einen Teil davon mitverwenden, milder und besser verträglich wird der Saft ohne.

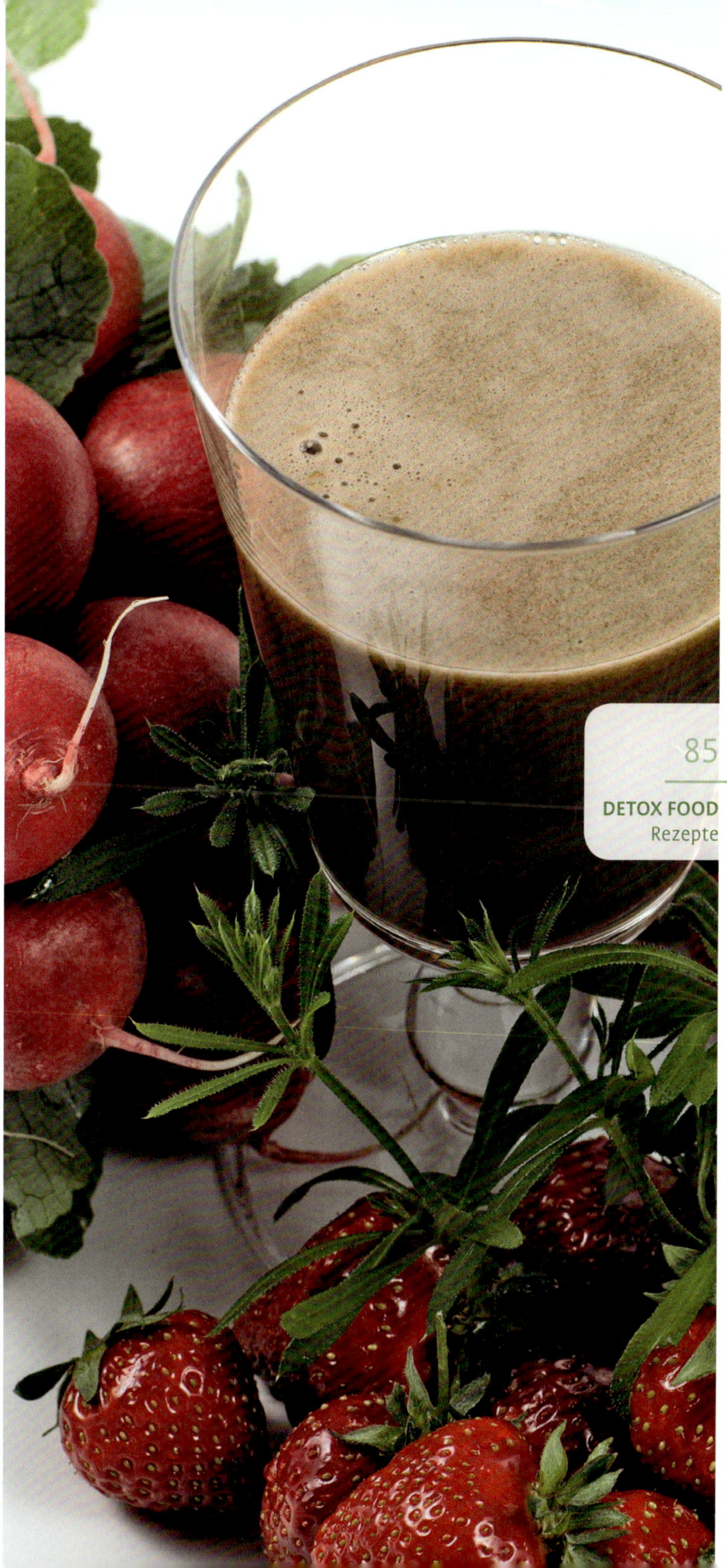

DETOX FOOD
Rezepte

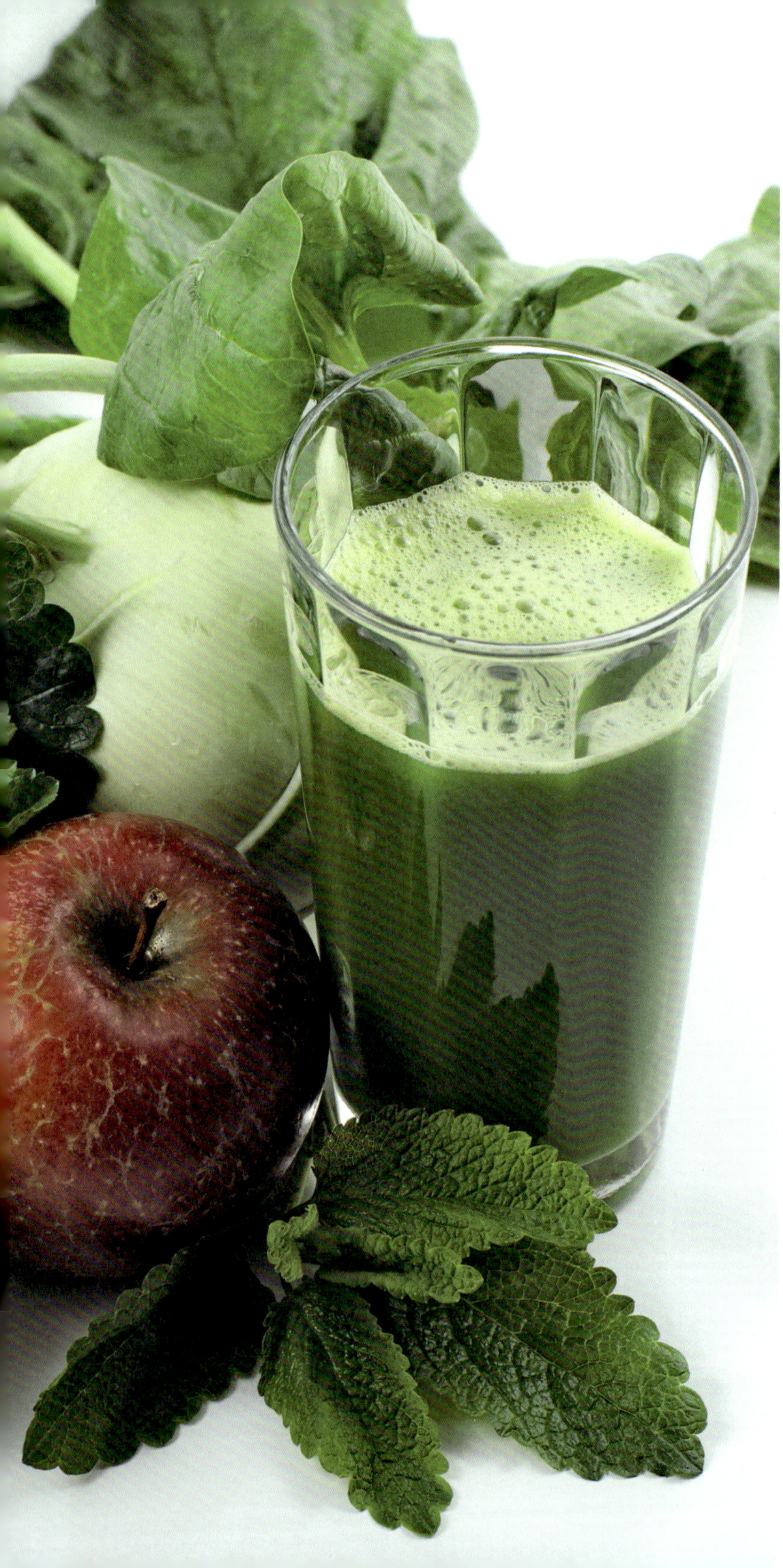

Spinat | Apfel | Kohlrabi | Zitronenmelisse | Malve

F

Harmonisch vollmundig. Nicht erschrecken, dieser Saft hört sich grüner an, als er schmeckt. Der Apfel und die Malvenblätter machen ihn ganz mild, für Geschmack sorgt die Zitronenmelisse.

- 2 Handvoll Spinat
- 2 Äpfel
- 1 junger Kohlrabi
- 1 Handvoll Triebspitzen mit je 4–6 großen Blättern von der Zitronenmelisse
- 2 Handvoll Malvenblätter
- Wasser

Am besten verwenden Sie Baby-Spinat, von älteren Blättern sollten Sie die Stiele entfernen. Achten Sie darauf, dass Sie einen jungen Kohlrabi verwenden, der noch ganz mild schmeckt und nicht zu groß ist. Diesen schälen Sie und schneiden ihn, wie auch die Äpfel, in gut zu verarbeitende Stücke, die Sie zusammen mit Spinat, Kräutern und Wasser im Mixer und Nussmilchbeutel oder im Entsafter verarbeiten. Wenn Sie den Entsafter nutzen, sollten Spinat und Zitronenmelisse klein geschnitten werden.

Variante

Dieser Saft ist mild und süß im Geschmack. Wenn Sie ihn gerne etwas säuerlicher mögen, dann geben Sie noch 2–3 EL Zitronensaft hinzu.

Orange | Karotte | Löwenzahnblüten

Cremig-süß und gar nicht bitter. Die süßen späten Orangen und die mild würzigen Löwenzahnblüten ergänzen sich geschmacklich und verbinden sich zu einer cremigen Basis. So bekommen auch alle, die ihren Saft lieber süß als bitter mögen, eine kleine Portion Bitterstoffe, ohne etwas davon zu schmecken. Im Herbst blüht der Löwenzahn oft nochmal, dann gibt es eine zweite Chance auf diesen Saft.

- 3 Orangen
- 2 Karotten
- 25 große Blütenstände vom Löwenzahn
- Wasser

Die Orangen schälen, die Karotten bei Bedarf putzen, aber mit der Schale verwenden, und beides in Stücke schneiden. Alle Zutaten im Mixer pürieren und das Püree durch einen Nussmilchbeutel passieren. Schneller geht's mit dem Entsafter. Wenn der Saft aber mit dem Mixer zubereitet wird, werden die Inhaltsstoffe von Orange und Löwenzahn noch besser genutzt.

Wenn Sie den Saft einige Stunden aufbewahren, wird er dickflüssig durch die gelierenden Anteile aus der Orange ➜ Seite 116. Dann können Sie ihn mit dem Löffel wieder flüssig rühren. Auch lässt sich der Trester nicht vollständig trocken auspressen, hat aber noch richtig Geschmack und kann zur Herstellung von Rohkostbrot oder Crackern verwendet werden.

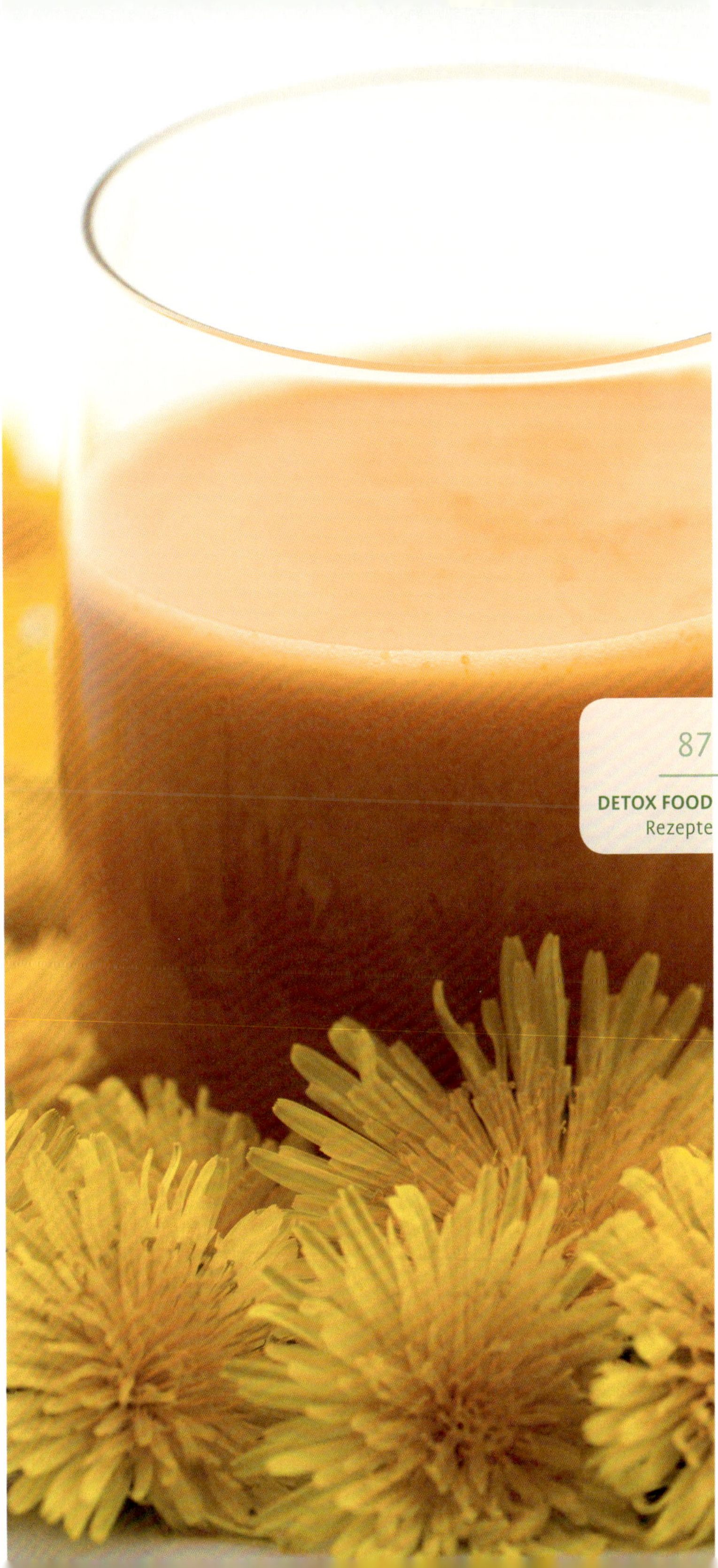

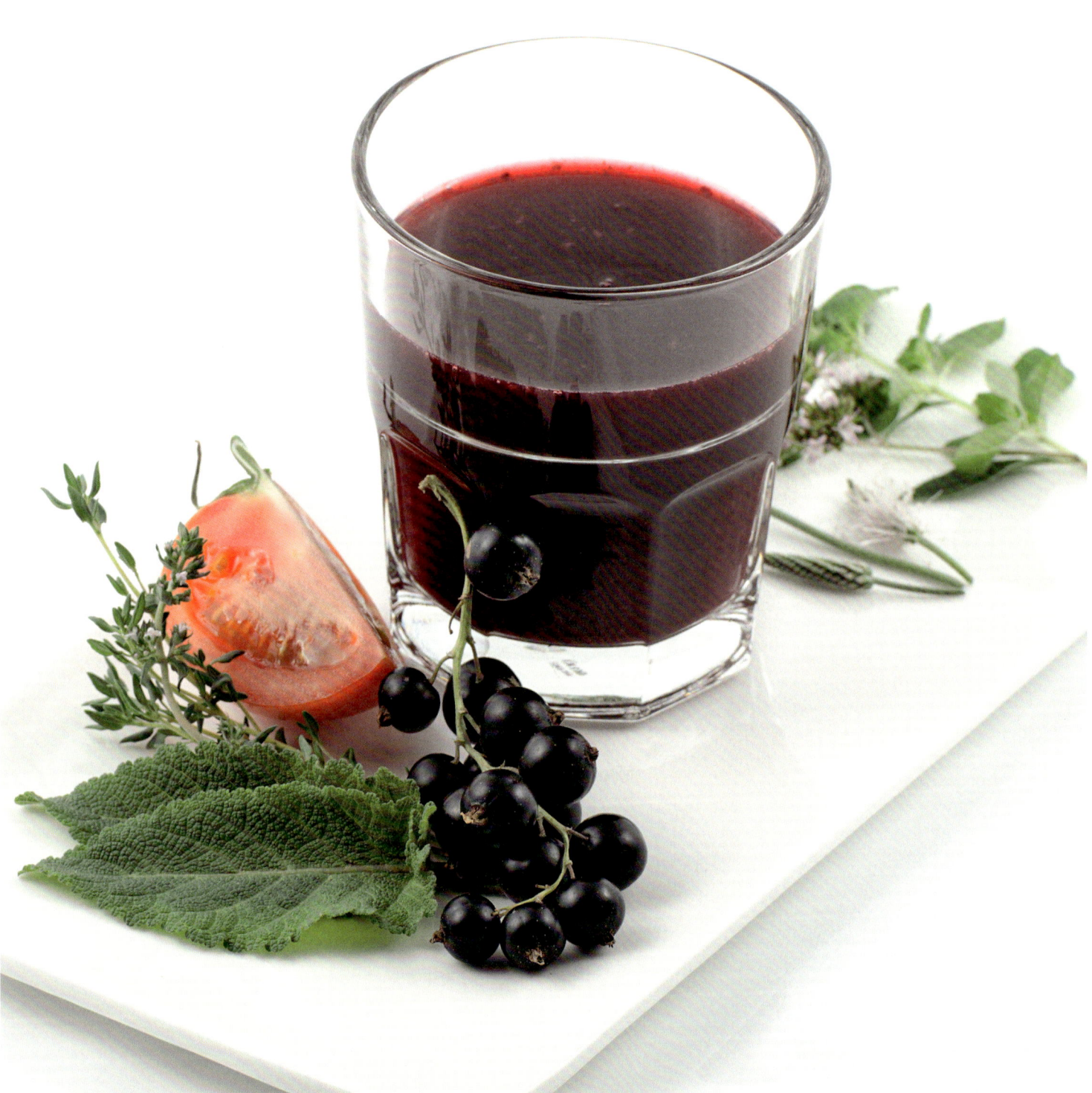

Tomate | Schwarze Johannisbeere | Thymian | Dost | Wegerich | Wiesen-Salbei

Fruchtig-tomatig mit mediterranen Noten. Sie mögen Tomatensuppe, Pilze und den Geschmack von Sommer? Das alles finden Sie in diesem Saft, der es als Suppe auch auf die Karte eines Gourmetrestaurants schaffen könnte und als Kräutertrunk uns den Sommer über gesund halten soll.

- 4 Tomaten
- 250 g Schwarze Johannisbeeren
- ½ Handvoll Thymian (junge Triebe, gerne auch mit Blüten)
- ½ Handvoll junge Triebe oder Blätter vom Dost
- ½ Handvoll Blütenknospen vom Mittleren oder vom Spitz-Wegerich
- ½ Handvoll Blätter vom Wiesen-Salbei
- Wasser

Die Tomaten vierteln und vom Stielansatz befreien. Tomaten und Johannisbeeren, an denen die grünen Stiele ruhig dranbleiben können, zusammen mit den Kräutern und Wasser entsaften.

Mixer und Nussmilchbeutel oder Entsafter? Es geht beides gut. Die Kräuter, vor allem den Thymian, schneiden Sie aber für die Verarbeitung im Entsafter lieber klein.

Variante

Anstelle von Schwarzen können auch Rote Johannisbeeren verwendet werden. Der Saft schmeckt dann etwas säuerlicher, aber genauso gut.

Weißer Pfirsich | Mangold | Lindenblüten | Braunelle

Samtig-süß und salzig. Die Linden blühen, wenn die Pfirsiche reif sind. Hier sind diese beiden süßen Komponenten vereint mit salzigen Mangoldstielen und wirkungsvoller Braunelle ➡ Foto Seite 23.

- 4 weißfleischige Pfirsiche oder Nektarinen
- 4 breite Mittelrippen aus den Blättern vom weißstieligen Mangold (ca. 5 cm breit)
- 1 Handvoll Lindenblüten
- 2 Handvoll junge Triebe mit Blättern und Knospen oder Blüten von der Kleinen Braunelle
- Wasser

Die Pfirsiche von den Steinen befreien und vierteln. Die Mangoldrippen (der weiße Anteil aus den Blättern) in Stücke schneiden. Alle Zutaten mit dem Entsafter verarbeiten. Lassen Sie die Wildpflanzen zwei- bis dreimal durchlaufen, so holen Sie die Inhaltsstoffe heraus. Wenn Sie mit dem Mixer arbeiten, wird der Saft schleimiger und es dauert ein bisschen, bis alles durch den Nussmilchbeutel gepresst ist – den Trester können Sie aber nutzen:

Rohkost-Cracker

Den Trester mit 120 g Leinsamen und 5 getrockneten Tomatenhälften mixen; bei Bedarf mehr Leinsamen oder Wasser zugeben. Den Teig dünn ausstreichen und bei maximal 40 °C trocknen.

Wassermelone | Felsenbirne | Gundermann

Sommerleicht würzig. Nur kurz ist die Zeit im Sommer, in der die Felsenbirnen reifen, etwa vier Wochen in der Zeit von Juni bis Juli. Die Augen offen halten und die Gelegenheit für diesen Saft nicht verpassen ➡ Foto Seite 5.

- 600 g Fruchtfleisch von der Wassermelone
- 2 Handvoll Felsenbirnen
- 1–2 Handvoll junge Triebe vom Gundermann
- Wasser

Das Fruchtfleisch in grobe Stücke schneiden und zusammen mit Felsenbirnen und Gundermanntrieben im Entsafter verarbeiten. Wenn Sie den Mixer nehmen, verarbeiten Sie nur das Fruchtmark der Felsenbirnen zusammen mit den anderen Zutaten, dafür passieren Sie die Felsenbirnen vorher durch ein Sieb. Die Kerne enthalten nämlich giftige Blausäureverbindungen, die beim Mixen freigesetzt werden könnten. Beim Essen der Früchte ist das kein Problem, solange Sie nicht bewusst und ausführlich auf den Kernen herumkauen.

Varianten

Die Melonenschale könnten Sie auch mitverwenden, der Saft wird dann weniger süß ➡ siehe auch Seite 119.

Wilde Heidelbeeren sind ein guter Ersatz für Felsenbirnen.

Mais | Himbeere | Basilikum | Wiesen-Salbei

Maiscremesüß wiesenwürzig. Zugegeben: Ich bin ein Wiesen-Salbei-Fan. Aber es gibt im Sommer unter den Kräutern sonst keinen anderen Geschmack, der gleichzeitig so erfrischend und würzig ist, abgesehen vom Basilikum als Küchenkraut. Beides zusammen schmeckt einfach köstlich in der Kombination mit süßem Mais und säuerlichen Himbeeren.

- 1 Maiskolben (Zuckermais)
- 250 g Himbeeren
- 1 Handvoll Basilikumblätter oder junge Triebe
- 1 Handvoll Blätter vom Wiesen-Salbei
- Wasser

Die Hüllblätter vom Maiskolben entfernen und den Kolben halbieren, so lassen sich die beiden Hälften senkrecht stabil auf ein Brett stellen und die Maiskörner abschneiden. Die Maiskörner mit den Himbeeren, Kräutern und Wasser nach Bedarf entsaften. Für die Verarbeitung im Entsafter die Kräuter, vor allem den Wiesen-Salbei, klein schneiden.

Varianten

Anstelle von Himbeeren könnten auch andere säuerliche Früchte verwendet werden, wie beispielsweise Sauerkirschen, Rote Johannisbeeren oder Stachelbeeren. Noch mehr Inhaltsstoffe als die Himbeeren aus dem Garten enthalten Wald-Himbeeren.

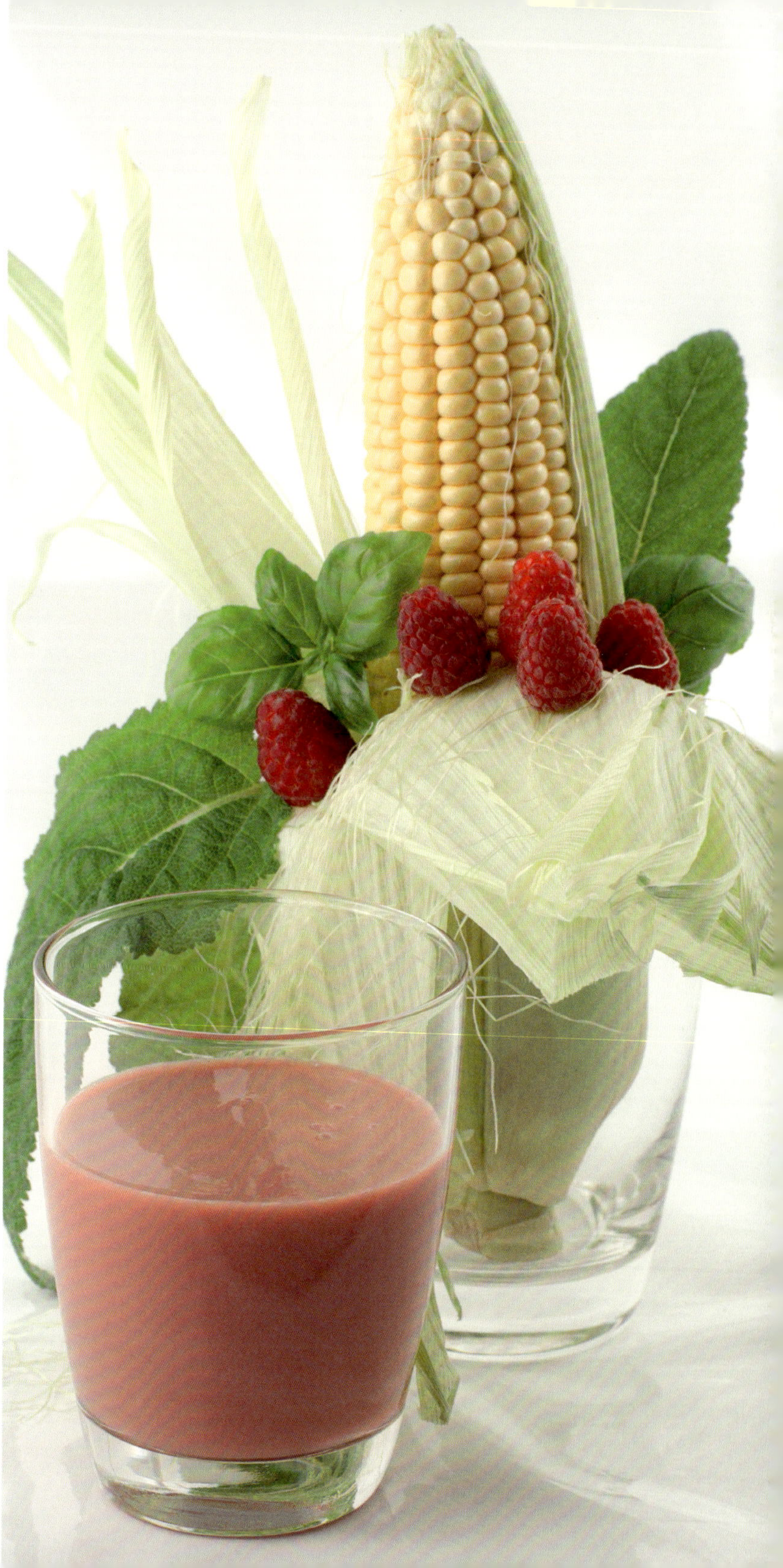

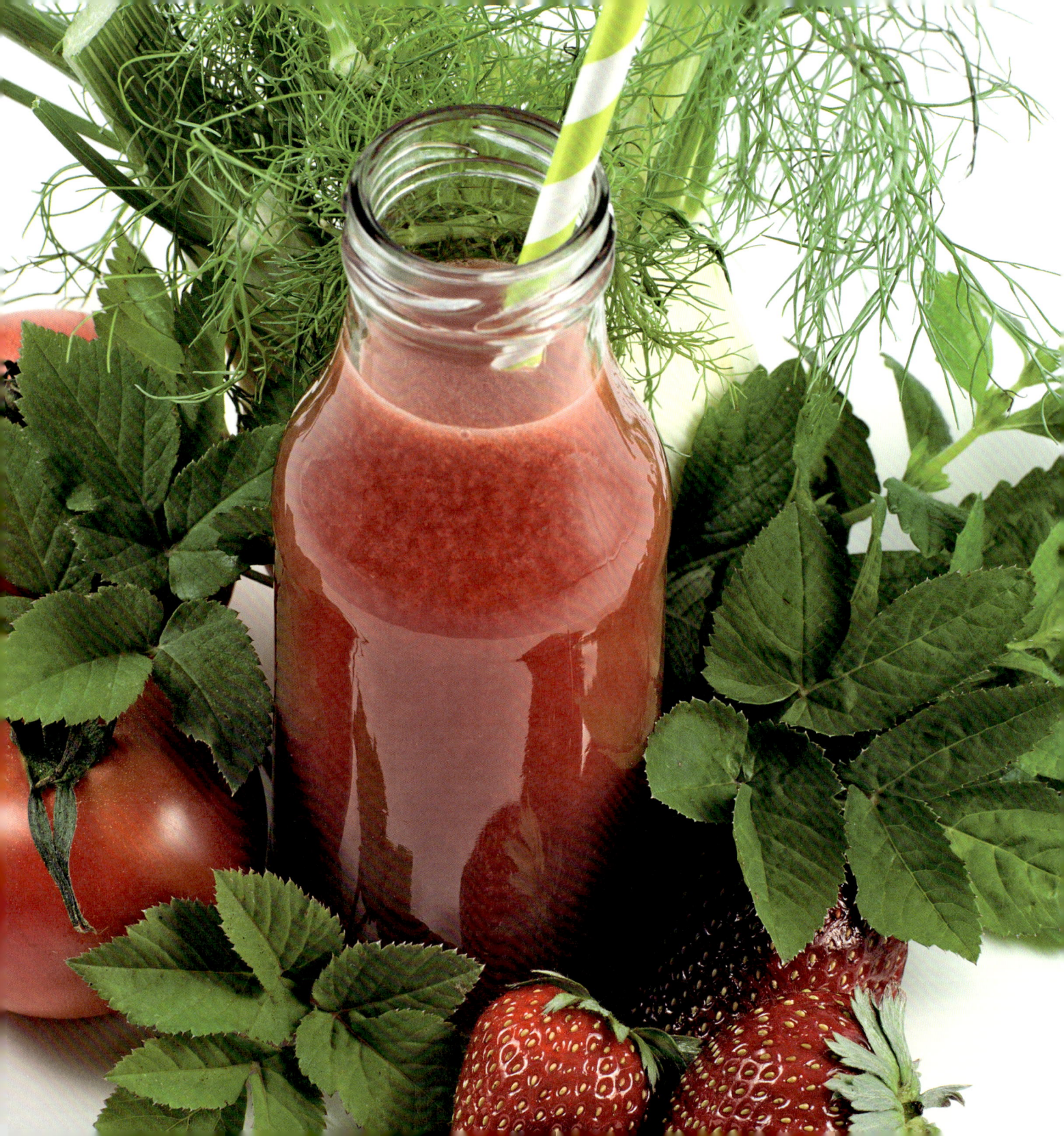

Fenchel | Tomate | Erdbeere | Zitronenmelisse | Giersch

Aromenreich erdbeerig. Gemüsesuppe oder Fruchtsaft, das ist nicht eindeutig zu schmecken; und genau das macht den Reiz aus bei diesem Saft. Hier ist von allem und für alle etwas dabei. Sie sind sich nicht sicher, ob Ihnen der Fenchel schmecken wird? Erst mal probieren, dieser Saft hat bisher noch jede/n überzeugt.

- 1 Fenchelknolle
- 2 kleinere Tomaten, am besten der Sorte 'Berner Rose'
- 8 große Erdbeeren einer späten dunklen Sorte, zum Beispiel 'Malwina'
- 2 Handvoll Blätter oder junge Triebe von der Zitronenmelisse
- 2 Handvoll Gierschblätter
- Wasser

Fenchel und Tomaten putzen und in grobe Stücke schneiden. Die Erdbeeren mit den Kelchblättern verwenden. Alle Zutaten nach und nach abwechselnd in den Entsafter geben – die Kräuter können Sie zweimal durchlaufen lassen, dann haben Sie mehr davon. Oder Sie verwenden Mixer und Nussmilchbeutel.

Varianten

Ist die Erdbeersaison vorbei, nehmen Sie an deren Stelle einen Apfel oder eine Birne, das macht den Saft noch milder und auch abends für alle gut verträglich.

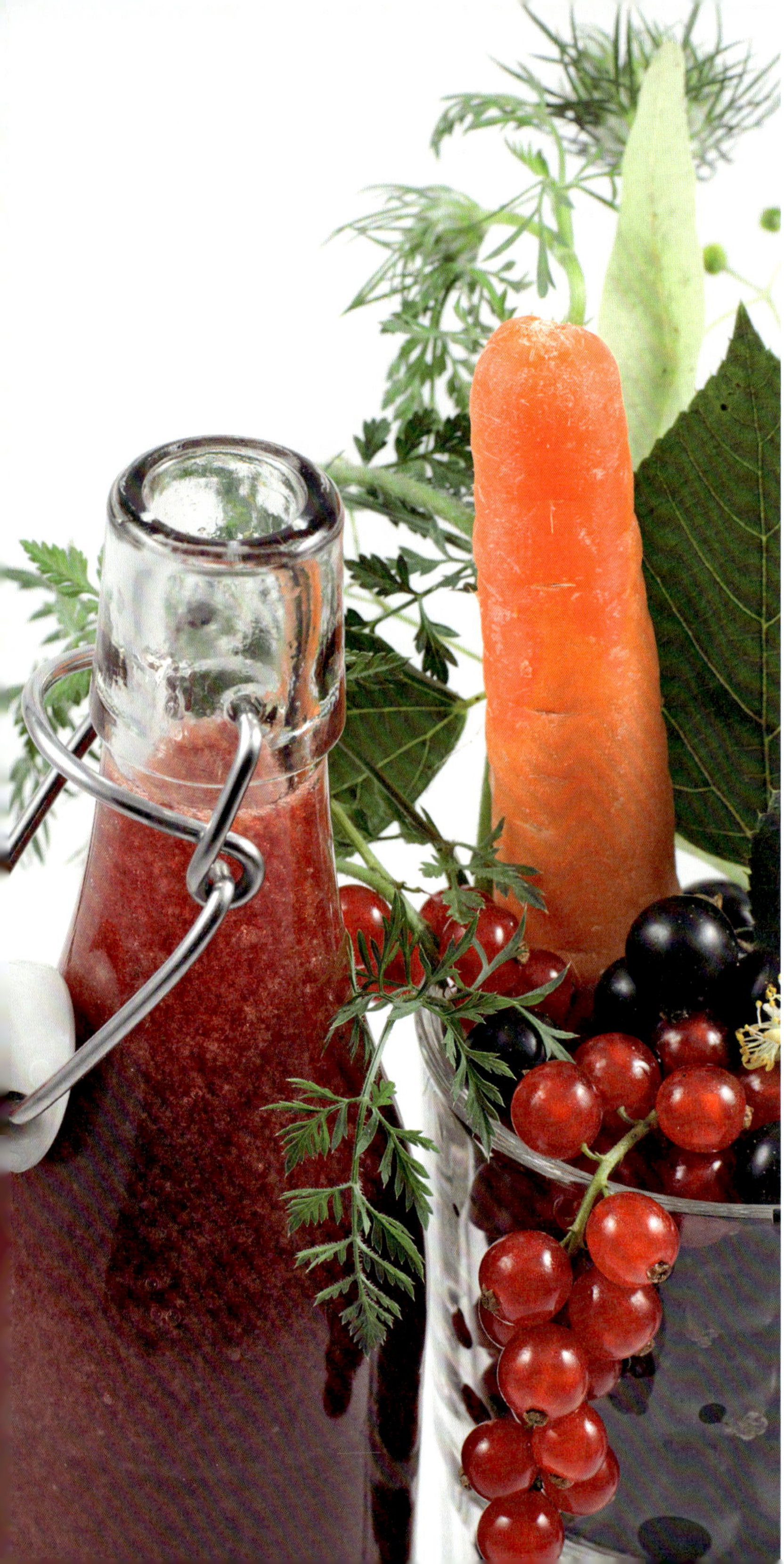

Karotte | Johannisbeere | Wilde Möhre | Lindenblätter

Sommerlich süßsauer. Volle Sommerpower steckt in diesem Saft! Und er schmeckt und wirkt wie der Sommer selbst: belebend und energetisierend. Johannisbeeren bringen erfrischende Säure, Lindenblätter machen sie gut verträglich und die Karotte verleiht etwas Süße und rundet den Geschmack ab.

- 2 Karotten
- 125 g Rote Johannisbeeren
- 125 g Schwarze Johannisbeeren
- 1 Handvoll Grün von der Wilden Möhre (weiche Triebe mit jungen Blüten und Blättern)
- 2 Handvoll Lindenblätter
- Wasser

Die Karotten in Stücke schneiden und zusammen mit den Johannisbeeren inklusive der Stiele und dem wilden Möhrengrün, den Lindenblättern und Wasser entsaften. Im Entsafter lässt sich der Saft schneller verarbeiten, im Mixer werden die Schleimstoffe aus den Lindenblättern besser freigesetzt.

Varianten

Finden Sie keine Wilde Möhre, sind Brennnesselblätter eine gute Alternative.

Zur Blütezeit der Linde können Sie auch Blüten dazunehmen.

Melone | Gurke | Stachelbeere | Johanniskraut

Fruchtig-schmelzend sommersonnig. Mit diesem Saft bringen Sie den Sommer ins Glas, trinken die gesammelten Sonnenstrahlen vom Johanniskraut und den Sommerduft der Früchte. Die Einlegegurken bringen mit ihrer Schale Grün dazu und sorgen dafür, dass der Geschmack nicht zu süß wird.

- ½ Zuckermelone
  (Cantaloupe, Ogen, Charentais oder Galia)
- 150 g möglichst kleine Einlegegurken, alternativ Snack-Gurken ➜ siehe auch Seite 81
- 150 g vollreife grüne Stachelbeeren
- 1 Handvoll Blüten und Blätter vom Johanniskraut
- Wasser

Die Kerne der Melone mit einem Löffel auskratzen. Dann das Fruchtfleisch, ca. 250–300 g, bis ganz zur Schale aus der Melone löffeln und zusammen mit den anderen Zutaten mit Mixer und Nussmilchbeutel oder im Entsafter verarbeiten. Lassen Sie das Johanniskraut dabei zweimal durch den Entsafter – Sie sehen an der rötlichen Färbung in Trester und Saft, ob sich noch ein drittes Mal lohnen würde.

Varianten

Die Stachelbeeren können Sie auch durch Weiße Johannisbeeren oder Kiwi ersetzen.

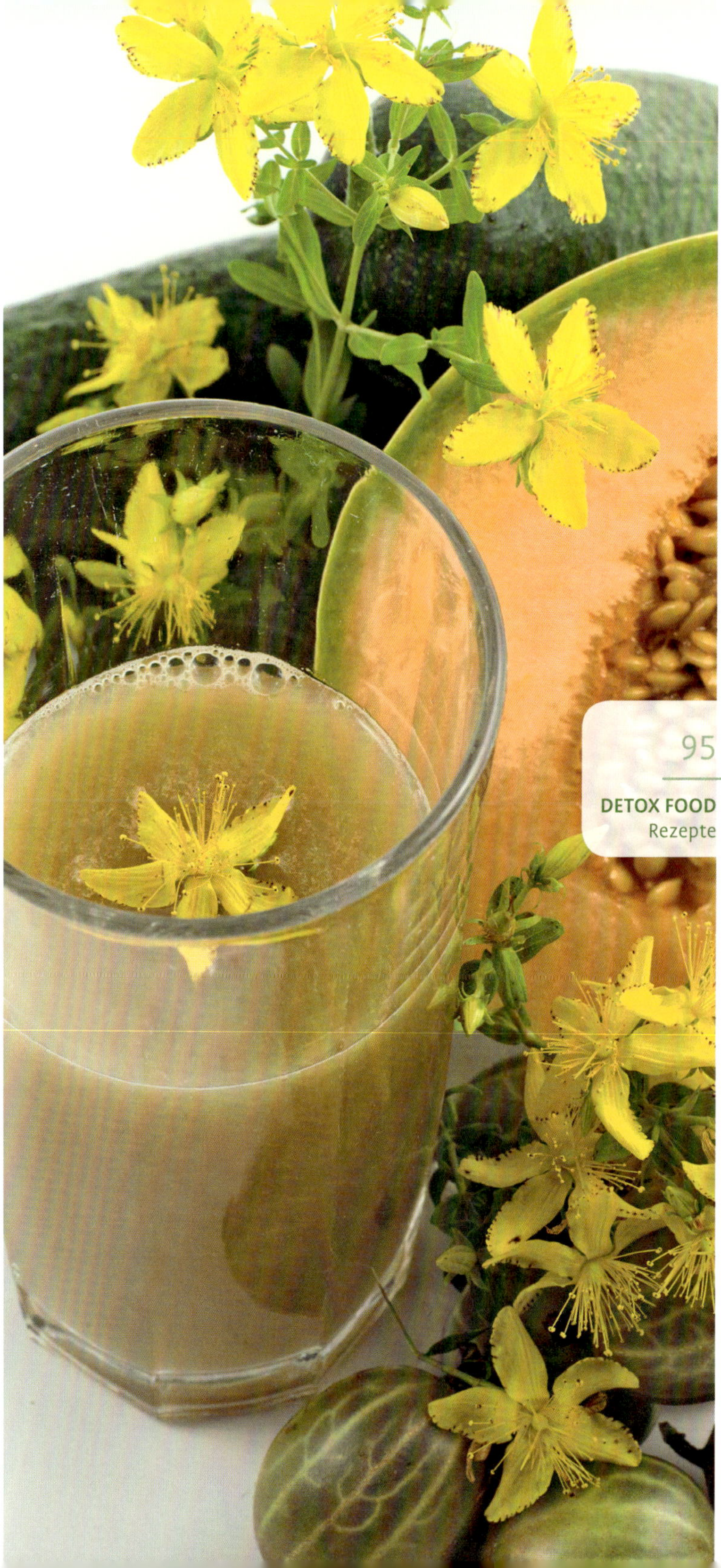

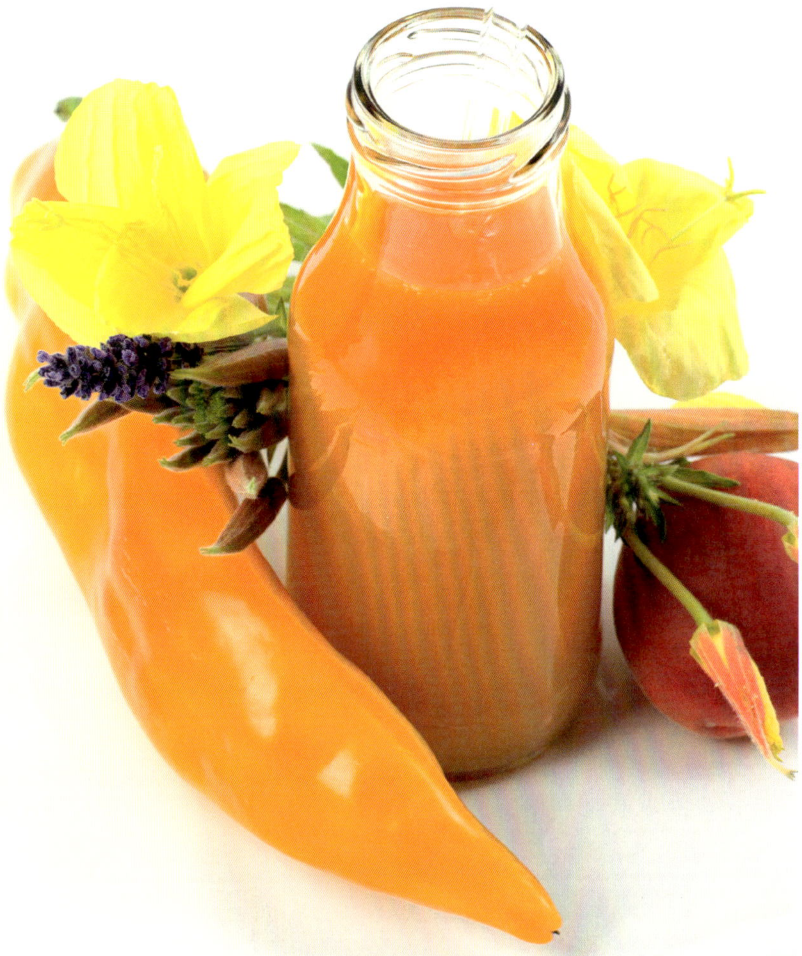

Aprikose | Paprika | Lavendel | Nachtkerzenblüten

Provenzalisch blütenaromatisch. Botanisch gesehen sind Paprika Früchte, auch wenn wir sie als Gemüse verspeisen. In dieser Mischung mit feinsäuerlichen Aprikosen und Blüten zeigen sie ein ganz anderes Gesicht als sonst, dieser Saft macht richtig Spaß.

- 4 große oder 6 kleinere, saftige Aprikosen
- 1 gut reife gelbe Paprika
- 1 Blütenstand vom Lavendel, eben aufgeblüht oder kurz davor
- 2 lockere Handvoll Blüten von der Nachtkerze
- Wasser

Die Aprikosen halbieren und den Stein entfernen, die Paprika vom Stielansatz befreien. Die Lavendelblüten vom harten Stiel abstreifen und alle Zutaten zusammen mit Wasser mixen und durch den Nussmilchbeutel passieren. Wenn Sie mit einem Entsafter arbeiten, lassen Sie den Trester mehrmals durchlaufen oder geben Sie noch mehr Lavendelblüten zu.

Sollten Sie Paprika bisher nicht so gut vertragen, probieren Sie sie vielleicht trotzdem einmal beim Saftfasten. Vielleicht geht es ja, wenn Sie nur Rohkost zu sich nehmen, das wäre nicht außergewöhnlich. Trinken Sie den Saft dann aber besser mittags als abends.

Pfirsich | Rote Stachelbeere | Rosenblüten | Veilchenblätter

Rosenzart. Süße Pfirsiche und säuerliche Stachelbeeren verschmelzen hier harmonisch zu einem schaumig leichten Sommersäftchen. Veilchenblätter wachsen im Sommer zuhauf dort, wo wir im Frühjahr die Blüten finden, also halten Sie die Augen offen am lichten Waldrand und unter Hecken und Bäumen ➜ Foto Seite 30.

- 3 gelbfleischige reife Pfirsiche oder Nektarinen
- 250 g rote Stachelbeeren
- 2 lockere Handvoll zarter Rosenblütenblätter von Wildrosen oder alten Sorten mit intensivem, süßem Rosen-Geschmack
- 2 lockere Handvoll Veilchenblätter
- Wasser

Die Pfirsiche entsteinen, vierteln und zusammen mit allen anderen Zutaten entsaften. Wenn Sie mit dem Entsafter arbeiten, haben Sie es leichter bei diesem Saft, weil das Auspressen mit dem Nussmilchbeutel durch die in den Veilchenblättern enthaltenen Schleimstoffe etwas mühsamer ist – aber beide Varianten funktionieren.

Variante

Anstelle von Veilchenblättern verwende ich gerne auch Beinwell. Lesen Sie dazu auch ➜ Seite 110 und probieren Sie diese Variante, wenn Sie mögen.

Kürbis | Traube | Portulak

Mild süffig. Dieser Saft ist nicht fotogen mit seiner Tarnfarbe, dafür aber geschmacklich eine Wucht. Hier sind Obst und Gemüse die milden Bestandteile und der leckere, säuerliche, leicht salzhaltige Portulak sorgt für frischen Geschmack.

- 200 g vom Hokkaido-Kürbis mit Schale, ohne Kerne
- 250 g blaue Weintrauben
- ½ Bund Portulak, entspricht ca. 3 Handvoll
- Wasser

Den Kürbis in Stücke schneiden oder würfeln. Die Trauben von den Stielen zupfen. Dann alles zusammen mit Portulak und Wasser entsaften: Mixer und Entsafter – beides geht. Allerdings sieht das Ergebnis aus dem Entsafter noch etwas wilder aus, als aus dem Mixer. Weil sich, auch wenn Sie den Saft nochmals filtern, immer wieder Schwebstoffe an der Oberfläche absetzen, muss er ab und zu umgerührt werden. Mit dem Mixer wird es homogener.

Varianten

Portulak bekommen Sie ab Sommer auf dem Markt zu kaufen. Sie können ihn auch selbst aussäen, er wächst so schnell, dass sie innerhalb von 4 Wochen ernten können. Alternativ können Sie ab Herbst bis zum Frühjahr Postelein oder Vogelmiere verwenden.

Limonaden – willkommene Zwischenmahlzeit

Das Wort Limonade wurde ursprünglich genutzt, um ein Getränk zu bezeichnen aus Zitronensaft und Wasser. Wir erweitern das Spektrum an Aromen, verwenden Wildpflanzen, Würzkräuter und Gewürze, aber keine Süßungsmittel.

Limonaden empfehle ich gerne, um die Saftfastentage für diejenigen zu erleichtern, die noch nie eine Fastenkur gemacht haben und vielleicht das Gefühl haben, sie bräuchten im Lauf des Vormittags oder am Nachmittag eine Zwischenmahlzeit.

Unser Körper braucht zwischendurch keine Abwechslung im Sinne von Unterhaltung, aber wir sind heutzutage an solch lange Pausen ohne Befriedigung des Geschmackssinnes nicht mehr gewöhnt. Sei es Tee oder Saft oder herkömmliche Limonaden, gerne nehmen wir zwischendurch ein Getränk und auch einen kleinen Snack zu uns. Die Limonaden haben hier die Aufgabe, das Verlangen danach zu stillen. Das tun sie durch die vielen Inhaltsstoffe aus den Wildpflanzen.

Nach und nach verändert sich dieses Verlangen und Sie werden vielleicht erleben, dass die Limonade nicht mehr so wichtig ist. Dann steigen Sie auf die leckeren Wasser im nächsten Abschnitt um, und mit der Zeit reichen Ihnen die zwei Saftmahlzeiten vielleicht sogar aus und es muss zwischendurch nichts anderes mehr sein als Wasser.

Aus Saft mach Limonade – und andersherum
Vielleicht wird Ihnen im Laufe der Detox, Baby!-Woche ein Saft auch einfach zu üppig als Mahlzeit. Dann ist die Limonade oder ein stärker verdünnter Saft eine gute Variante.

Neben den hier vorgestellten Limonaderezepten können Sie auch bei den Rezepten für Säfte stöbern und überlegen, welche davon Ihrem Geschmack entsprechen könnten. Die dort aufgeführten Zutaten können Sie zur Herstellung weiterer Limonadenvarianten verwenden – in geringerer Menge, dafür mehr Wasser. Andersrum können Sie die Zutaten für die Limonaden hier auch multiplizieren und weniger Wasser verwenden, und schon haben Sie eine weitere Saftvariation.

Zubereitung
Die Zubereitung ist bei den Limonaden immer gleich: Sie geben die Zutaten gereinigt, gegebenenfalls geputzt und in Stücke geschnitten in den Mixer und füllen mit 1 Liter Wasser auf. Kurz mixen, bis alles fein zerkleinert ist, und dann durch ein sehr feines Sieb, eine Küchengaze oder den Nussmilchbeutel filtern.

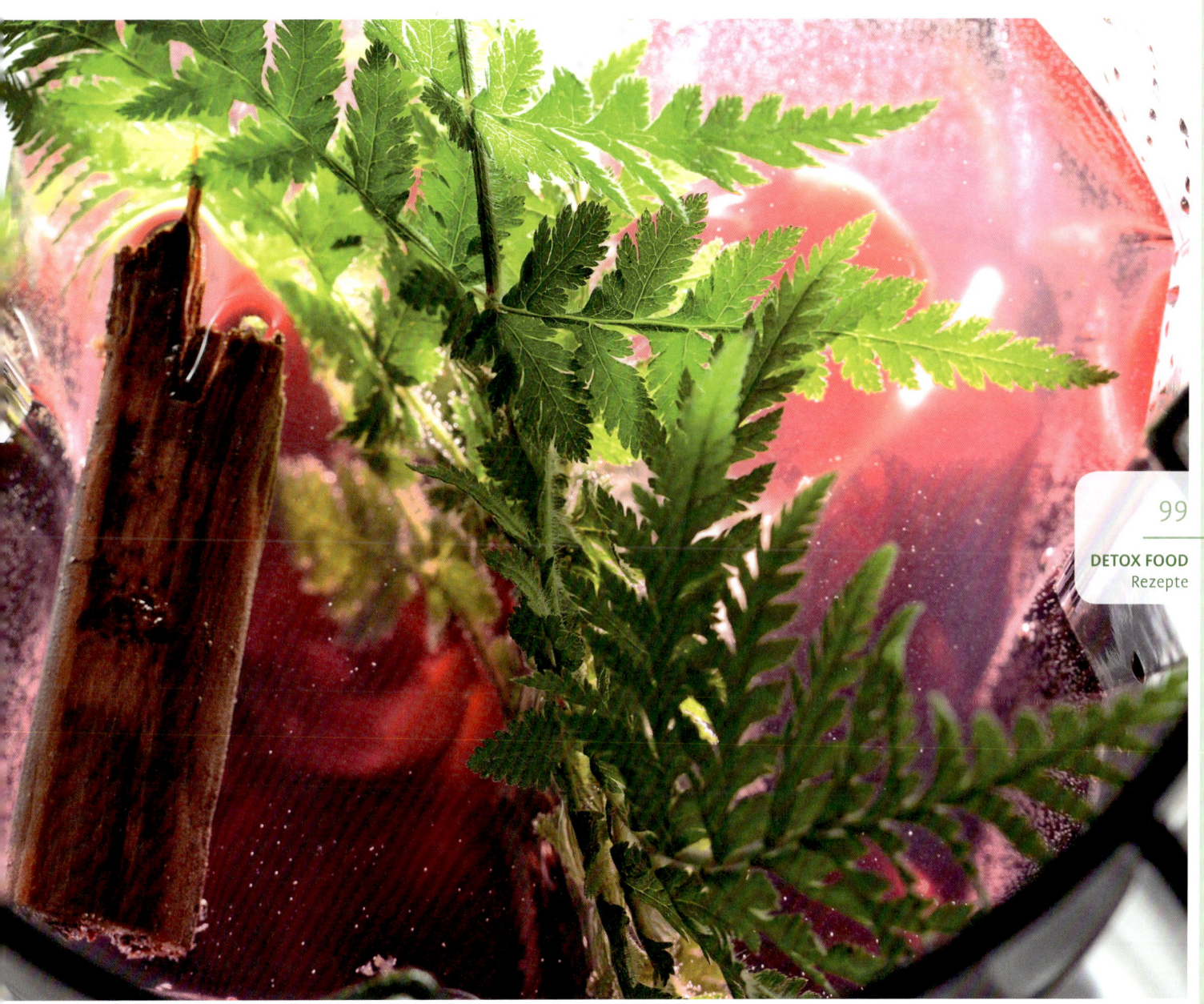

Limonade ist die leichtere Form von Saft – schnell gemixt und inhaltsstoffreich.

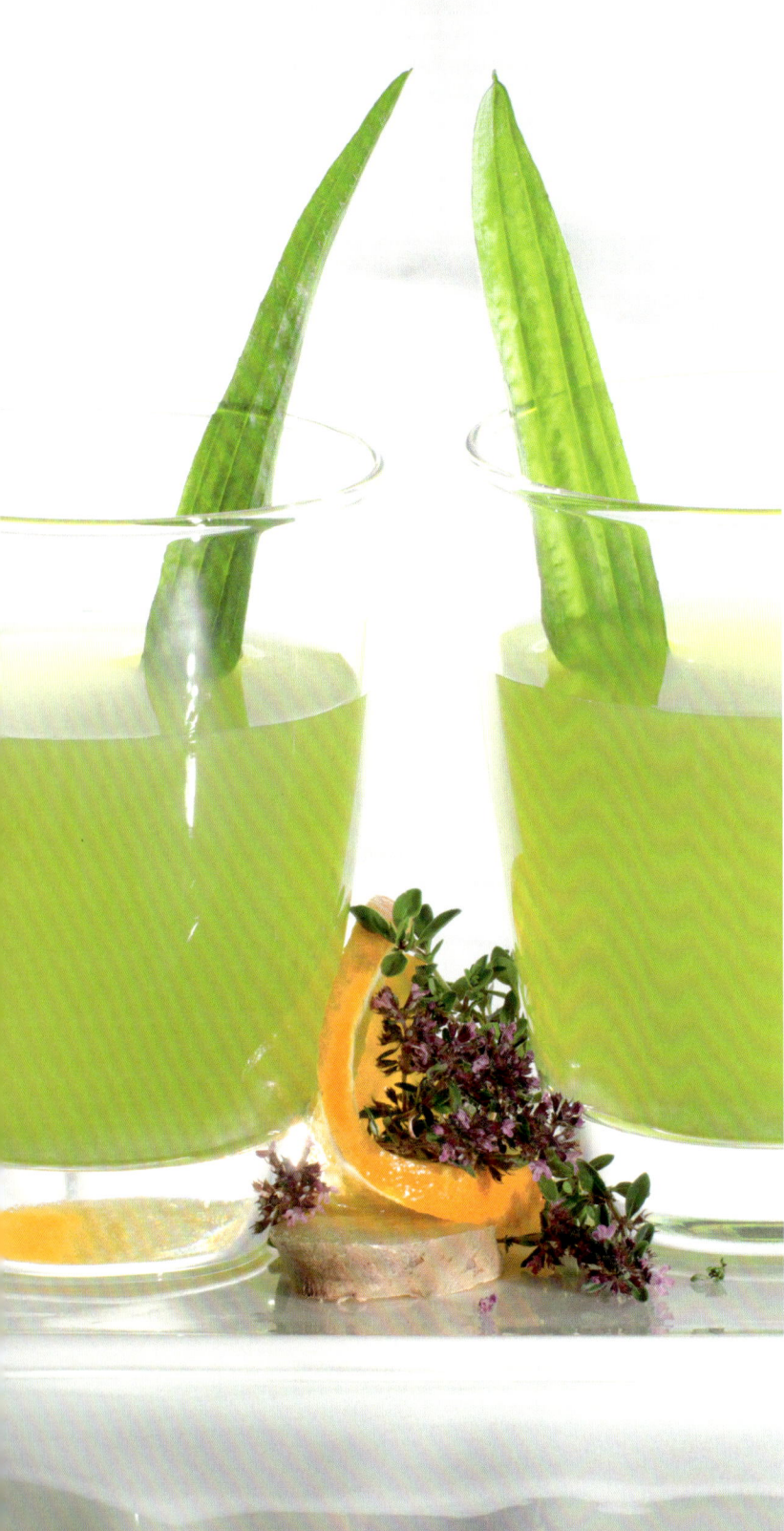

Orange | Ingwer | Thymian | Spitz-Wegerich

Würzig-süß.

- 1 kleine Orange, unbehandelt
- 2 cm Ingwerwurzel
- 5 Zweige Thymian
- ½ Handvoll Blätter vom Spitz-Wegerich
- 1 l Wasser

Wie ➡ auf Seite 98 beschrieben verarbeiten. Schneiden Sie die Orange vorher in Scheiben und entfernen Sie die Kerne, wird die Limonade nicht bitter.

Varianten: Verwenden Sie eine der Wildformen: Breitblättriger Thymian, Sand-Thymian oder Zitronen-Thymian, ebenso den Garten-Thymian.

Brombeere | Zwetschge | Weißdorn

Herbstsüß.

- 10 Brombeeren
- 3 süße reife Zwetschgen
- ½ Handvoll Blätter vom Weißdorn
- 1 l Wasser

Die Zwetschgen entsteinen und alles wie ➡ auf Seite 98 beschrieben verarbeiten. Zu Weißdorn können Sie fast alles kombinieren, da er kaum Eigengeschmack hat.

Rote Bete | Erdbeere | Basilikum | Wald-Erdbeerblätter

Erdbeer-erdig leicht.

- ¼ von einer kleinen Rote Bete
- 5 Erdbeeren
- 5 Basilikumblätter
- 5 Blätter von der Wald-Erdbeere
- 1 l Wasser

Wie ➡ auf Seite 98 beschrieben verarbeiten.

Varianten: Statt Erdbeeren können Sie auch eine kleine Orange oder einen säuerlichen Apfel verwenden, für eine leckere Gemüselimo eine Tomate.

Gurke | Traube | Borretsch | Gänsefingerkraut

Gurkengrün.

- 2 Finger- oder Snackgurken mit ca. 10 cm Länge
- 1 Handvoll weiße Weintrauben
- 15 Borretschblüten
- 10 Blätter vom Gänsefingerkraut
- 1 l Wasser

Wie ➡ auf Seite 98 beschrieben verarbeiten.

Varianten: Statt Gänsefingerkraut eignen sich ebenso Kriechendes Fingerkraut und Blutwurz.

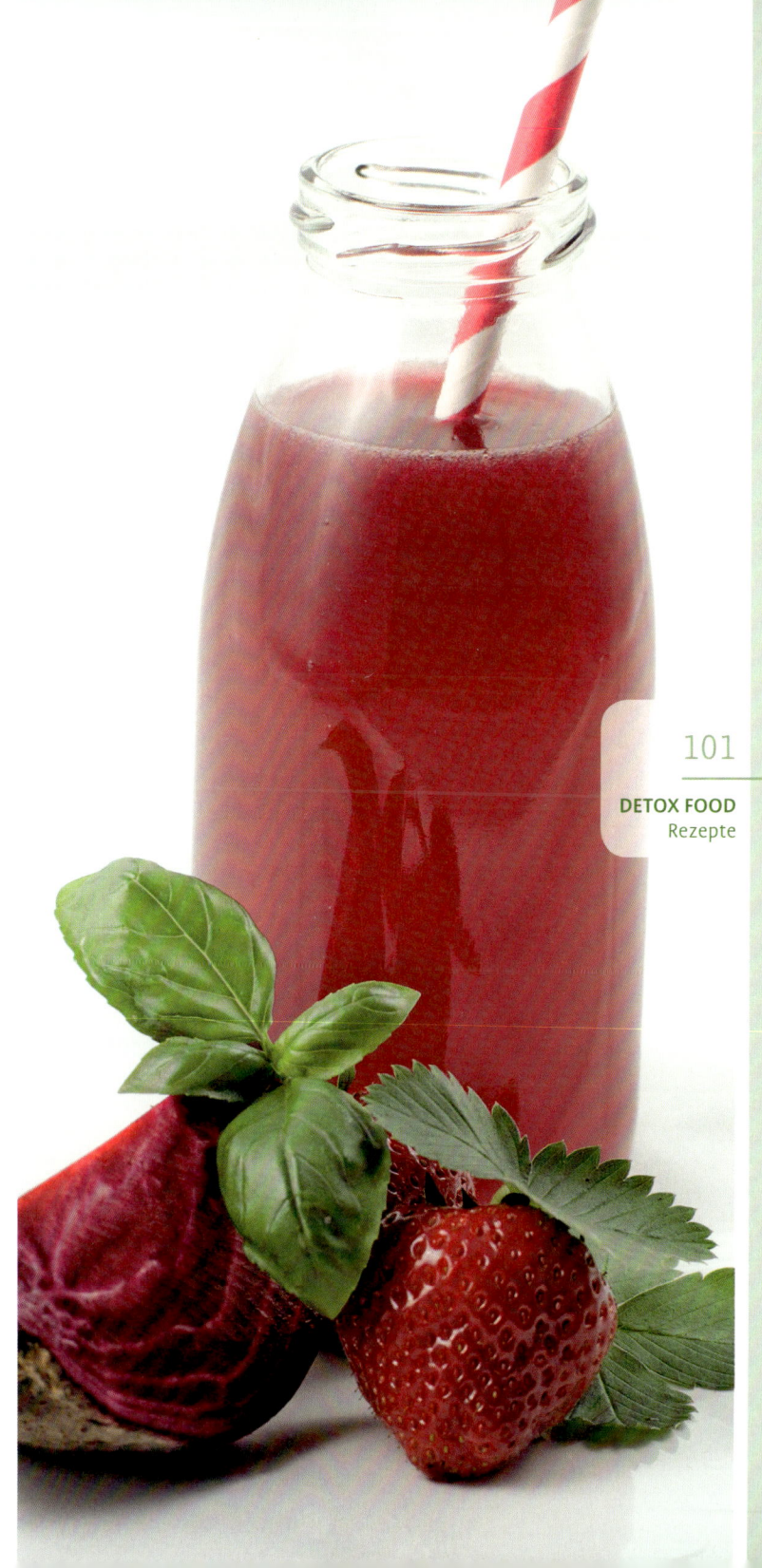

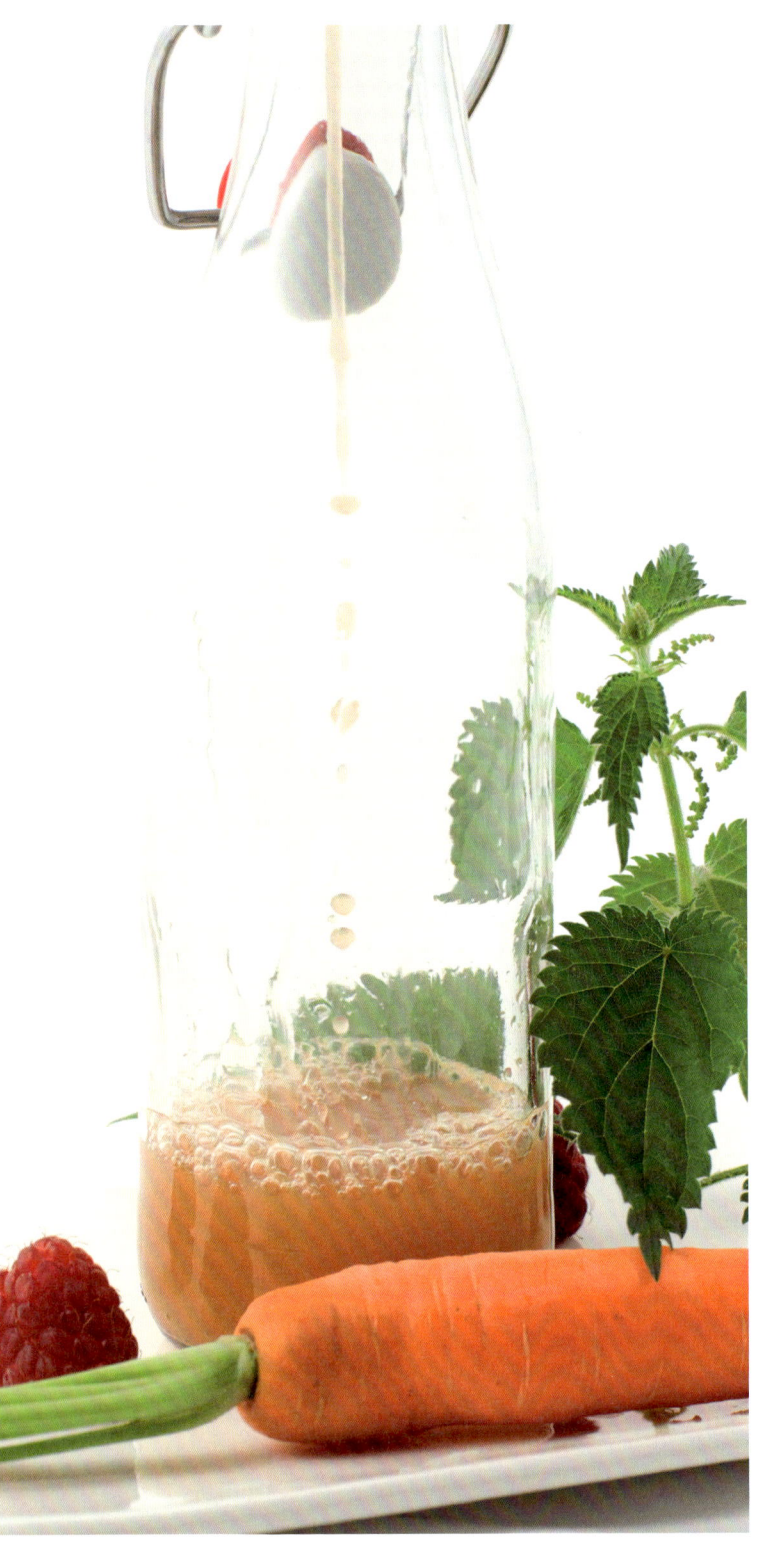

Karotte | Himbeere | Brennnessel

Himbeerfrisch.

- 1 kleine Karotte
- 1 Handvoll Himbeeren (ca. 15 Stück), alternativ Brombeeren oder Zitrusfrüchte
- 5 Triebspitzen (die obersten 6–8 Blätter) von der Brennnessel, alternativ Acker-Schachtelhalm oder im Winter Goldnessel
- 1 l Wasser

Wie ➡ auf Seite 98 beschrieben verarbeiten.

Variante: Besonders lecker schmeckt diese Limonade mit wilden Himbeeren.

Apfel | Kornelkirschen | Purpurrote Taubnessel

Apfelsäuerlich.

- ½ Apfel
- 10 Kornelkirschen, alternativ Sanddornbeeren oder das Fruchtfleisch von Hagebutten
- ½ Handvoll Triebspitzen von der Purpurroten Taubnessel, alternativ Weiße Taubnessel oder Goldnessel
- 1 l Wasser

Das Fruchtfleisch der Kornelkirschen von den Kernen abschneiden und nur dieses zusammen mit den anderen Zutaten wie ➡ auf Seite 98 beschrieben verarbeiten.

Quitte | Pfirsich | Beinwell

Säuerlichsüß-schaumig.

- 1 Stück von einer reifen Quitte (ca. 50 g)
- ½ reifer Pfirsich, alternativ Mango oder Birne
- 4 Beinwellblätter mit 15–20 cm Länge
- 1 l Wasser

Alles wie ➡ auf Seite 98 beschrieben verarbeiten.

Variante: Entscheiden Sie selbst, ob Sie Beinwell ➡ Seite 110 oder ersatzweise 1–2 Handvoll Vogelmiere verwenden wollen.

Sauerkirsche | Zimt | Süßdolde

Zimtlakritzkirschfruchtig.

- 15 Sauerkirschen, alternativ Pflaumen
- ½ Zimtstange
- 2 große Blätter von der Süßdolde
- 1 l Wasser

Die Kirschen entsteinen und alles wie ➡ auf Seite 98 beschrieben weiter verarbeiten.

Varianten: Anstelle der Süßdolde eignen sich die Blätter vom Wiesen-Bärenklau und auch die jungen Früchte, die aber sehr intensiv schmecken und daher sparsam zu dosieren sind. Im Winter bieten sich Gundermann und Brombeerblätter an.

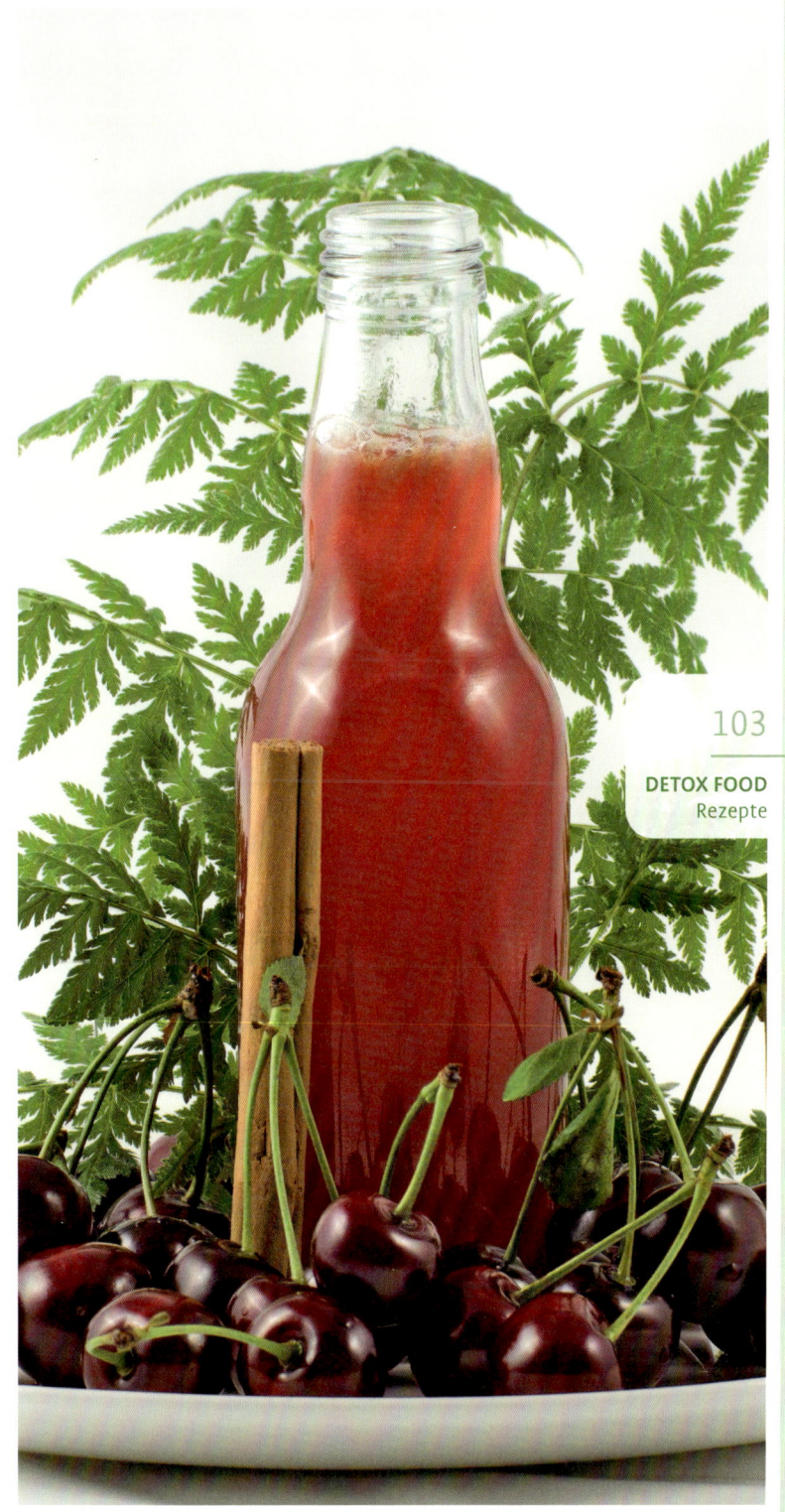

DETOX FOOD
Rezepte

Leckere Wasser

Die Limonaden sind im Vergleich zu purem Wasser doch noch ziemlich gehaltvoll. Nichts drin ist in den Getränken, die ich ihnen hier vorstelle – außer Geschmack, möchte man meinen ...

Sie sind einfach herzustellen – dafür wird nur ein Messer benötigt – und sind doch nicht zu unterschätzen, denn die Zutaten geben auch hierbei noch Inhaltsstoffe ab. Fehlt nur noch ein Name für die hübschen aromareichen Wasser. Im Grunde sind es Kaltauszüge, vergleichbar mit Teezubereitungen ohne Erhitzen. Sie haben nicht nur die Aufgabe, gut und abwechslungsreich zu schmecken, sie wirken auch, obgleich hier andere Stoffe freigesetzt werden als beim klassischen Teeaufguss. Sie können es deutlich schmecken, wenn Sie beispielsweise das Aroma vom Mädesüß, der Schafgarbe, von Pfirsich oder Ingwer wahrnehmen – deshalb nenne ich sie „leckere Wasser", „gesunde Wasser" würde aber auch passen.

Ein paar Stunden ziehen lassen

Das Prinzip zur Herstellung dieser aromatisierten Wasser ist immer dasselbe: Sie zerkleinern die Zutaten und sorgen so dafür, dass die Inhaltsstoffe auch austreten und ins Wasser übergehen können. Geben Sie die Zutaten in eine Karaffe oder Kanne und übergießen Sie sie mit 1 Liter frischem Wasser. Lassen Sie den Ansatz für einige Stunden stehen, am besten im Kühlschrank. Zwischendurch können Sie ab und zu umrühren. Trinkfertig ist die Mischung, wenn das Wasser deutlich aromatisch schmeckt. Verzichten Sie im Rahmen der Saftfastenkur lieber auf Eiswürfel und kühlen Sie es nicht zu sehr. Ihr Magen wird es Ihnen danken. Gießen Sie das leckere Wasser zum Trinken durch ein Sieb direkt in ihr Glas.

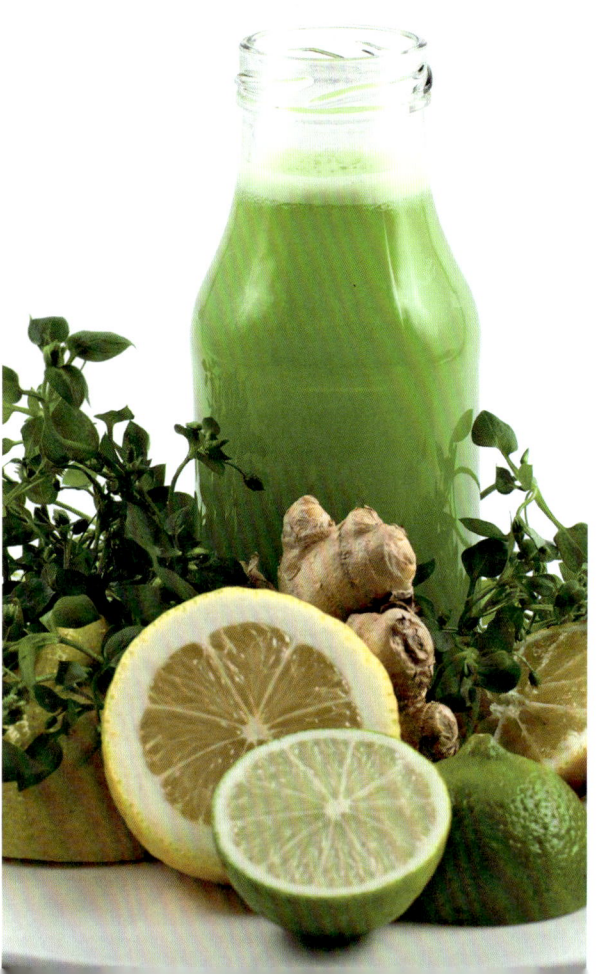

Zitronen-Ingwer-Wasser und Variationen

Ingwerzitronig. Es ist der Klassiker unter den leckeren Wassern und es hat daher auch eine Sonderstellung in diesem Kapitel. Zitronensaft schmeckt sauer, wirkt im Körper aber basisch. Zudem ist es nicht nur der Saft, der wertvoll ist, auch die Schale mit ihren ätherischen Ölen und sogar die innere weiße Schale mit den Bitterstoffen enthalten wirksame Inhaltsstoffe.

- ½ Zitrone, unbehandelt
- 2 cm Ingwerwurzel
- 1 l Wasser

Für das Zitronen-Ingwer-Wasser, das ich für jeden Tag der Saftkur empfehle ➔ Seite 50, können Sie die Zitrone und den Ingwer, den Sie vorher dünn abschälen, in hauchdünne Scheiben schneiden und mit dem Wasser auffüllen.

Intensiver wird das Wasser gewürzt und dementsprechend mit mehr Inhaltsstoffen angereichert, wenn Sie Zitrone und Ingwer noch stärker zerkleinern. Die Zitronenschale können Sie mit einer feinen Reibe zerkleinern, ebenso den Ingwer, den Zitronensaft können Sie auspressen und dazugeben. Mir ist das manchmal zu viel Arbeit und wenn ich für Seminarteilnehmer literweise Zitronen-Ingwer-Wasser mache, dann werfe ich die Zutaten einfach in den Mixer, mixe sie kurz mit dem Wasser und fertig. Außerhalb von Detox, Baby! trinke ich es normalerweise mit den fein gemixten Teilchen. Für die Saftkur allerdings empfehle ich das Passieren durch den Nussmilchbeutel.

Dieses Basis-Rezept können Sie nach Herzenslust variieren, rechts finden Sie zwei Beispiele.

Rosenduftig

Eine Handvoll zarter Blütenblätter von Wildrosen oder alten Rosensorten mit gutem Duft unzerkleinert zusätzlich dazugeben. Sehr gerne mag ich den Blütenduft der Bibernell-Rosen, die frühzeitig, aber kurz blühen. Eine meiner Lieblingssorten, die mit einem intensiven Duft auch im Herbst noch blüht ist *Rosa spinosissima* 'Stanwell Perpetual'.

Gierschwürzig

Für diese eher würzige Variation geben Sie 1 Handvoll Giersch- und 5 große Basilikumblätter dazu, den Giersch klein gezupft oder geschnitten oder Sie mixen ihn mit. Die Basilikumblätter brauchen Sie nur klein zupfen oder in grobe Stücke schneiden, sie geben auch ohne Mixen genügend Aroma ab.

Im Sommer können Sie anstelle der Gierschblätter auch die jungen, leicht gequetschten grünen Samen verwenden, sie schmecken sehr intensiv.

Pastinakensüß

- ½ Gold-Kiwi, alternativ eine reife grüne Kiwi
- 2 TL grüne Pastinakensamen
- 1 l Wasser

Die Kiwi schälen und in feine Scheiben schneiden. Die Pastinakensamen im Mörser leicht anquetschen, beides mit dem Wasser übergießen.

Waldmeistermango

- ¼ einer aromatisch süßen Mango
- 3 Zweige Waldmeister (nicht mehr als 3 g)
- 1 l Wasser

Waldmeister-Stiele etwas liegen und trocknen lassen, bis sie aromatisch riechen, 3–4 Stunden mindestens. Mangofruchtfleisch in Scheiben schneiden und beides mit Wasser übergießen.

Minzklassisch

- ½ Minigurke oder 2 saftig-süße Aprikosen oder 3 Erdbeeren oder ½ saftiger Pfirsich
- 10 kleine oder 5 große Blättchen von der Pfefferminze
- 1 l Wasser

Die Gurke oder das Obst in hauchdünne Scheiben schneiden. Die Minzblättchen in Stücke zupfen oder im Ganzen verwenden. Alles mit dem Wasser übergießen.

Sie können Acker-Minze, Ähren-Minze (Grüne Minze), Wasser-Minze oder eine der vielen verschiedenen Pfefferminze-Varietäten verwenden. Wenn Sie mit Sodbrennen zu tun oder einen sehr empfindlichen Magen haben, dann sollten Sie zumindest beim Saftfasten lieber auf Minze verzichten.

Apfelwiesenleicht

- 1 kleinen Apfel
- 5 große oder 10 kleine Blätter vom Wiesen-Salbei
- 1 l Wasser

Hauchdünne Apfelscheiben und klein gezupfte Blätter mit Wasser auffüllen.

Varianten

Anstelle vom Wiesen-Salbei, den Sie hauptsächlich im Sommer finden, können Sie im Frühjahr und Herbst alternativ 1 Handvoll Blätter und weiche Triebe vom Wiesen-Bärenklau verwenden. Im Hochsommer können Sie auch einige frische Samen vom Wiesen-Bärenklau nutzen und diese im Mörser kurz andrücken. Aber Vorsicht, beginnen Sie mit wenigen Samen, sie sind eine wahre Geschmacksexplosion.

Kirschmandelzart

- 30 Vogel-Kirschen (wilde Süßkirschen) oder 10 gewöhnliche Süßkirschen
- 1–2 Blütenstände vom Mädesüß
- 1 l Wasser

Wenn Sie Vogel-Kirschen verwenden, sind diese viel kleiner als normale Süßkirschen, das Entfernen des Steins wäre also sehr aufwendig. Ritzen Sie die Kirschen daher mit einem scharfen Messer mehrfach rundum ein und geben Sie sie am Stiel in das Gefäß. Süßkirschen können Sie entsteinen und in Stücke schneiden, aber auch hier können Sie die Stiele mit verwenden. Die Mädesüßblüten kopfüber hineinhängen und dann mit dem Wasser auffüllen.

Honigsüß

- 70 g Fruchtfleisch von der Honigmelone
- 1 EL frische Schafgarbenblüten
- 1 l Wasser

Die Honigmelone in feine Scheiben schneiden, die Schafgarbenblüten im Mörser leicht andrücken und beides mit Wasser auffüllen.

Variante

Im Winter können Sie das Kraut der Schafgarbe nehmen und etwas durchblutungsfördernden Kardamomsamen.

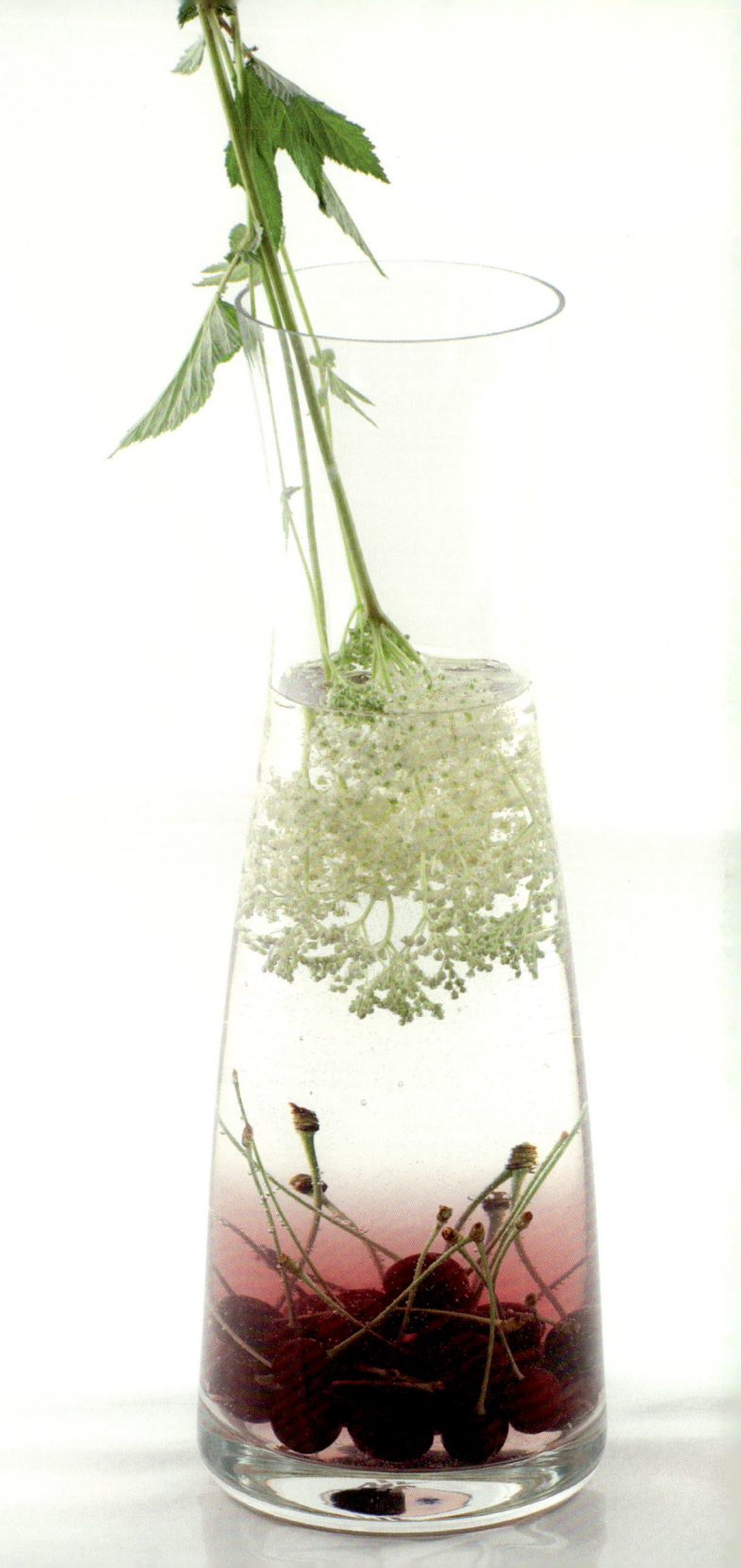

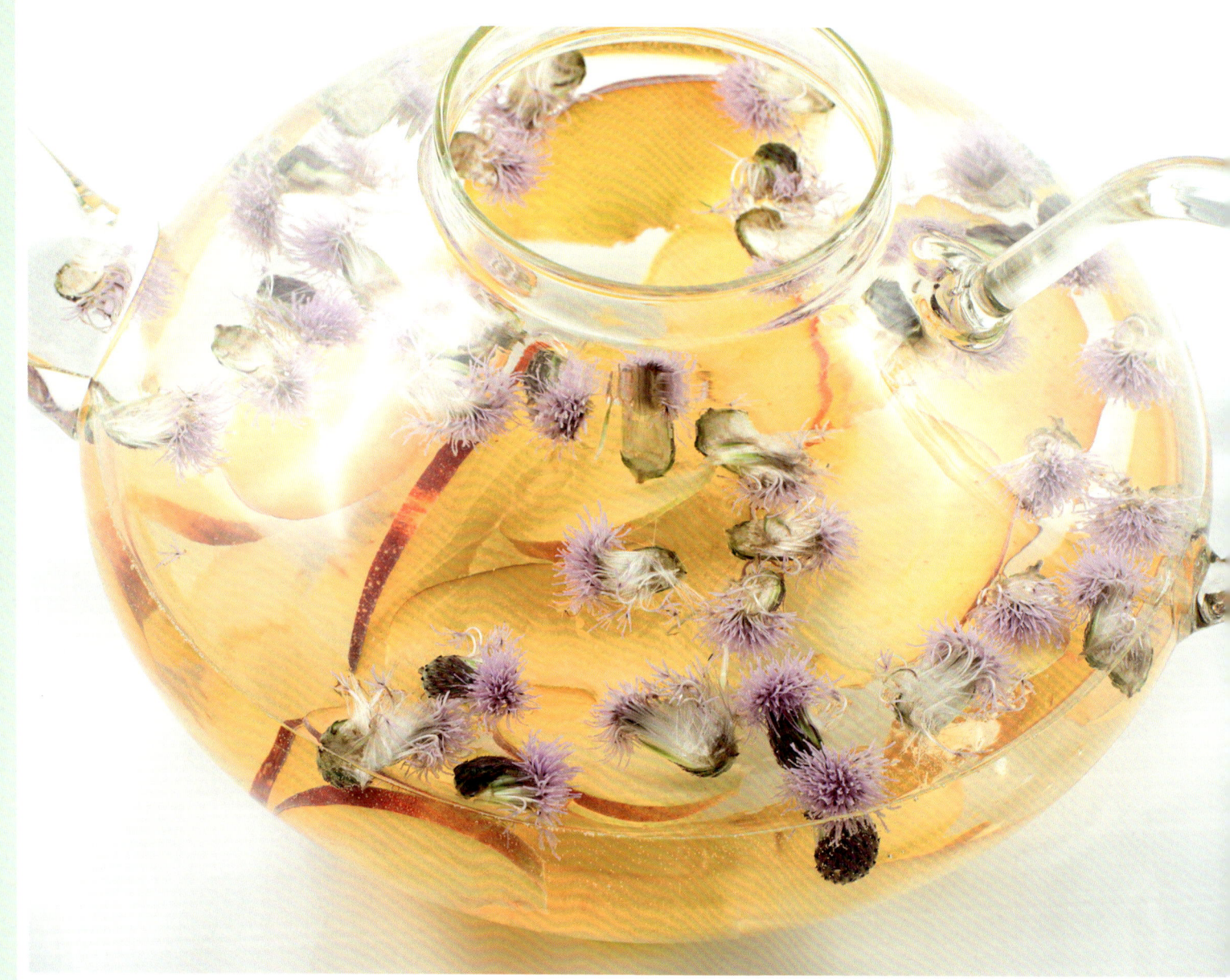

Distelnektar

Distelnektar

- ¼ Nektarine
- 20 Blüten von der Acker-Kratzdistel
- 1 l Wasser

Nektarine in hauchdünne Scheiben schneiden, die Distelblüten halbieren und mit dem Wasser auffüllen.

Wurzelscharf

- 1 kleine Pastinakenwurzel
- 1 Handvoll Behaartes Schaumkraut
- 1 l Wasser

Die Pastinakenwurzel schälen und mit dem Sparschäler weitere Streifen abschneiden. Das Behaarte Schaumkraut klein schneiden. Mit Wasser übergießen.

Varianten

Ist Ihnen der Geschmack der Pastinakenwurzel zu intensiv, dann probieren Sie dieses Wasser einmal mit Petersilienwurzel.

Sollten Sie kein Behaartes Schaumkraut finden, was fast unmöglich ist, dann verwenden Sie einfach Kresse oder auch Knoblauchsrauke.

Winterexotisch

- ½ Ring (ca. 2 cm dick) Fruchtfleisch von einer vollreifen süßen Ananas
- ½ Limette, unbehandelt
- 1 Handvoll junge Triebe und Blätter von der Goldnessel
- 1 l Wasser

Ich empfehle baumgereifte Ananas von Spezialversendern zu bevorzugen, alle anderen haben, weil sie nicht ausgereift sind, zu viel Säure.

Das Fruchtfleisch aus der Ananas und die gut gewaschene Limette in hauchdünne Scheiben schneiden. Die Goldnessel klein schneiden. Mit Wasser übergießen.

Varianten

Anstelle der Goldnessel können Sie das Jahr über auch Purpurrote, Weiße und Gefleckte Taubnessel nutzen. Im Winter finden Sie meist nur die Goldnessel.

So gesund – was wirkt wie?

An dieser Stelle bekommen Sie einen schnellen Überblick über die gesundheitlichen und vor allem die entgiftenden Wirkungen ausgewählter Zutaten.

Acker-Schachtelhalm enthält große Mengen Kieselsäure, die zur Stärkung des Bindegewebes und der Lunge beiträgt. Außerdem soll er rheumatische Erkrankungen, Hauterkrankungen, Husten, Hals-, Nieren- und Blasenentzündungen lindern, den Stoffwechsel anregen, die Verdauung stärken, die Durchblutung und den Lymphfluss fördern sowie harntreibend und immunstimulierend wirken.

Ahorn: Die Blüten schmecken fruchtig-süßlich wegen des enthaltenen Nektars und enthalten neben vielen Mineralstoffen um die 5 % Eiweiß.

Artischocke: Sie enthält Bitterstoffe und Bitterstoffe haben allgemein neben verdauungsfördernden und herzstärkenden Eigenschaften auch eine Wirkung gegen Depressionen, daher brauchen wir sie vor allem in der lichtarmen Zeit.

Wiesen-Bärenklau soll bei fehlendem Antrieb wieder für Schwung sorgen und wird in der Naturheilkunde unter anderem bei Kopfschmerzen empfohlen.

Bärlauch mit seinen Lauchölen kann Schwermetalle mobilisieren und binden und damit zur Entgiftung beitragen. Er wirkt außerdem blutdrucksenkend. Mehr dazu ➜ auf Seite 39.

Basilikum wirkt entspannend, stärkt die Konzentrationsfähigkeit und sorgt für gute Laune – ein Muntermacher par excellence.

Der Beinwell steht in der Kritik, seit sich eine Gruppe von Inhaltsstoffen, die Pyrrolizidinalkaloide, bei Laborversuchen als leberschädigend erwiesen haben. Daher wird vom Verzehr des Beinwells in Deutschland seit längerer Zeit abgeraten. Ich habe bisher nur gute Erfahrungen mit ihm gemacht und schätze ihn wegen seiner anderen Inhaltsstoffe: unter anderem Gerbstoffe, Schleimstoffe und Kieselsäure, Saponine und Vitamin B_{12}. Entscheiden Sie selbst, ob Sie ihn oder eine alternative Wildpflanze verwenden wollen.

Die Braunelle ist eine ganz besondere Pflanze, die gerne übersehen wird und kaum Eigengeschmack hat. Ich bin der Überzeugung, dass Pflanzen ohne auffälligen Geschmack nicht übersehen werden dürfen. Meine Theorie dazu ist, dass Sie nur deshalb nicht besonders schmecken, damit sie von allen Menschen gegessen werden, weil ihre Wirkung für alle nützlich ist. Die Kleine Braunelle wird in Asien traditionell als Heilmittel bei schweren Erkrankungen wie etwa Krebs und Aids genutzt, bei uns ist sie seit dem Mittelalter mehr und mehr in Vergessenheit geraten. Früher wurde sie aufgrund ihrer antibiotischen

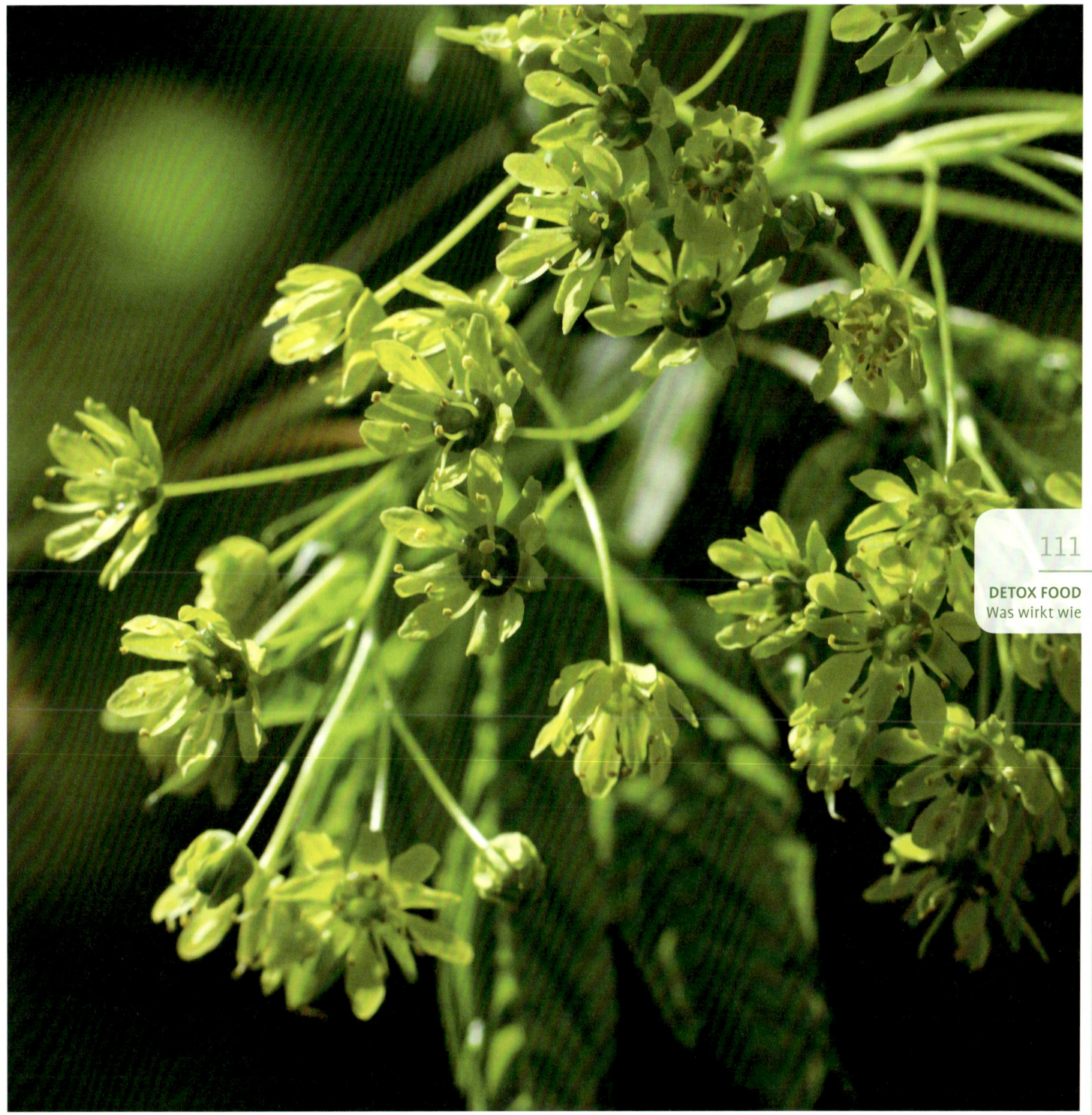

DETOX FOOD
Was wirkt wie

Blüten des Spitz-Ahorns

Wirkung bei Diphterie und Erkrankungen von Hals und Rachen verwendet. Die moderne Forschung hat eine Wirksamkeit gegen Herpesviren belegt ➡ Seite 128.

Brennnesseln sind die perfekten Vitamin-C-, Kieselsäure- und Eisenlieferanten. Mehr dazu ➡ auf Seite 43.

Brokkoli bietet etwas weniger Chlorophyll als Palmkohl, dafür aber mehr Senfölglykoside, die für den typisch kohligen Geschmack verantwortlich sind und gegen Viren, Bakterien und Pilze wirken. Brokkoli und andere Kohlarten enthalten das Senföl Sulphoraphan, dem eine hemmende Wirkung auf Tumorzellen verschiedener Krebsarten bescheinigt wird.

Brunnenkresse macht Säfte zu „Rachenputzern", denn sie wirkt bei Katarrhen der Luftwege. Neben den hierbei wirksamen Senfölgkykosiden enthält sie Vitamine, Mineralstoffe, Bitter- und Gerbstoffe.

Buche: Junge Buchenblätter enthalten Vitamin C und schmecken säuerlich. So lange sie ganz jung sind, haben sie noch so wenig Gerbstoffe, dass diese gerade richtig dosiert für uns und die Blätter gut verwendbar sind, später ist der Gehalt zu hoch.

Cranberrys: Sie enthalten antibakteriell wirkende Flavonoide, Proanthocyanidine, die unter anderem Harnwegsinfektionen vorbeugen sollen und zu den Bitterstoffen gezählt werden ➡ siehe auch Löwenzahn.

Dost bringt viel Geschmack in Form ätherischer Öle mit. Gerade im Sommer bei heißen Temperaturen können wir sie gut brauchen, weil sie bakteriellen Infektionen vorbeugen.

Erdbeeren wirken harntreibend und blutreinigend. Wenn Sie **Wald-Erdbeeren** finden, nehmen Sie diese, sie werden auch bei rheumatischen Erkrankungen, Problemen mit Leber, Galle, Herz und Nieren und bei Fieber empfohlen. Die Pflanze ist immergrün, daher können wir ihre Blätter auch im Winter nutzen und von ihrer Wirkung bei Entzündungen im Hals- und Rachenraum profitieren. Die enthaltenen Gerbstoffe wirken auch gegen Durchfall und festigen das Gewebe.

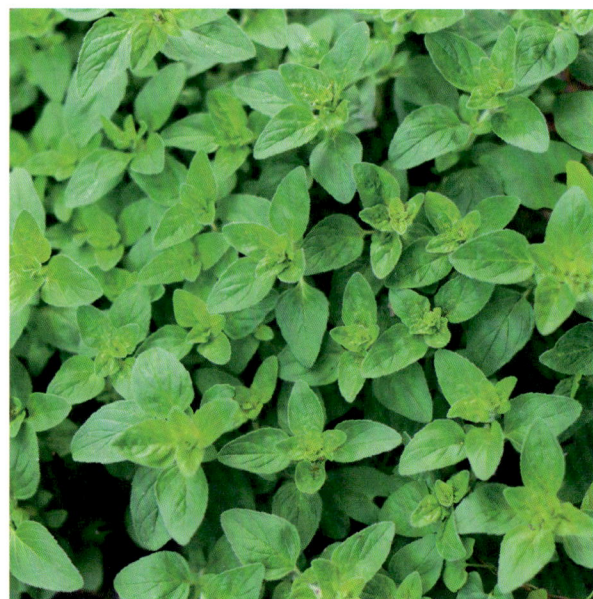

Dost

Feigen sind bekannt für die verdauungsanregende Wirkung ihrer Ballaststoffe. Außerdem sollen sie der Besiedlung des Darms durch schädliche Bakterien entgegenwirken.

Feldsalat ist reich an Vitaminen und Mineralstoffen. Entsaften Sie seine Wurzel ruhig mit, darin enthalten sind ausgleichend wirkende Valepotriate, eine Spezialität der Baldriangewächse, zu denen der Feldsalat zählt.

Fenchel sorgt für eine gut funktionierende Verdauung.

Gänsefingerkraut ist dank der enthaltenen Gerbstoffe hilfreich beim Entgiften. Es soll gegen Durchfall und krampflösend wirken, sollten Sie damit beim Fasten Probleme haben.

Giersch wirkt mild harntreibend und entsäuernd. Mehr dazu ➡ auf Seite 39.

Die Goldnessel ist eine immergrüne Pflanze und kann daher auch im tiefsten Winter gesammelt werden. Sie wirkt nicht nur verdauungsfördernd und antibakteriell, sondern stärkt auch die Schleimhäute, was gerade im Winter bei trockener Heizungsluft und auftretenden Erkältungen hilfreich ist.

Grapefruit: Sie enthalten wertvolle Bitterstoffe. Wird Ihnen der Saft damit zu bitter, dann entfernen Sie die weiße Haut, welche die Fruchtsegmente umgibt, oder einen Teil davon und auch die Kerne.

Gundermann: Mehr dazu ➡ auf Seite 40.

Hagebutte: Das Mark aus der Frucht sichert die Vitamin-C-Versorgung und stärkt das Immunsystem – besonders im Winter. Vitamin C fördert verschiedene Entgiftungsprozesse und die Bildung von Kollagen, wodurch das Bindegewebe gestärkt und darüber die Versorgung der Zellen und der Transport von Schadstoffen aus den Zellen verbessert wird. Die Hagebutte enthält außerdem Lycopin ➡ siehe Tomate.

Heidelbeeren sind echtes heimisches Superfood: Unter anderem sollen sie der Sehkraft zuträglich sein und Magen- und Darm beruhigen – beides hilft beim Fasten, wenn unsere Sinne etwas schwächeln und die Verdauung Unterstützung brauchen kann. Achten Sie darauf, dass sie wirklich echte Heidel- oder Blaubeeren verwenden und keine Kultur-Heidelbeeren. Unsere heimischen Heidelbeeren sind auch innen blau gefärbt und kleiner.

Himbeeren: Seit ich weiß, dass Krebszellen keine Himbeeren mögen, genieße ich Saft oder Limonade aus Himbeeren so oft wie möglich.

Ingwer regt den Stoffwechsel an und wirkt wärmend.

Johannisbeeren wirken kühlend und sind daher an heißen Tagen im Sommer besonders zu empfehlen. Schwarze Johannisbeeren enthalten viel Vitamin C und Ballaststoffe, dazu zahlreiche antibakteriell wirkende Inhaltsstoffe. Sie sollen sogar vor Lungenentzündung und multiresistenten Keimen schützen. Traditionell werden sie bei rheumatischen Erkrankungen und Harnwegsentzündungen empfohlen.

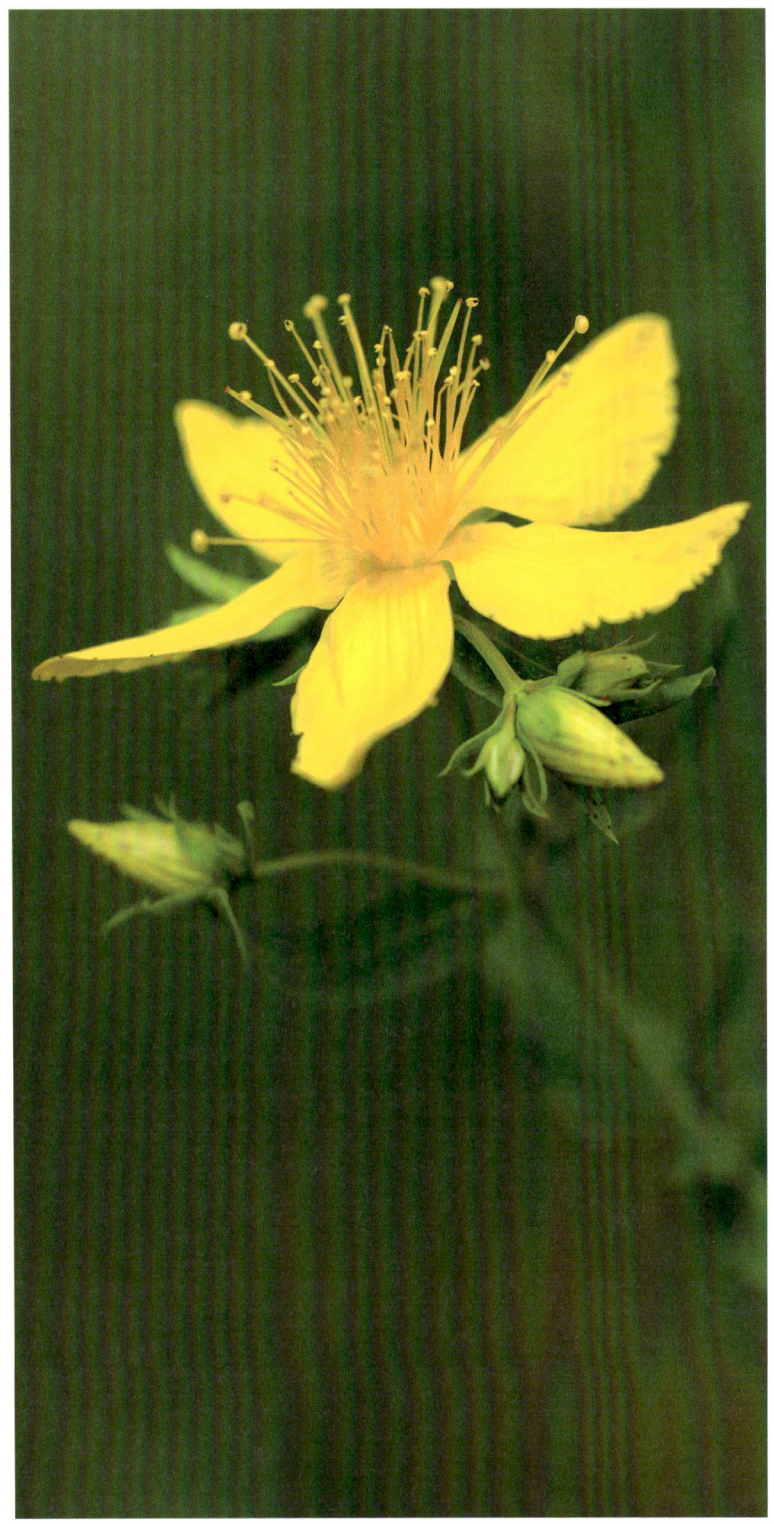

Johanniskraut sammelt und speichert das Sonnenlicht, es wird zur Linderung von Depressionen verwendet. Säfte mit Johanniskraut helfen an trüben Tagen und Büro- und Stubenhockern, das Gemüt zu erheitern. Immer wieder wird darauf hingewiesen, man möge beachten, dass das Johanniskraut fotosensibilisierend wirke, ein Sonnenbrand schneller als üblich möglich wäre. Das tue ich hiermit auch, obgleich ich es noch nicht selbst erlebt habe.

Kerbel wird traditionell gerne für Frühjahrskuren verwendet. Seine Wirkung wird als harntreibend, verdauungsanregend sowie blutreinigend beschrieben und er soll auch die Entgiftung über die Haut fördern.

Kirschen: Auch die Stiele sind hier wertvoll. Ihre Wirkung wird als blutreinigend, harntreibend und hilfreich bei Husten beschrieben.

Kiwi: Enthalten viel Vitamin C, Mineralstoffe wie Kalium, Kalzium, Magnesium und verdauungsfördernde Ballaststoffe.

Kornelkirschen enthalten jede Menge Vitamin C
➜ siehe auch Hagebutte.

Kurkuma wirkt stoffwechselanregend und wärmend
➜ mehr dazu auf Seite 61.

Lärche: Ihre Nadeln enthalten viel ätherisches Öl, was den Geschmack, aber auch eine antibakterielle Wirkung verursacht. Volksmedizinisch werden sie bei Erkrankungen der Atemwege eingesetzt.

Johanniskraut

Lindenblätter

Kletten-Labkraut und **Wiesen-Labkraut** werden in der Naturheilkunde für ihre harntreibende und blutreinigende Wirkung geschätzt und eingesetzt, um den Lymphfluss anzuregen. Sie sind damit ideal geeignet, um die Entgiftung zu unterstützen.

Linde: Lindenknospen, -blätter und -blüten zeichnen sich durch einen hohen Gehalt an Schleimstoffen aus, die unsere Schleimhäute pflegen und schützen – auch die Magenschleimhaut, was zum Beispiel an heißen Sommertagen, wenn Magen- und Darminfektionen an der Tagesordnung sind, hilfreich ist ➡ mehr dazu auf Seite 41.

Löwenzahn: Löwenzahnblätter enthalten viele Bitterstoffe. Bitterstoffe steigern den Antrieb, kräftigen das Herz, regen Magen- und Gallentätigkeit an und sorgen für eine gute Verdauung. Sie helfen außerdem bei Bedarf über eine leicht depressive Fastenstimmung hinweg, wirken wärmend und ermutigend. In seinen Blütenständen sind gerade so viele Bitterstoffe, dass sie geschmacklich nicht auffallen. Sie stecken im grünen Außenkelch, daher ist es sinnvoll, die Blütenstände ganz zu verwenden. Die harntreibende und stoffwechselanregende Wirkung des Löwenzahns unterstützt viele körpereigene Entgiftungsprozesse ➡ mehr dazu auf Seite 39.

Malven: ➡ mehr dazu auf Seite 41.

Mädesüß: Seine Blüten sind bekannt für ihre schmerzlindernde und entzündungshemmende Wirkung.

Mais: Ein Saft mit Zuckermais ist aufgrund der zucker- und stärkehaltigen Maiskörner vor allem etwas für diejenigen, die glauben, bei dieser Saftkur nicht genug Energie zu bekommen. Manchmal entsteht solch ein Gefühl aber eher im Kopf als im Körper und dagegen hilft Basilikum, wie in unserem Beispiel ➡ auf Seite 91.

Wilde Möhre: Die ganze Pflanze enthält antibakteriell wirkende ätherische Öle und wirkt harntreibend.

Nachtkerze: Traditionell werden Nachtkerzenblüten bei Husten und Asthma sowie Magen-Darm-Erkrankungen verwendet.

Die Nelkenwurz liefert Gerbstoffe, die im Winter und im zeitigen Frühjahr so wohldosiert in den Blättern vorhanden sind, dass sie gut schmecken – was man den Rest des Jahres über nicht behaupten kann. Als Heilpflanze, die auch von Hildegard von Bingen und Kräuterpfarrer Künzle genutzt wurde, enthält sie viele weitere Inhaltsstoffe, die sie unter anderem als Aphrodisiakum und bei Blasenentzündungen wirksam machen sollen. Für uns zählt hier besonders, dass sie bei Magen- und Darmproblemen helfen und ausgleichend auf Leber und Galle wirken soll.

Orange: Orangensaft wirkt kühlend, das kann bei Bedarf durch die Zugabe wärmender Zutaten wie ➡ auf Seite 100 ausgeglichen werden. Wertvoll ist auch die innere Fruchtschale der Orange. Sie enthält nicht nur Bitterstoffe, sondern große Mengen Pektine, die auch als Geliermittel bekannt sind. Diese Ballaststoffe sind für die cremige Konsistenz von Säften verantwortlich, wirken verdauungsfördernd und können mit Schwermetallen Komplexe bilden, die dann ausgeschieden werden können.

Palmkohl sorgt für jede Menge Chlorophyll, Sie werden es dem Saft ansehen ➡ siehe auch Brokkoli.

Petersilienwurzel enthält viel Vitamin C. Mit ihrem ätherischen Öl fördert sie zudem die Verdauung. Ihre harntreibende Wirkung unterstützt die Funktion der Nieren, sie wird auch empfohlen bei entzündlichen Erkrankungen der Harnwege.

Wiesen-Pippau könnte als „Löwenzahn für Anfänger" bezeichnet werden, weil auch er Bitterstoffe enthält, aber nur so wenige, dass sie nicht unangenehm auffallen.

Portulak gilt als wirksames Mittel gegen Sodbrennen.

Postelein hat viel Vitamin C und Mineralstoffe wie Kalzium, Eisen und Magnesium zu bieten.

Quitte: Ihre Gerbstoffe helfen uns durch den Winter, denn was die Pflanzenzellen schützt, hilft auch uns innerlich widerstandsfähig zu bleiben. Die Oberflächen der Schleimhäute sind nicht so leicht angreifbar, wenn das Gewebe gefestigt wird und damit das Eindringen für Bakterien und Viren erschwert wird.

Rose: Rosenblüten wirken harmonisierend. Sie sorgen mit ihren Gerbstoffen dafür, dass unser Gewebe und unsere Zellen gefestigt werden, binden Schwermetalle und leiten sie aus. Ihre ätherischen Öle wirken entzündungshemmend und antibakteriell und wirken über den Duft auch ausgleichend auf die Seele. ➡ Siehe auch Hagebutte.

Der Wiesen-Salbei ➡ Foto Seite 21 punktet mit ätherischen Ölen, die vorbeugend gegen bakterielle Infektionen wirken. Er reguliert die Schweißbildung, hilft gegen Entzündungen und bei Hautproblemen.

Sanddorn enthält reichlich Vitamin C.

Sauerkraut macht herkömmliche Abführmittel überflüssig und sorgt für sanfte Entleerung des Darms ➡ Seite 52.

Schafgarbe: ➡ mehr dazu auf Seite 43.

Schaumkräuter: ➡ mehr dazu auf Seite 44.

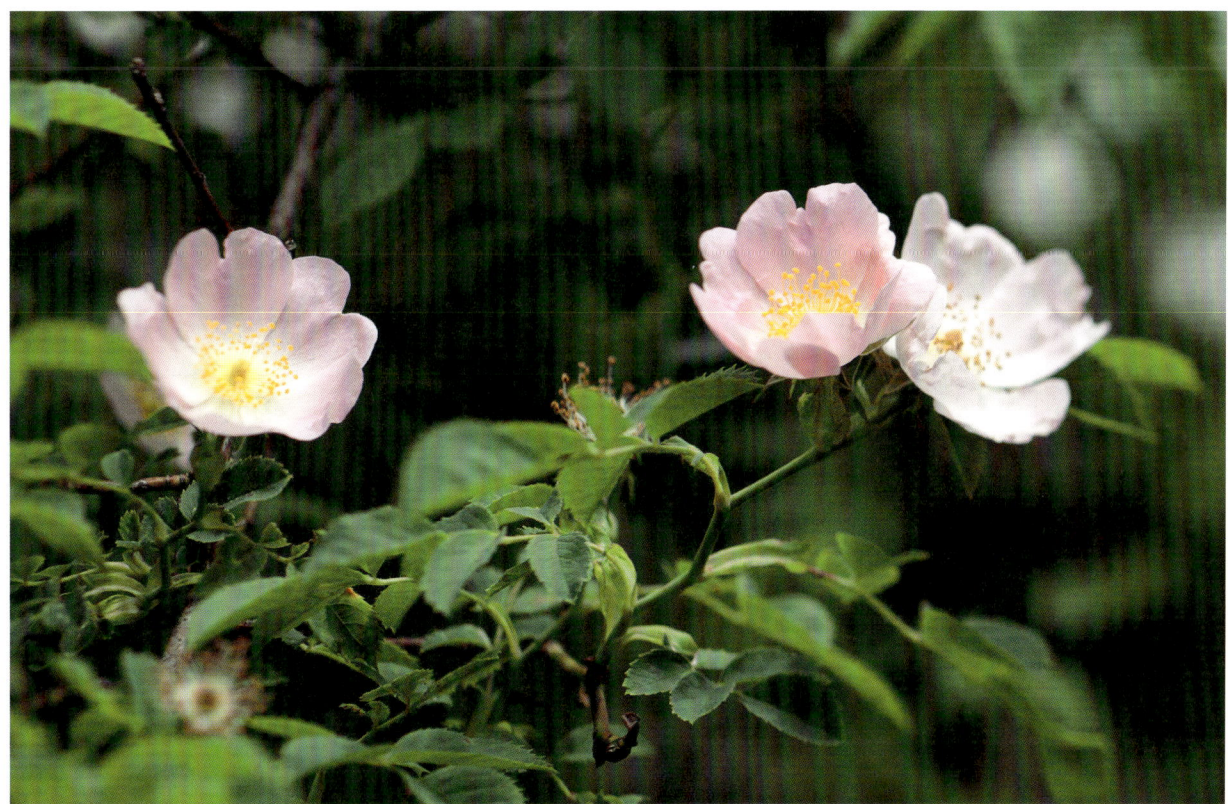

Wildrose

Spargel bringt den Körper in Frühjahrsstimmung, regt vor allem die Nierentätigkeit an und wirkt entwässernd. Er enthält Schwefelverbindungen, außerdem viel Selen, für uns ein essenzielles Spurenelement, und Saponine, die den Saft leicht schaumig machen und die Aufnahme anderer Inhaltsstoffe fördern können.

Spinat liefert jede Menge Chlorophyll. Sollten Sie ihn nicht mögen oder wissen, dass Sie empfindlich auf Oxalsäure reagieren, verwenden Sie auf jeden Fall Baby-Spinat oder ersetzen Sie ihn durch Giersch.

Staudensellerie wirkt wohltuend beruhigend auf den Magen, entzündungshemmend und regt sanft die Verdauung und die Nierentätigkeit an.

Die Süßdolde ist ein Doldenblütler mit leckerem Lakritzgeschmack, welchen sie dem enthaltenen Anisöl zu verdanken hat. Ihre Wirkung wird als verdauungsfördernd, schleimlösend und antibakteriell beschrieben. Neben den Blättern können Sie auch die jungen noch grünen Früchte verwenden.

Tamarinde: Weinsäure und andere Fruchtsäuren sind die Ursache für den sauren Geschmack der Tamarinde, außerdem ist darin so viel Eisen enthalten, dass 100 g davon schon den Tagesbedarf decken können. Die Heilwirkung des Fruchtmarks wird unter anderem als abführend, antibakteriell und entgiftend beschrieben, in Asien wird es auch zur Fiebersenkung und bei Erkältungen empfohlen.

Thymian enthält ätherische Öle, die bakterielle Infektionen vorbeugen können. Ein gutes Hustenmittel.

Tomaten wirken harntreibend. Reife Tomaten enthalten außerdem größere Mengen Lycopin, ein Carotinoid, das antioxidativ wirkt und die Immunabwehr stärken kann.

Veilchen: Die Pflanze enthält neben ätherischen Ölen auch Saponine, sie können helfen, Husten und festsitzende Verschleimungen zu lösen. Volksmedizinisch ist das Veilchen auch als blutreinigend bekannt. Mehr als die angegebene Menge in den Rezepten sollten Sie nicht verwenden.

Vogelmiere: → mehr dazu auf Seite 42.

Waldmeister: Das enthaltene Cumarin soll den Lymphfluss anregen und ausschwemmend wirken. Zur Aromatisierung von Getränken soll eine Maximalmenge an frischem Kraut von 3 g/l nicht überschritten werden.

Wassermelone: Ihre Inhaltsstoffe wirken entwässernd, spülen die Nieren, reinigen das Blut und wirkend anregend auf die Verdauung. Sie enthalten außerdem wie Tomaten das Carotinoid Lycopin, verantwortlich für die rote Farbe des Fruchtfleisches. Citrullin sitzt im weißen Anteil der Frucht, wirkt gefäßerweiternd und verbessert den Blutfluss und gilt daher auch als potenzsteigernd. Gerne mit Schale verwenden – wenn Sie die Melone lieber schälen möchten, dann besser nur dünn abschälen.

Wegerich: Die Blüten von Mittlerem und Spitz-Wegerich schmecken aromatisch nach Champignons, ebenso die Blätter vom Mittleren Wegerich. Die Blätter vom Spitz-Wegerich schmecken intensiver und gelten als eines der besten Hustenmittel. Wegeriche enthalten antibakteriell wirkende Stoffe, die Harnwege, Magen, Darm, Hals, Rachen und obere Luftwege schützen. Ihnen wird eine erfrischende und reinigende Wirkung nachgesagt.

Weintrauben: Blaue Trauben enthalten viele wertvolle Gerbstoffe in ihrer Schale. Trauben allgemein wirken harntreibend, reife Trauben sind sehr mild und gut verträglich.

Weißdorn ist der Herzfreund! Er stärkt das Herz und hilft bei vielerlei Herzbeschwerden. Er muss einfach auch dabei sein, wenn wir fasten. Sie können die Blätter, aber auch die Früchte verwenden, müssten aber die Kerne vorher entfernen.

Der Kleine Wiesenknopf enthält wertvolle Gerbstoffe ➝ siehe auch Quitte. Sie helfen, Schwermetalle zu binden und tragen so zur Ausleitung bei.

Zitronenmelisse: Melissenblätter mit ihrem frischen Aroma peppen nicht nur den Geschmack auf, sie wirken auch beruhigend bei Nervosität, innerer Unruhe und nervösen Störungen im Magen- und Darmbereich.

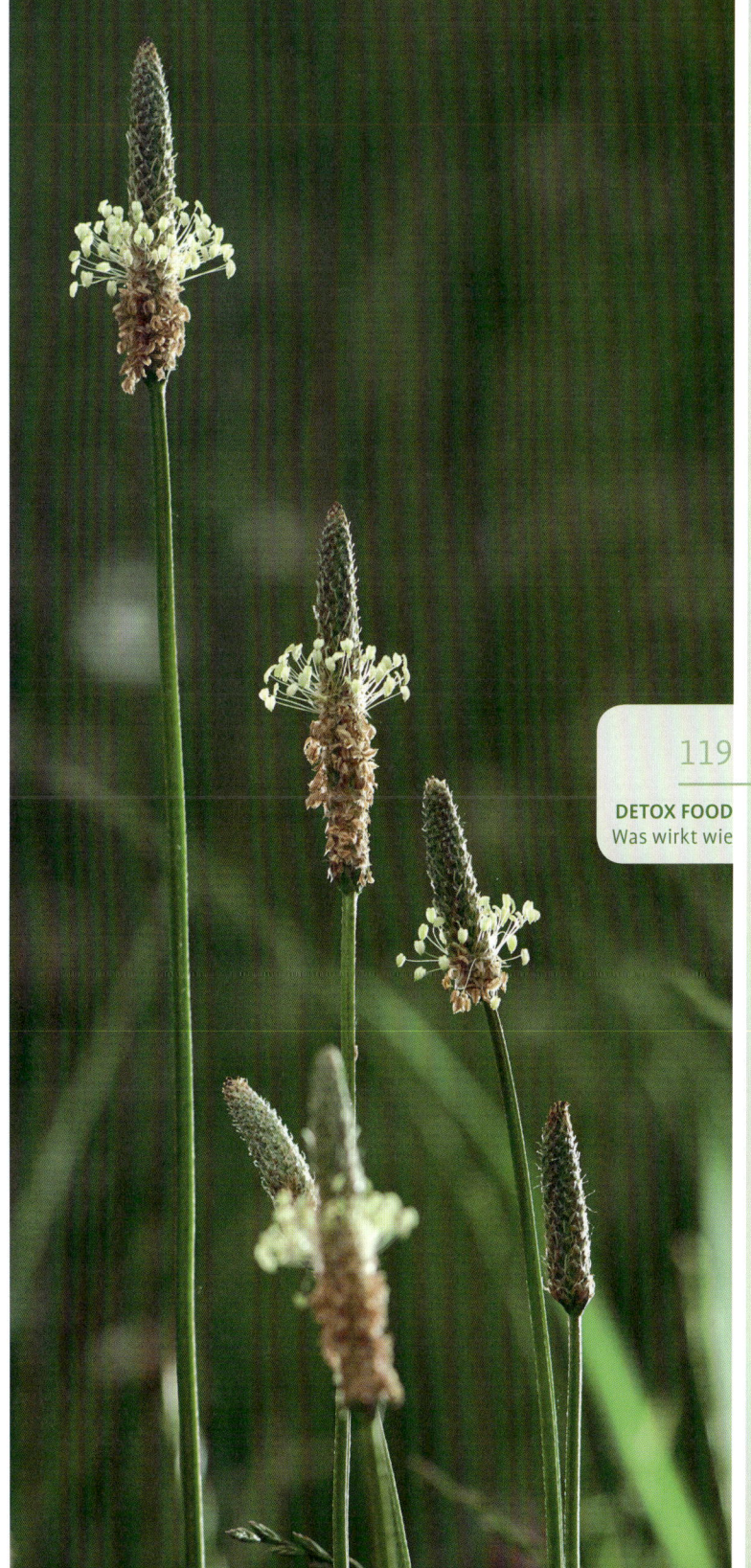

Bütenstände des Spitz-Wegerichs

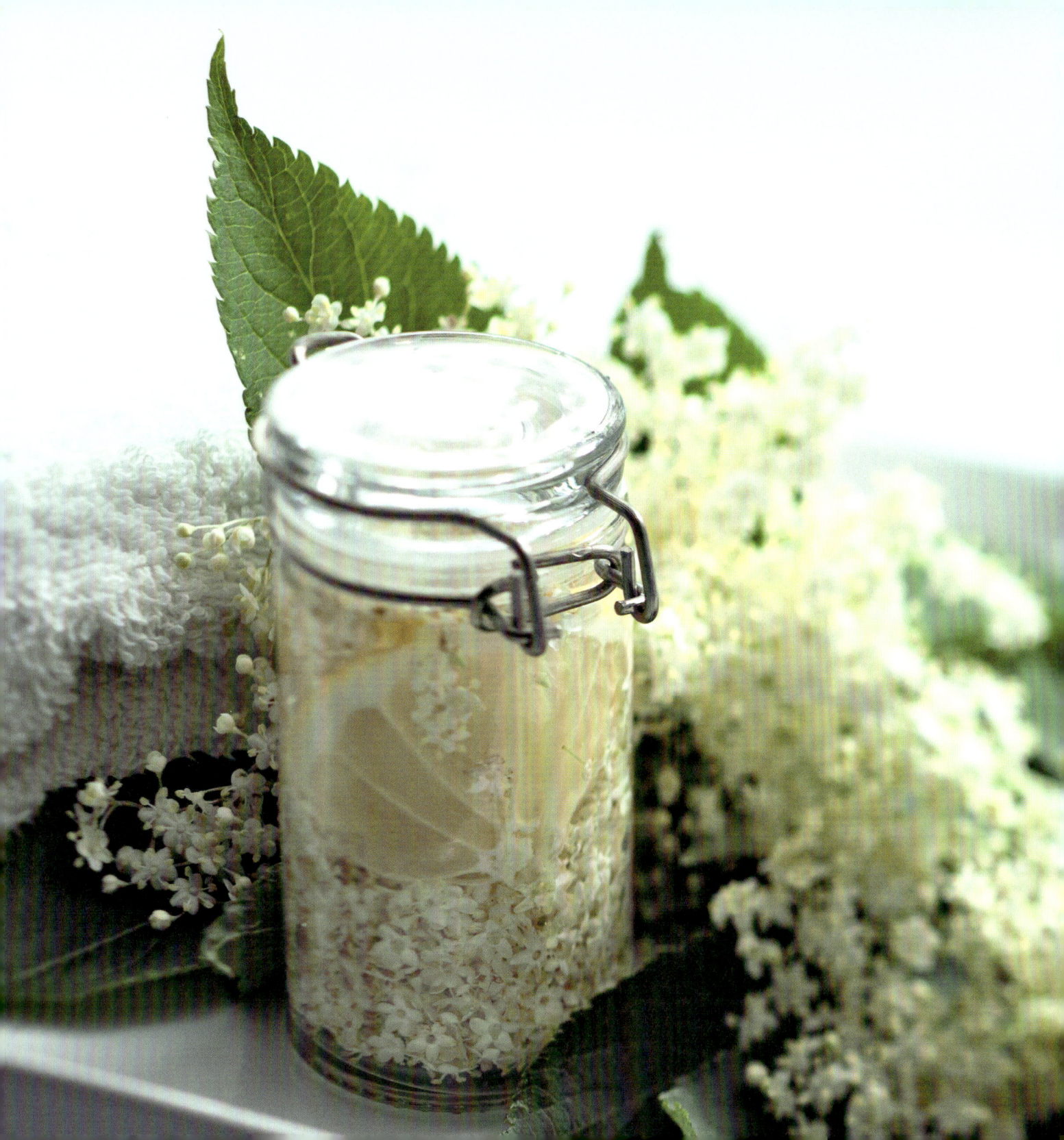

DETOX ALL-IN

Zu Detox, Baby! gehört mehr als die Saftkur: naturgesunde Körperpflege, Bewegung, ein starker Geist und eine Seele in Harmonie. Alles Wissenswerte dazu finden Sie in den folgenden Kapiteln Detox Care, Power, Mind, Soul und Help.

Detox Care – die naturgesunde Körperpflege

An meinen Körper lasse ich nur Natur. „Was für eine Vorstellung! Ist das möglich?", dachte ich mir damals vor vielen Jahren, als ich beschlossen habe, so natürlich wie möglich zu leben. Ja, das ist möglich. Vor dieser Erkenntnis lag jedoch ein langer Weg des Ausprobierens.

Damals, als ich meine Ernährung auf Rohkost umgestellt habe und plötzlich viel mehr Gerüche wahrnehmen konnte, fiel mir auf, dass wir ständig im Kontakt mit mehr oder weniger schädlichen Chemikalien sind. Das fängt beim Haarewaschen an und hört beim Nagellack für die Zehennägel auf. Letzterer hat mir ziemlich eindrücklich bewusst gemacht, wie schädlich diese Chemikalien sein können. Habe ich mir damals noch ab und zu die Nägel lackiert, hatte ich kurz darauf ein Gefühl in den Fingerspitzen, als wären sie taub und der Geruch ließ mich nachts nicht schlafen. Ich habe nichts gegen Nagellack, im Gegenteil, ich finde das sehr hübsch, ich kann ihn nur nicht vertragen. Ähnlich verhielt es sich mit Shampoos und ich kann sagen: Ich habe sie fast alle ausprobiert. Auch die, auf denen „Naturkosmetik" stand. Mit der Zeit habe ich aber herausgefunden, dass es nicht an meinen Haaren lag, dass sie brüchig wurden und die Kopfhaut juckte, sondern an den Inhaltsstoffen der Shampoos. Irgendwann wusste ich: Wenn diese oder jene Substanz dabei ist, dann verträgst du das nicht. Wenn Sie aber einmal die Liste mit Inhaltsstoffen auf einer Shampooflasche gelesen haben, dann wissen Sie auch, dass Sie gar nicht alle Ingredienzien bewerten und überschauen können. Zudem ändert sich die Zusammensetzung dieser Produkte immer wieder, so dass Sie sich immer wieder neu damit auseinandersetzen müssen.

Irgendwann wurde mir das zu bunt und ich habe nahezu alle Flaschen und Tiegel mit Kosmetikprodukten aus meinem Badezimmer verbannt. Es war nicht ganz so einfach, wie sich das anhört; viel Zeit, ein bisschen Experimentieren und kleinere Rückschläge gehörten dazu. Heute benutze ich für die Körperreinigung nur noch vollkommen natürliche Produkte. Ich bin mindestens ebenso sauber wie vorher und fühle mich dabei auch noch wohl. Heute ist es für mich einfach zu entscheiden, ob ich ein Pflegemittel verwenden möchte. Es sind zwei Fragen, die ich mir stelle:

1. Ist es natürlichen Ursprungs und weitestgehend unverarbeitet?

2. Kann ich ausschließen, dass es mir schadet?

Zarte Haut

Kann ich beide Fragen mit Ja beantworten, dann wird das Mittel getestet. Manchmal stellt sich heraus, dass es gut ist, aber überflüssig und ich es daher selten verwende, dann wird es wieder aussortiert. In anderen Fällen waren die Mittel aber so überzeugend, dass ich darauf nicht verzichten möchte. Um genau diese Mittel geht es im Folgenden, weil wir Detox, Baby! auch zum Anlass nehmen wollen, uns von schädlichen äußeren Einflüssen zu befreien. Die Pflege unseres Körpers steht dabei an erster Stelle.

Wer möchte das nicht: zarte Haut, die sich anfühlt wie die eines prallen Pfirsichs? Und jetzt Hand aufs Herz: Ist das bei Ihnen so? Wenn ja, wunderbar. Wenn Sie aber mit trockener, spröder Haut, Pickelchen, Entzündungen, Ekzemen, Rötungen, Rissen oder ähnlich unangenehmen Dingen zu kämpfen haben, dann tun Sie etwas dagegen. Das Geheimnis heißt WENIGER.

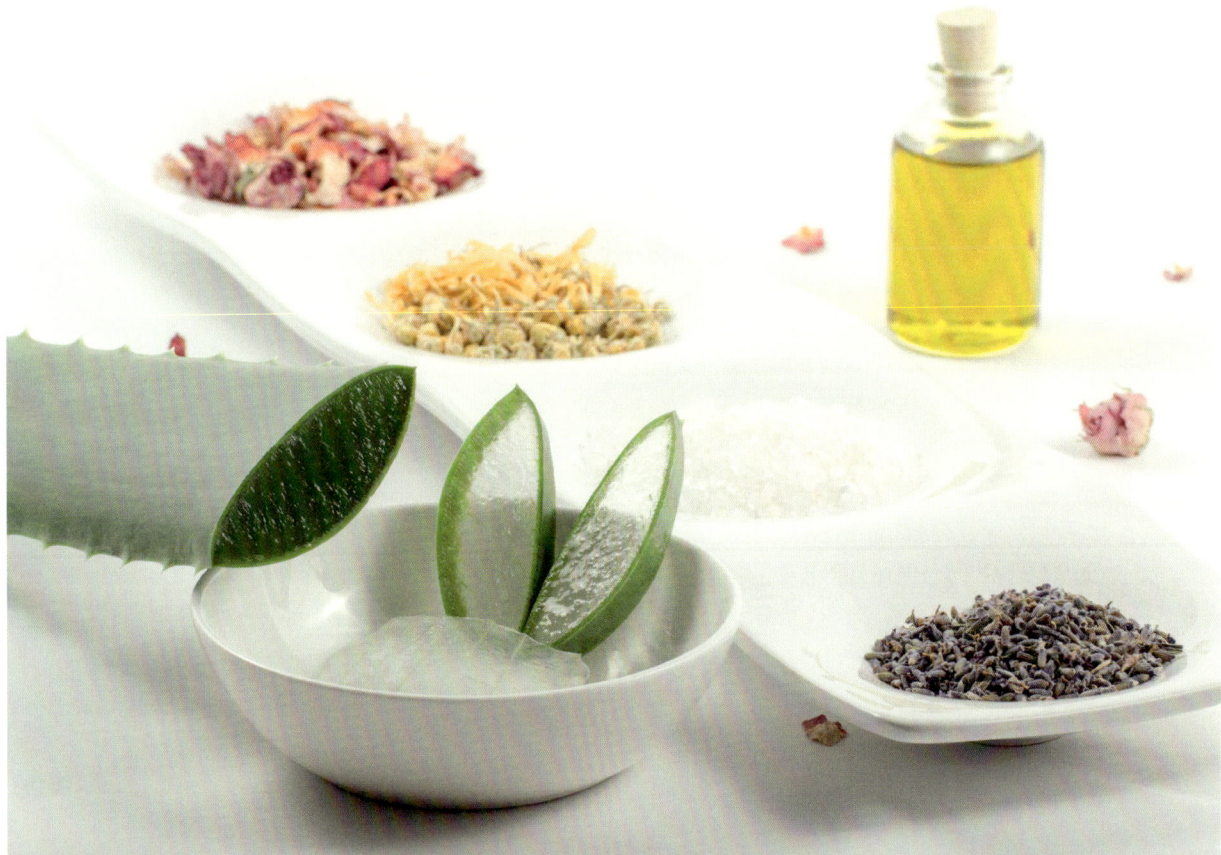

Nicht nur die Werbung lässt uns glauben, dass wir etwas tun können für unsere Haut, und soweit hat sie recht. Allerdings kann die Lösung nicht daraus bestehen, dass wir uns Mineralöl, synthetische Duftstoffe, Konservierungsstoffe, hormonell wirksame und andere krankmachende Chemikalien auf die Haut schmieren. Das Ergebnis dieser Behandlung zeigt in der Regel: Die Haut braucht immer mehr. Es ist ein Teufelskreis: Erst wird die Haut nicht ausreichend versorgt mit Vitaminen, Mineralstoffen, Sekundären Pflanzeninhaltsstoffen von innen, weil wir uns falsch ernähren, zusätzlich wird sie ausgetrocknet durch Schaum- und Duschbäder, nicht durchblutet, weil wir uns nicht ausreichend bewegen und zu guter Letzt zugekleistert mit Chemikalien. Das Wichtigste für den Anfang ist, diese Chemikalien wegzulassen. Was ich nicht kenne und nicht verstehe, brauche ich auch nicht für meine Haut.

An zweiter Stelle steht die richtige Ernährung, damit haben Sie mit Detox, Baby! ja schon angefangen. Und auch Bewegung steht dabei auf dem Programm ➡ Detox Power ab Seite 140, so wird sich auch Ihre Haut bald wieder wohlfühlen. Einige natürliche Mittel möchte ich hier empfehlen, damit es schneller geht. Diese können Sie auch nach der Kur weiter nutzen. So profitieren Sie langfristig noch mehr.

> Wenn wir uns natürlich pflegen wollen, dann hilft es oft, zu überlegen, wie unsere Vorfahren, die noch in der Natur gelebt haben, das getan haben oder getan haben könnten.

Ungewohnt, aber gut

Ein bisschen wird es dauern, bis Sie sich an die natürliche Kosmetik gewöhnt haben – vor allem daran, dass nichts mehr sprudelt und schäumt und alles recht unspektakulär ist. Aber eines wird sich dafür eindrucksvoll ändern: Ihre Haut. Manchmal allerdings lässt sich am Anfang auch erst eine Verschlechterung beobachten. Lassen Sie sich davon aber nicht entmutigen.

Körper und Gesicht reinigen

Ich bin der Überzeugung, dass Wasser völlig ausreichend wäre, um uns heutzutage, wo wir nicht einmal mehr schmutzig werden, ausreichend zu reinigen. Und so dusche ich an den meisten Tagen einfach nur mit Wasser. Aber nach dem Sport oder einem heißen Tag draußen und wenn meine Haut ein bisschen Pflege zu brauchen scheint, dann gönne ich mir auch zur intensiveren Reinigung eine cremige Paste aus Tonerde. Tonerde haben Sie ➡ auf Seite 56 ja schon kennengelernt. Die Verwendung von Erde zur Reinigung und als Körperpflegemittel hat eine lange Tradition und ist beispielsweise in Nordafrika immer noch traditionell gebräuchlich. Sie können verschiedene zur Hautpflege empfohlene Tonerde-Varianten nutzen, denn alle wirken ein bisschen anders. Am besten, Sie probieren aus, welche sich für Sie am angenehmsten anfühlt.

Ghassoul oder Lavaerde

Zur Reinigung bevorzuge ich Ghassoul, gesprochen: Rassul. Der Name hat seinen Ursprung im arabischen „ghassala", was „waschen" heißt. Die Erde wird am Rande des Mittleren Atlasgebirges in Marokko unter Tage abgebaut und wird auch Lavaerde genannt, was aber nichts mit Lava zu tun hat, sondern sich vom lateinischen „lavare" (= waschen) ableitet. Lavaerde oder Ghassoul wird von verschiedenen Firmen angeboten, ich bevorzuge die naturbelassene, die ich beim Versender für Tropenfrüchte bestelle und die in einfachen schnörkellosen Papiertüten zu einem günstigen Preis geliefert wird.

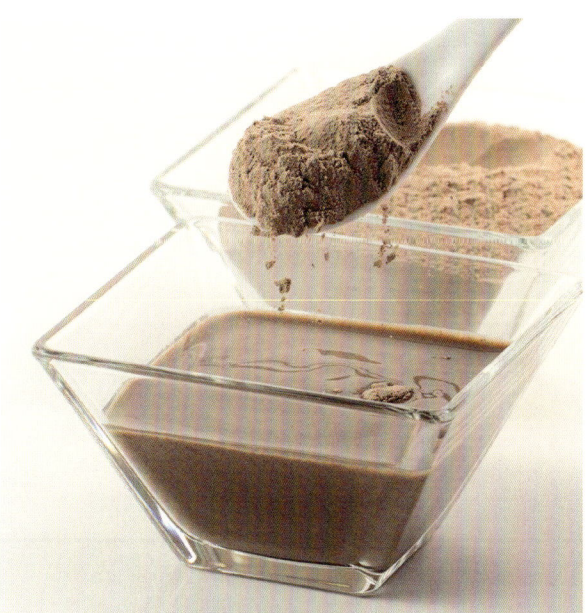

Ghassoul gibt es in verschiedenen Varianten: In groben Stücken (Toba), als flache scheibenartige Bruchstücke, die durch mehrfaches Waschen der groben Stücke und Trocknen des Schlamms an der Sonne oder im Ofen entstehen, und außerdem fein zu Pulver zermahlen.

Wirkung

Ghassoul hat die Fähigkeit Wasser aufzunehmen und aufzuquellen und wird so zu einem feinen Schlamm. Dieser Schlamm fühlt sich weich und cremig an, wenn er aus dem fein gemahlenen Pulver hergestellt wurde. Verwenden Sie die scheibenförmigen Ghassoul-Stücke, bleibt er etwas grobkörniger und hat einen Peeling-Effekt. Ich verwende zum normalen Duschen und Waschen immer das fein gemahlene Pulver.

Ghassoul bindet Fett und Schmutzpartikel, ohne dass die Oberfläche der Haut dabei angegriffen wird. Es enthält keine Tenside, die mit der Haut reagieren könnten. Daher kann es auch für Menschen mit Hautproblemen und allgemein empfindlicher Haut empfohlen werden. Der sogenannte Hydrolipidfilm auf der Haut ist eine Art Schutzschicht aus Schweiß, Talg und Wasser, der die Haut vor dem Eindringen von Mikroorganismen, vor allem Bakterien, schützt, und sie feucht und geschmeidig hält. Der Ghassoul-Schlamm bindet nur einen Teil des Fettes und abgestorbene Hautpartikel und wäscht so nur einen Teil dieser Schicht ab, die Haut an sich wird aber nicht angegriffen. So kann sie nicht austrocknen. Ghassoul ist hypoallergen und für alle Hauttypen geeignet. Auch bei Akne und anderen Hautproblemen kann es neben der Ernährungsumstellung die größte Hilfe sein.

Anwendung

Anfangs habe ich mir den Umgang mit Wascherde, wie diese Tonerden auch gerne genannt werden, viel zu kompliziert vorgestellt, mittlerweile ist Ghassoul einfach mein Allzweck-Waschmittel, das ich auch dabei habe, wenn ich zum Sport gehe. Ich fülle die Portion, die ich brauche, in ein Fläschchen aus Kunststoff. Vor dem Duschen brauche ich dann nur noch Wasser einzufüllen und das Pulver etwas quellen zu lassen, sodass es dickflüssig ist, dann kann ich es nutzen wie jedes Duschbad. Auch auf Reisen habe ich es immer dabei.

Zugegeben, es sieht etwas seltsam aus, wenn ich mich mit brauner Erde wasche, während alle anderen weißen Schaum verwenden. Aber Information ist auch hier alles: Erklären Sie doch einfach, warum Ihr Duschbad nicht schäumt, nicht riecht und nicht zur Umweltbelastung wird, dann werden Sie im besten Fall sogar Nachahmer finden.

Erscheint Ihnen das Abfüllen und Anrühren zu aufwendig, können Sie auch zu anwendungsfertigen Pasten aus Lavaerde oder Ghassoul greifen, die habe ich anfangs auch probiert. Der Preis ist deutlich höher und oft werden noch andere Stoffe zugesetzt, von denen ich nicht wusste, ob sie alle gesundheitsförderlich sind, so habe ich dann wieder auf das Original zurückgegriffen. Wenn es Ihnen lieber ist und Sie ein gut schließendes Behältnis verwenden, dann können Sie das Ghassoul auch schon zu Hause anrühren.

Waschcreme aus Ghassoul

- 2 EL Ghassoul in Pulverform
- ca. 5–6 EL Wasser

Geben Sie das Pulver in ein Gefäß und dann das Wasser dazu. Lassen Sie es wenige Minuten stehen. Rühren Sie es dann mit einem Löffel aus Kunststoff oder Holz – kein Metall – gut um. So erhalten Sie eine cremige Paste. Wenn Sie es flüssiger mögen, können Sie auch mehr Wasser zugeben. Diese Menge reicht für den Körper und die Haare ➡ siehe auch Seite 133, für überschulterlange Haare nehmen Sie ein Drittel mehr.

Wenn Sie möchten, können Sie für einen frischen Duft auch noch einen halben Teelöffel frische, fein gemörserte Lavendelblüten oder eine kleine Handvoll Rosenblüten zugeben oder andere aromatische Kräuter. Für Allergiker ist Ghassoul ein Geschenk, Sie sollten lieber auf Zusätze verzichten.

Zur normalen Reinigung unter der Dusche cremen Sie Ihren feuchten Körper mit dem Schlamm ein und spülen Sie ihn nach kurzer Zeit wieder ab. Sie können den Schlamm auch hauchdünn aufgetragen als Rasiercreme nutzen, das Entfernen der Körperbehaarung klappt damit genauso gut oder sogar besser, Rötungen oder juckende Haut an den rasierten Stellen sind dabei nicht zu erwarten. Eine stärkere Wirkung, welche die Schutzschicht auf der Haut etwas mehr entfettet, erreichen Sie, wenn Sie den Schlamm leicht auf der Haut antrocknen lassen. Das wird oft auf Packungsbeilagen empfohlen. Ich empfehle, das nur in größeren Abständen zu machen, es ist für die meisten Menschen überflüssig.

Rubbeln und bürsten

Das beste Mittel, um die Durchblutung der Haut und ihre Entgiftungsfunktion zu fördern, ist eine Trockenbürstenmassage. Sie löst nicht nur abgestorbene Hautzellen, ihre Wirkung erstreckt sich auch auf das Bindegewebe und bis zu den inneren Organen. Das Herz-Kreislauf-System wird angeregt, und die Lymphe fließt besser. Sogar die Immunabwehr kann durch das Bürsten der Haut verbessert werden. Dabei kommt es gar nicht darauf an, möglichst fest zu bürsten. Streichende Bewegungen auf der trockenen Haut beginnend zunächst an den Füßen, dann von den Händen aus immer hin zum Herzen sind ausreichend.

Augen auf bei der Bürstenwahl

Da Körperbürsten meist unter Verwendung tierischer oder synthetischer Borsten gefertigt werden, verwende ich lieber einen Sisal-Handschuh aus Fasern der Sisalagave oder einen Luffa-Schwamm, hergestellt aus dem Schlammkürbis. Wenn Sie sehr empfindliche Haut haben, können Sie einen weicheren Peelinghandschuh aus pflanzlichen Fasern wie Leinen, Baumwolle oder Bambus nehmen, oder Sie verwenden einfach einen trockenen Frottee-Waschlappen.

Für eine Bauchmassage ist die Richtung wichtig: Bürsten Sie rechts unten beginnend im Uhrzeigersinn, das regt auch den Darm an. Nach der Bürstenmassage empfiehlt sich eine warme Dusche.

Pflegebad

Ein Pflegebad ist gerade während der Fastentage eine besondere Wohltat. Auch hierfür wollen wir keine künstlichen Düfte und Zusätze benutzen, sondern nur natürliche Mittel, die uns die Natur ausreichend und ohne dass wir uns dafür besonders anstrengen müssten, zur Verfügung stellt.

Nach einem Bad sollten Sie sich Ruhe und Entspannung gönnen. Legen Sie die Badezeit so, dass Sie entweder danach ins Bett gehen können oder genügend Zeit zur Erholung haben.

Meersalz-Bad

Der natürlichste aller Badezusätze ist reines Meersalz. Darin haben Menschen schon immer gebadet und wir wissen wie wohltuend es für die Haut und den gesamten Organismus ist. Solche Bäder, wie wir sie auch in der Natur nehmen könnten, regen die Durchblutung der Haut an und versorgen sie mit Mineralstoffen.

Probieren Sie es aus, mir reichen 200–500 g Meersalz. Sie können aber auch 1 kg Meersalz für ein Vollbad hinzugeben. So ein warmes Bad mit Meersalz ist unter Umständen anstrengend, daher wird meist eine Badezeit von 20 Minuten als ausreichend empfohlen. Spätestens wenn Sie anfangen zu schwitzen oder Schwäche zu spüren, reicht es.

Blüten und Kräuter in der Badewanne

Wenn es luxuriös sein darf, dann geben Sie außer dem Meersalz noch unbehandelte Rosen- und Lavendelblüten mit ins Wasser.

Gundermannkraut im Badewasser kann bei rheumatischen Erkrankungen zur Schmerzlinderung beitragen. Acker-Schachtelhalm regt den Stoffwechsel im Bindegewebe an. So gibt es zahlreiche weitere Möglichkeiten, natürliche Pflegebäder herzustellen.

Quetschen Sie die frischen Blüten und Kräuter im Mörser etwas an, damit sie Duft und pflegende Inhaltsstoffe bereitwilliger abgeben. Sollten Sie schwimmende Blüten und Blätter in der Badewanne nicht mögen, geben Sie diese einfach in einen großen Teefilter, den man mit einem Clip verschließen kann, und hängen ihn ins Badewasser.

Schlammbad

So wie Sie Tonerde und Heilerde zur Reinigung verwenden können, können Sie sie auch als Badezusatz verwenden. 5 – 10 EL davon geben Sie in die Wanne. Ich wasche mir ohnehin gerne die Haare ➜ Seite 133 in der Badewanne, so komme ich automatisch in den Genuss eines Schlammbades.

Bodybutter

Ihre Haut spannt und macht in der Übergangsphase zur natürlichen Körperpflege einen sehr trockenen Eindruck? Dann pflegen Sie sie mit natürlichen Ölen, beispielsweise von Kokos und Kakao. Den Geruch des Kokosöls mögen nicht alle, ich empfehle in diesem Fall als Alternative die Kakaobutter. Beide können Sie pur verwenden. Kakaobutter ist bei Zimmertemperatur fest und verflüssigt sich nicht ganz so leicht wie das Kokosöl. Am allerbesten funktioniert es, wenn Sie sie direkt nach dem Duschen auf die noch feuchte warme Haut streichen.

Manchmal mache ich mir auch eine Creme aus Kokosöl und Kakaobutter, die ich zusätzlich mit frischen Pflanzensäften anreichere. Sie muss dann nur in wenigen Tagen verbraucht werden. Ohne die Pflanzensäfte hält die Mischung sehr lange.

Sie brauchen dazu 50 g Kakaobutter und 50 g Kokosöl, erwärmen alles auf maximal 40 °C, bis es geschmolzen ist, und rühren dann 1 EL Pflanzensaft dazu.

Die Pflanzensäfte presse ich mit dem Entsafter oder dem Mixer und Nussmilchbeutel. Sie können beispielsweise den Saft aus Ringelblumenblüten, Sanddornfrüchten, Schafgarbe oder aus jeder anderen essbaren und zur Hautpflege empfohlenen Pflanze verwenden. Wenn das Gemisch gerade beginnt fest zu werden, mixen Sie es einmal mit dem Pürierstab durch und füllen es danach in kleine Eiswürfel- oder Pralinenförmchen, um es im Kühlschrank fest werden zu lassen. Die fertigen Würfel können Sie dann in ein Schraubglas geben und im Kühlschrank lagern, um sich die Stückchen nach Bedarf herauszunehmen.

Lippenpflege

Zur Pflege der Lippen empfehle ich eine Variante der Bodybutter. Dafür verwende ich 2 TL Pflanzensaft, gepresst aus Zitronenmelisse und Braunelle zu gleichen Teilen, weil beiden auch eine Wirkung gegen Herpesviren bescheinigt wird. Sie können aber auch Kakaobutter oder Kokosöl pur verwenden.

Essbares fürs Gesicht

Die Gesichtshaut bedarf der Pflege vor allem dann, wenn sie noch nicht gewohnt ist, sich selbst zu versorgen. Ein bisschen Pflege, eine Gesichtsmaske oder Ähnliches ist aber auch einfach schön: Sie werden hinterher noch mehr strahlen – das gilt für Frauen wie Männer gleichermaßen. Die einfachste Art überhaupt, die Gesichtshaut zu erfrischen, ist frische Früchte oder Gemüse oder auch Wildpflanzen zu verwenden und diese auf die Haut aufzutragen.

Erdbeerpeeling

Erdbeeren enthalten viel Fruchtsäure. Diese wird auch in Kosmetika verwendet, um abgestorbene Hautpartikel abzulösen und die Zellerneuerung anzuregen. Die Haut soll so feinporiger und ebenmäßiger werden. Sie können Ihre Gesichtshaut einfach mit einer angeschnittenen Erdbeere einreiben oder Erdbeerpüree auftragen, 5 Minuten einwirken lassen und danach abwaschen.

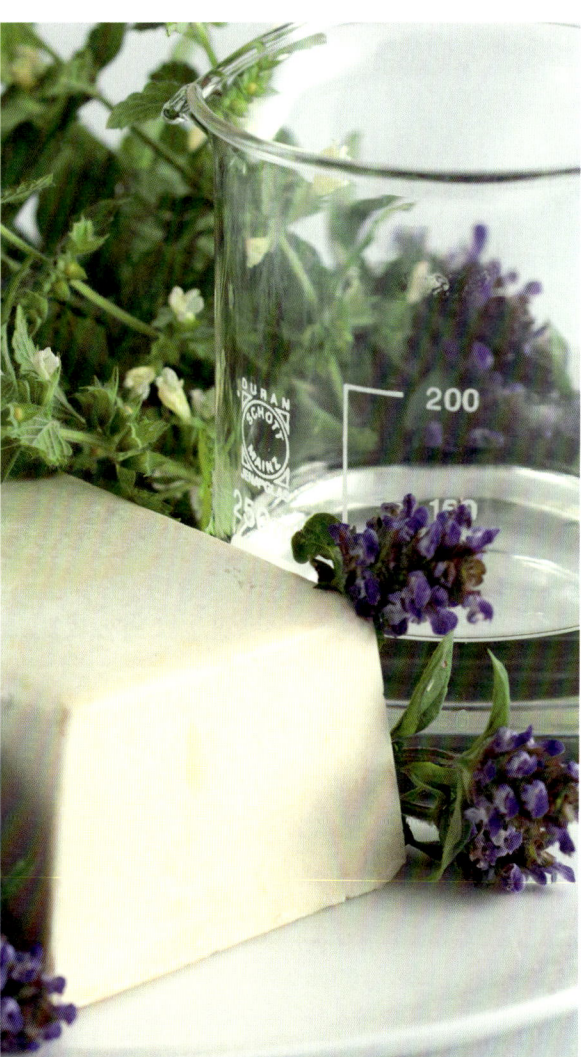

Feste Kakaobutter und Kokosöl ergeben eine zartschmelzende Bodybutter. Angereichert mit Pflanzensäften von Braunelle und Melisse wird eine heilende, wohltuende Lippenpflege daraus.

Feuchtigkeit durch Malve oder Gurke

Verwenden Sie einen Brei aus frischen Malvenblättern, und genießen Sie die sanften Schleimstoffe. Oder legen Sie sich frische Gurkenscheiben auf das Gesicht, das erfrischt die Haut.

Aloe vera beruhigt und kühlt

➡ Foto Seite 123

Das Gel aus dem Inneren des Blattes einer Aloe vera ist eine schnelle Hilfe bei gereizter Haut und Entzündungen. Es wirkt kühlend, beruhigend, stillt Juckreiz, hilft bei Insektenstichen und Sonnenbrand. Es spendet Feuchtigkeit, fördert die natürliche Regeneration und kann so die Hautalterung verlangsamen.

Sie können Aloe vera als frisch von der Pflanze geerntetes Blatt im Versandhandel und in gut sortierten Biomärkten kaufen. Achten Sie aber darauf, dass Sie die innere gelartige Substanz sauber von den grünen Außenflächen des Blattes abtrennen und verwenden Sie nur dieses durchsichtige feste Gel. Sie können es in sehr dünne Scheibchen schneiden und auf die Gesichtshaut legen oder sie streichen mit den Scheibchen über die Haut und lassen die austretende Flüssigkeit einziehen.

Sie können sowohl das ganze Blatt als auch das herausgelöste Mittelstück einfrieren und so portionsweise verwenden und übrigens auch essen – als Zutat im Smoothie oder in anderen Rohkostzubereitungen.

Holunderblüten-Gesichtswasser

➡ Foto Seite 120

- 4 Blütenstände vom Holunder
- 2 dünne Scheibchen Zitrone
- 50 ml Wasser

Die weißen Blüten von den Blütenstielen abschütteln und über Nacht mit den halbierten Zitronenscheibchen im Wasser ziehen lassen, danach abseihen.

Der Auszug ist als reinigendes Gesichtswasser zu nutzen oder Sie verteilen ihn auf einem mit heißem Wasser erwärmten und ausgewrungenen kleinen Frotteetuch und legen dieses als Kompresse aufs Gesicht – 10 Minuten einwirken lassen.

Alles essbar?

Wer mehr davon ansetzt, kann das Gesichtswasser auch als Getränk reichen. Das abgesiebte Wasser schmeckt erfrischend mit köstlich-blumigem Holunderblütengeschmack. (Achtung: Bitte keine grünen Blütenstiele oder andere grüne Teile vom Holunder verwenden, sie enthalten das giftige Sambunigrin.)

Zu viel von der Lindenblüten-Reinigungsmaske gemacht? Dann einfach das Fruchtfleisch von vier oder fünf sauren Tamarindenfrüchten, zwei bis drei Datteln sowie ein Zitronenscheibchen zur Hälfte der Masse geben und alles mit Wasser zu einem leckeren Smoothie mixen. Der passt freilich erst nach dem Fasten wieder, aber die Gesichtsmaske jederzeit.

Lindenblüten-Reinigungsmaske

Diese Maske ist herrlich erfrischend, kühlend, entspannend, beruhigend und eine Wohltat für die Gesichtshaut.

Reicht für zwei Anwendungen – kann mindestens zwei Tage im Kühlschrank aufbewahrt werden.

- 3 Handvoll Lindenblüten
- 3 Lindenblätter
- 5 g Irish Moss
- 100 ml Wasser

Das Irish Moss ist eine Algenart, die als natürliches Geliermittel genutzt wird. Nachdem Sie es über Nacht eingeweicht haben, sollten Sie es gut unter fließendem Wasser säubern und mehrmals ausspülen. Die Lindenblüten und -blätter mit dem gereinigten Irish Moss und dem Wasser pürieren. Das Gel mit den Fingerspitzen dick auf Gesicht, Hals und Dekolleté verteilen und nach 15 Minuten mit einem angefeuchteten lauwarmen Waschlappen wieder abnehmen.

Anstelle von Lindenblüten können Sie auch andere pflegende Wildpflanzen verwenden. Kamillen- oder Malvenblüten oder das entzündungshemmend wirkende Kraut der Schafgarbe.

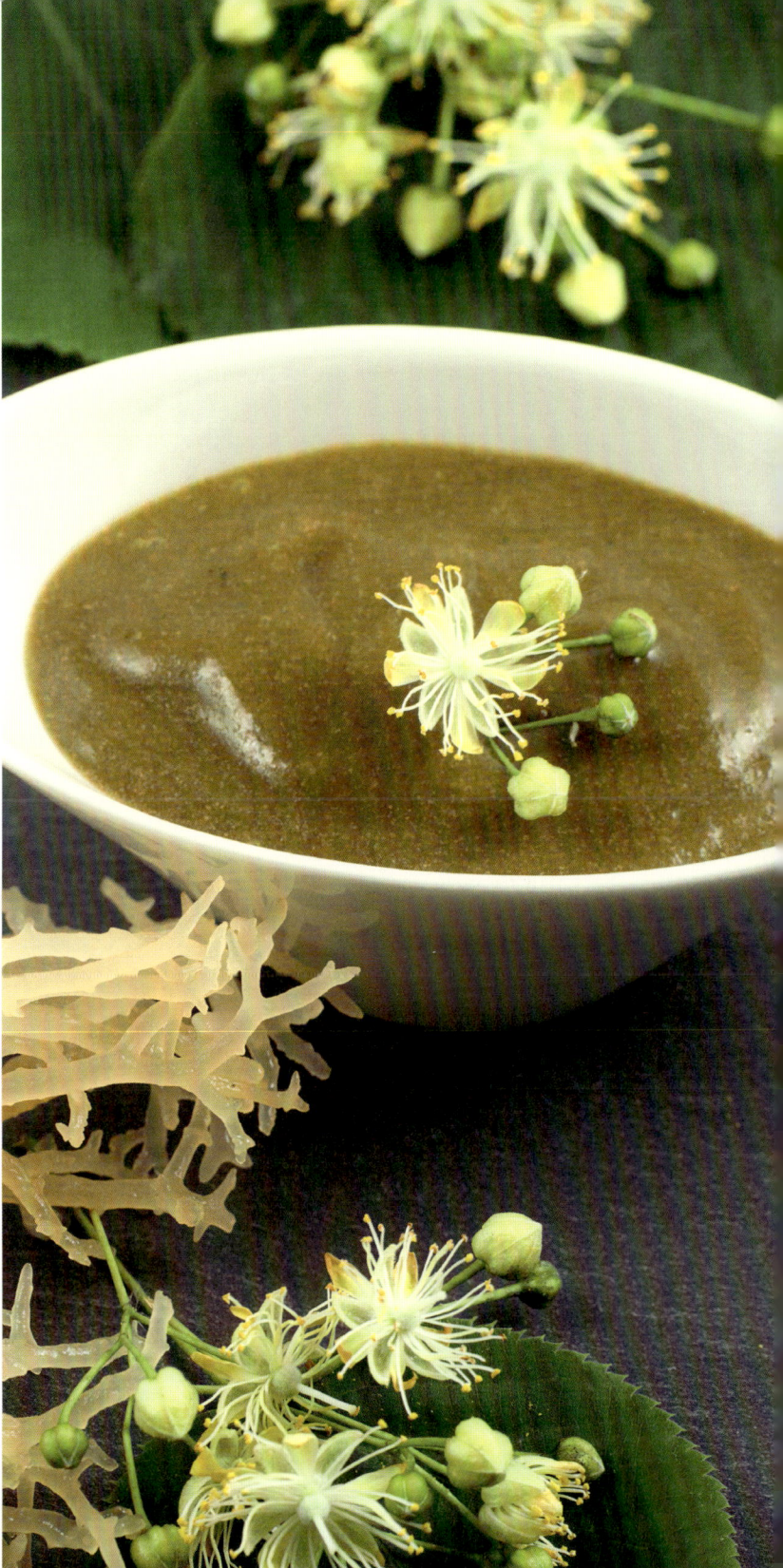

Reichhaltige Pflege

Wenn Sie eher trockene Haut haben, dann greifen Sie lieber zu Fetthaltigem, wie zum Beispiel zu einer Avocado. Deren püriertes Fruchtfleisch können Sie als Maske auftragen, um die Haut mit wertvollen Fettsäuren und Kollagen zu versorgen. Ist Ihre Haut sehr trocken, reduzieren Sie zunächst einmal die Reinigung, verwenden Sie einfach nur Wasser. Zur Pflege können Sie zusätzlich Kokosöl, Mandelöl oder Avocadoöl nutzen, bis sich Ihre Haut verbessert hat und nicht mehr auf Hilfe von außen angewiesen ist.

Und noch ein Tipp: Chlorella, die kleine fetthaltige Alge → Seite 59, pflegt auch die Gesichtshaut. Rühren Sie 1 TL Chlorellapulver mit 2–3 TL Olivenöl an und verteilen Sie die Mischung mit den Fingern im Gesicht. Nach einer halben Stunde können Sie Ihr Gesicht mit lauwarmem Wasser abspülen und die Reste mit einem Gesichtsschwämmchen sanft entfernen. Ihre Haut wird zart, glatt und fühlt sich gut genährt an.

Gesichtsschwämme aus Naturfasern

Diese Schwämme werden aus Cellulose, aus Baumwolle oder aus der Konjacwurzel – der Wurzel eines Aronstabgewächses namens Teufelswurz – hergestellt. Sie eignen sich bestens zur Gesichtsreinigung auch bei empfindlicher Haut. Mit feuchten Cellulose- und Baumwoll-Schwämmchen lassen sich auch Make-up und Mascara leicht entfernen, wenn Sie diese vorher mit etwas Mandel- oder Kokosöl anlösen. Nach Gebrauch können Sie sie mit etwas Naturseife reinigen. Die Schwämmchen sind je nach Material unterschiedlich, aber alle trocknen schnell und können kurz ausgekocht und so über mehrere Monate verwendet werden.

Schöne Haare

An dieser Stelle will ich ein bisschen ausführlicher meine persönlichen Erfahrungen schildern. Viele Seminarteilnehmer haben Fragen zur natürlichen Körperpflege, aber das dringendste Problem scheint die Haarpflege zu sein – so ging es mir früher auch.

Keep it simple mit Ghassoul

Da herkömmliche Shampoos für mich nicht funktionierten und die Haare nur mit Wasser zu waschen, erst einmal auch keine Option für mich war, versuchte ich es mit Tonerde. Zunächst machte ich aber einen entscheidenden Fehler. Diesen Fehler, weiß ich heute, machen viele und scheitern, wie auch ich zunächst. Weil ich der Meinung war, meine Haare bräuchten mehr Pflege und daher ein anderes „besseres" Mittel als der Rest des Körpers, wollte ich etwas Feineres verwenden als Ghassoul.

Damals war mein Denken noch geprägt von der Idee, jedes Körperteil bräuchte ein Extramittel zur Pflege. Ich habe auch jahrzehntelang daran geglaubt, dass die Fortschritte, welche die Kosmetikindustrie anpries, auch meiner Gesundheit förderlich wären. Die Natur tickt aber nicht so. Da heißt es in diesem Fall eher „Keep it simple." Ich verwendete zunächst weiße Tonerde, die speziell zum Haarewaschen fertig gemischt als Paste erhältlich war. Meine Haare sahen danach stumpf und strähnig aus. Es fühlte sich an, als wäre ein Belag darauf und beim Kämmen wurde der Kamm staubig weiß. So ging es nicht. Den zweiten Versuch machte ich mit grüner Tonerde, aber das Ergebnis war dasselbe, auch wenn sie sich etwas besser auswaschen ließ, es blieb dieser sich fettig anfühlende Belag zurück. Ich wollte nicht aufgeben und irgendwann – ich weiß nicht, ob ich einfach nur in Experimentierlaune war oder ob ich es geplant hatte – verwendete ich auch für die Haare den Ghassoul-Schlamm, den ich ohnehin für den Körper nutzte ➔ Seite 126. Und das fühlte sich zum ersten Mal richtig gut an. Der Schlamm ließ sich nach kurzem Einwirken leicht wieder abwaschen und die Haare waren danach locker und luftig für mehrere Tage. Alle weiteren Experimente, die ich noch durchführte mit ayurvedischen Pflanzenpulvern, Spülungen mit Apfelessig und Zitronensaft und so weiter, waren nur aufwendiger, haben aber nie ein besseres Ergebnis gebracht. Für die Kopfhaut war die Wirkung des Ghassouls völlig ausreichend, es schützt nicht nur sie, sondern auch die an den Haarfollikeln sitzenden Talgdrusen. So werden die Haare natürlich gefettet, ohne dass es sich anfühlt oder aussieht, als wären sie fettig. Einzig eine Sache war noch so hilfreich, dass ich sie hier erwähnen möchte: Amlapulver.

Amlapulver

Nachdem ich begonnen hatte, meine Haare nur noch mit Ghassoul zu waschen, waren sie anfangs vor allem an den Spitzen noch etwas struppig, das jahrelange Auslaugen durch konventionelle „Haarpflege" hatte seine Spuren hinterlassen. Dann habe ich bei jeder zweiten Haarwäsche ½ TL Amlapulver unter das Ghassoulpulver gemischt. Dieses im Ayurveda innerlich wie auch äußerlich genutzte Pulver wird aus der Amlafrucht, auch Indische Stachelbeere genannt, hergestellt und ist im Rohkostversand in entsprechender Qualität erhältlich. Es enthält viel Vitamin C und soll unter anderem antioxidative, antivirale und antibakterielle Wirkung haben. Und dieses Pulver machte meine trockenen Haare wieder gut kämmbar und geschmeidig.

Haare waschen

Normalerweise wasche ich meine Haare einmal in der Woche mit Ghassoul ➔ Rezept auf Seite 126, einmaliges Auftragen und eine Einwirkungszeit von einigen Minuten reichen. Wasche ich sie öfter, weil ich zum Beispiel am Lagerfeuer gesessen habe oder in einer staubreichen Innenstadt unterwegs war, dann gebe ich auch Amlapulver hinzu. Geht es nur um die kurze Erfrischung nach dem Sport oder an heißen Tagen, dann reicht eine Wäsche ausschließlich mit Wasser. Achten Sie beim Waschen darauf, dass Sie nur lauwarmes Wasser verwenden. Heißes Wasser entfettet die Kopfhaut zu sehr und es dauert so nur länger, bis sie sich wieder beruhigt und sich die Talgproduktion normalisiert hat.

> *Wir denken zu kompliziert, wenn es um Körperpflege geht. In der Natur heißt es: Keep it simple.*

Gegen Schuppen

Neigt Ihre Kopfhaut zu Schuppenbildung, geben Sie zur Ghassoul-Mischung anstelle des Amlapulvers einen Teelöffel Niemblattpulver → Seite 52 hinzu. Es wirkt antimikrobiell und entzündungshemmend und wird traditionell zur Pflege von Haut und Haaren, zur Nagelpflege und für die Mund- und Zahnhygiene verwendet. Lassen Sie den Schlamm etwas länger einwirken als üblich, mindestens 10 Minuten.

Bei fettigen Haaren

Gegen fettige Haare hilft Rosmarin. 1 EL der nadelartigen Blätter frisch mörsern und unter den Ghassoul-Schlamm mischen. 10 Minuten einwirken lassen. Fettige Haare sind oft eine Folge des Zuviels an Pflege. Sie werden sehen, nach wenigen Wochen hat sich die Talgproduktion normalisiert und Sie brauchen keinen Zusatz mehr zum Haarewaschen.

Spülungen

Wenn ich meinen Haaren etwas besonders Gutes tun möchte, dann gehe ich zur Quelle im Wald, fülle mir dort das weiche Wasser ab, und spüle meine Haare zum Schluss damit. Sie können auch Regenwasser sammeln und das verwenden. In Gegenden mit hartem Wasser kann es von Vorteil sein, die Haare grundsätzlich mit abgekochtem oder destilliertem Wasser zu spülen, damit sich der Kalk nicht an die Haare binden kann. So glänzen die Haare viel mehr und fühlen sich weicher an.

Spülung bei trockenen Haaren

Bei trockenen Haaren und noch empfindlicher Kopfhaut kann auch ein Kaltauszug aus Eibischwurzeln helfen. Nehmen Sie 2 TL getrocknete Eibischwurzel, geschält und geschnitten, und lassen Sie sie in 300 ml kaltem Wasser ca. 12 Stunden ziehen. Anschließend die Wurzelstückchen absieben und das Wasser als Spülung nutzen.

Haarkur und Spitzenpflege

Nach einem Sommerurlaub am Meer, wenn Haare und Kopfhaut Salz und Sonne ausgesetzt waren, oder sie aus anderen Gründen etwas mehr strapaziert wurden, nutze ich gerne die Kräfte natürlicher Fette und der Wildpflanzen, um die Regeneration von Haaren und Kopfhaut zu unterstützen. Meine liebste Haarkur basiert auf den Wirkstoffen aus der Avocado und ist ganz einfach zuzubereiten:

- 1 große Avocado
- 2 Handvoll Brennnesselblätter
- 1 Handvoll Samenstände der Brennnessel

Die Avocado schälen und das Fruchtfleisch mit den Blättern und den Samenständen der Brennnesseln im Mixer fein pürieren. Die Masse in die Haare und auf der Kopfhaut verteilen. Lassen Sie die Kur mindestens eine halbe Stunde einwirken, spülen Sie die Haare mit warmem Wasser aus und waschen Sie die Haare dann wie gewohnt mit Ghassoul → Seite 126. Anstelle von Brennnesseln könnten sie auch Kamillenblüten oder Birkenblätter verwenden.

Für die Haarspitzen verwende ich naturreines Kokosöl oder Avocadoöl in Rohkostqualität. Davon benötigen Sie nur wenige Tropfen, fangen Sie am besten mit nur einem an. Verreiben Sie das Öl auf den Handinnenflächen und lassen sie diese sanft über die Haare gleiten.

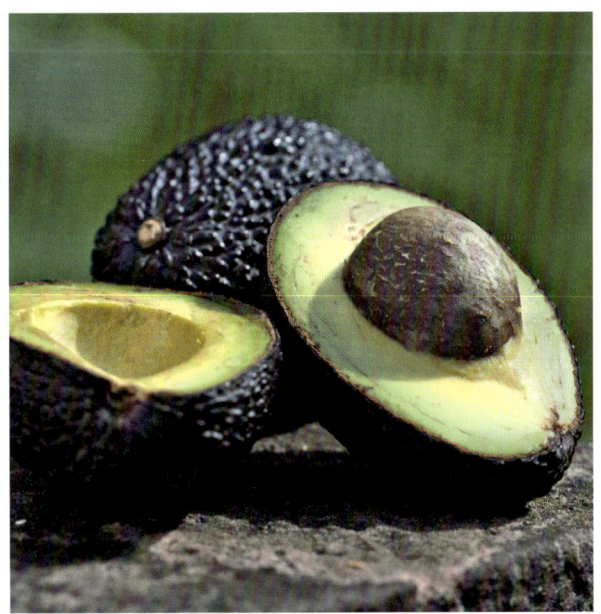

Mund- und Zahnpflege

Mund- und Zahnpflege sind ebenso wie die Haarpflege für viele ein schwieriges Thema. Auch ich habe jahrelang nach einer wirklich guten Zahnpasta gesucht, ohne Zusatz von Fluoriden und ohne Putzkörperchen, die den Zahnschmelz verletzen, ohne Nanopartikel usw. Eine Zahnpasta, die für mich gepasst hätte, gab es nicht! Auch in diesem Punkt half mir letztlich nur die Besinnung auf die Natur, nach dem Motto: „Wenn die Natur vorgesehen hätte, dass wir unsere Zähne putzen, hätte sie Zahnbürsten wachsen lassen." Hat sie! Ich habe mich umgeschaut, wie das in denjenigen Ländern gemacht wird, wo es keine industriell produzierten Zahnbürsten für jeden gibt und siehe da, auch dort werden Zähne geputzt und zwar schonender für Zähne und Umwelt als bei uns.

Miswak

Miswak, so werden die etwa 20 cm langen Zweige oder Wurzelstücke des Zahnbürstenbaumes (*Salvadora persica*) genannt, die vor allem von Nordafrika bis Indien zur Zahnpflege genutzt werden. Sie können sie in islamischen Geschäften, aber auch in Onlineshops bekommen.

Die Anwendung ist einfach: Sie schälen an einem Ende ein Stückchen Rinde, ca. 1–2 cm, ab und kauen an dieser Stelle auf dem Zweig herum, bis er sich in Fasern aufgespalten hat wie ein grober Pinsel, dann können Sie damit Ihre Zähne putzen.

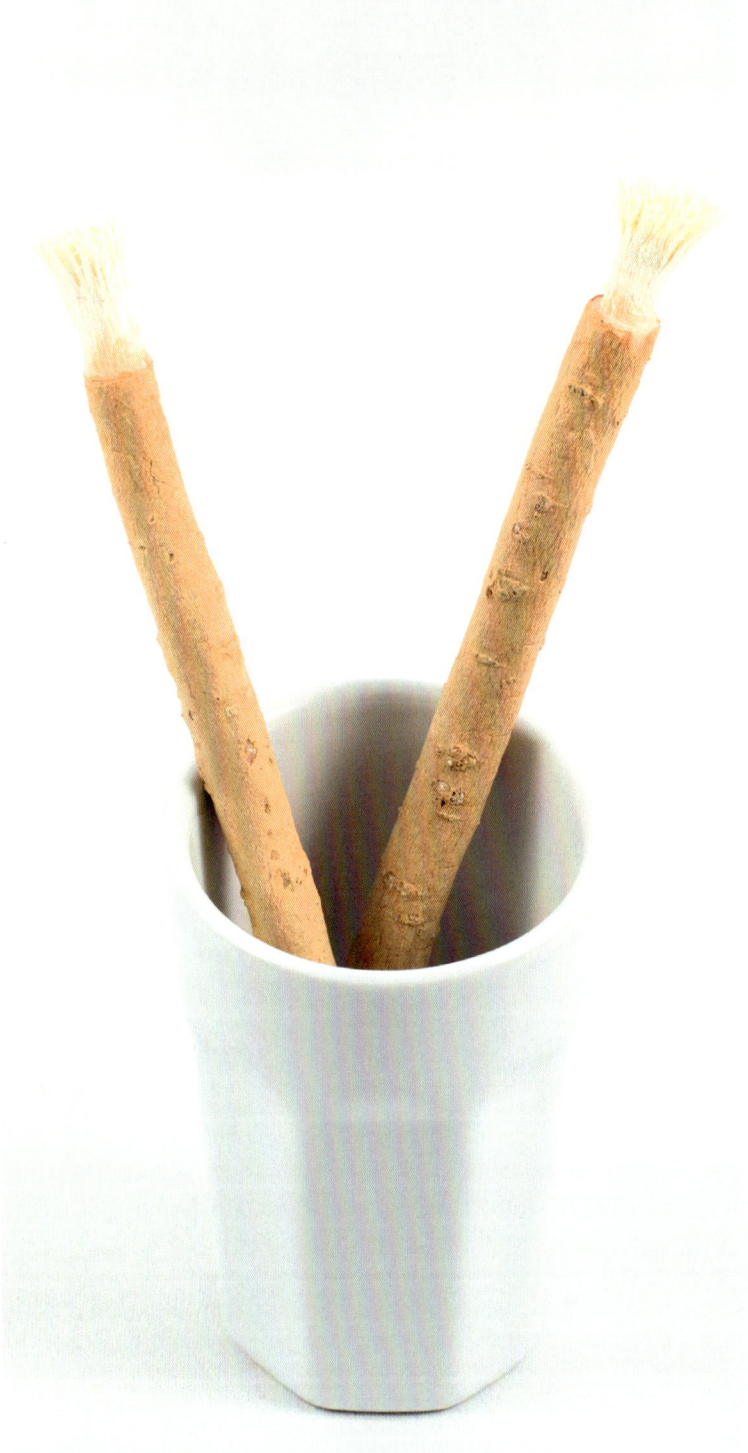

Miswakzweige und -wurzeln enthalten von Natur aus eine kleine Menge Fluoride, außerdem Silikat und Calciumsulfat, die als Putzkörperchen wirken, zusammenziehende Tannine, Saponine (Seifenstoffe), Vitamin C und andere nützliche Inhaltsstoffe mehr. Zahnpasta wird dadurch überflüssig. Sie können mit dem Miswak auch die Zunge reinigen und das Zahnfleisch massieren. Ist der Bürstenteil nicht mehr brauchbar, schneiden Sie ihn ab und schälen das nächste Stückchen für eine neue Bürste. Übrigens sollen auch wir hier früher Zweige zum Putzen der Zähne benutzt haben, zum Beispiel die der Weide.

Ölziehen

Aus dem Ayurveda ist vielen Menschen das Ölziehen schon vertraut. Wenn Sie diese Methode noch nicht kennen, probieren Sie sie aus, es gibt fast keine bessere Mundpflege. Ich bevorzuge als Öl naturreines rohköstliches Kokosöl oder Sesamöl. Nehmen Sie einen Esslöffel voll davon in den Mund und bewegen Sie das Öl 5, wenn Sie Zeit haben auch 15–20 Minuten hin und her. Drücken Sie es zwischen die Zähne, lassen Sie es unter die Zunge fließen und kauen Sie es in den Wangentaschen. Spucken Sie das Öl danach aus und spülen Sie Ihren Mund mit warmem Wasser. Wenn Sie mögen können Sie das nicht nur morgens, sondern dreimal täglich nach den Mahlzeiten machen. Das Öl wirkt nicht nur reinigend im Mund, es unterstützt auch die Entgiftung über die Mundschleimhaut. Zusätzlich lindert es Mundgeruch.

Gesundes Zahnfleisch und frischer Atem

Die beste Pflege für das Zahnfleisch ist das Kauen gerbstoffhaltiger Blätter. Gerbstoffe wirken zusammenziehend und entzündungshemmend; davon profitieren Mundschleimhaut und Zahnfleisch. Die Gerbstoffe fällen das Eiweiß im Speichel und auf der Mundschleimhaut aus, das Zahnfleisch fühlt sich trocken an, das Gewebe zieht sich zusammen, die Zellen werden stabiler und Bakterien können nicht so leicht eindringen. Die Verhältnisse im Mund ändern sich beim Kauen der Pflanzen von sauer zu basisch, was der Bakterienvermehrung vorbeugt. Kleine Entzündungen und Bläschen können so schnell abheilen, die Kräftigung des Zahnfleisches beugt Parodontose vor. Kauen Sie daher am besten täglich auf Brombeer- oder Himbeerblättern, Fingerkräutern, Rosenblüten oder anderen gerbstoffhaltigen essbaren Pflanzen herum, Ihr Zahnfleisch wird es Ihnen danken. Auch Schafgarbe und Kamille sind zur Mundpflege zu empfehlen, sie enthalten entzündungshemmende Azulenverbindungen. Für einen frischen Atem können Sie Blätter von Petersilie und Minze oder Fenchelsamen kauen. Während Detox, Baby! spucken Sie gegebenenfalls die Reste davon einfach aus.

Gutes für die Füße

Sie werden sich wundern, aber nach all den Jahren Rohkost mit Wildpflanzen ist Fußpflege nicht mehr auf meiner To-do-Liste zu finden. Zumindest nicht als Extraprogramm.

Durch eine Woche Detox, Baby! bekommen Sie vielleicht ein bisschen eine Ahnung, wie es werden könnte, wenn Ihre Haut wieder anfängt, sich zu entspannen und auch an den Füßen wieder geschmeidiger wird, aber dennoch widerstandsfähig bleibt.

Pediküre

Bleiben Sie im Anschluss an die Kur-Woche bei veganer und rohköstlicher Ernährung mit vielen Wildpflanzen, dann bekommen Sie das volle Programm und Sie werden sich wundern, welch glatte Babyhaut auch ältere Fußsohlen wieder bekommen können. Sicher, ein bisschen Pediküre muss sein, die Fersen ab und zu mit einem Bimsstein polieren und Zehennägel schneiden, das gehört dazu. Manchmal creme ich die Füße auch noch ein. Aber längst ist es nicht mehr so wie vor meiner Rohkostzeit, als trockene Haut und hässliche Schrunden behandelt werden wollten. Für die Übergangszeit und bei sehr trockener Haut habe ich ein Rezept für Sie: Waschen Sie Ihre Füße ganz normal mit dem Ghassoul-Schlamm ➜ Seite 126 und gönnen Sie ihnen hinterher noch ein Peeling.

Fußpeeling

- 2 EL feinkörniges Meersalz
- 2 EL kaltgepresstes Olivenöl
- 1 gehäufter TL trockene Lavendelblüten

Mischen Sie das Meersalz mit dem Öl. Die Lavendelblüten pulverisieren Sie im Mörser und mischen sie dann hinein. Lavendel wirkt nicht nur allgemein antimikrobiell, sondern speziell auch gegen Haut- und Nagelpilze (Fußpilz). Rubbeln Sie Ihre Füße mit der Kräutersalz-Öl-Mischung mit sanftem Druck ab und lassen Sie die Mischung gut einwirken. Danach spülen Sie sie mit handwarmem Wasser ab. Tupfen Sie die Füße nur trocken und ziehen Sie dann Socken darüber. Am schönsten ist es, diese Fußbehandlung abends durchzuführen und im Anschluss gleich zu Bett zu gehen, so haben Ihre Füße am meisten davon und der Lavendelduft wirkt zudem schlaffördernd.

Barfußlaufen

Laufen Sie gerne barfuß? Dann nutzen Sie jede Gelegenheit dazu. Ich bevorzuge es allerdings, nur auf natürlichen Wegen – ohne Verschmutzungen durch den Autoverkehr – barfuß zu laufen, die Vorstellung von Gummiabrieb und Abgasen an den Füßen finde ich weniger attraktiv. Über eine vom Tau noch feuchte Wiese oder auch im Wald auf angenehmen Böden, selbst über Kiesflächen zu laufen, tut den Füßen gut.

Vielleicht mögen Sie sich auch Barfußschuhe zulegen. Auch wenn die Haut dann nicht direkt mit dem Untergrund in Berührung kommt, werden doch all die Rezeptoren in unseren Füßen angeregt. Das hilft den Muskelketten, die sich durch unseren Körper ziehen, sich wieder natürlich auszurichten, und auch den inneren Organen, die über die entsprechenden Reflexzonen angeregt werden.

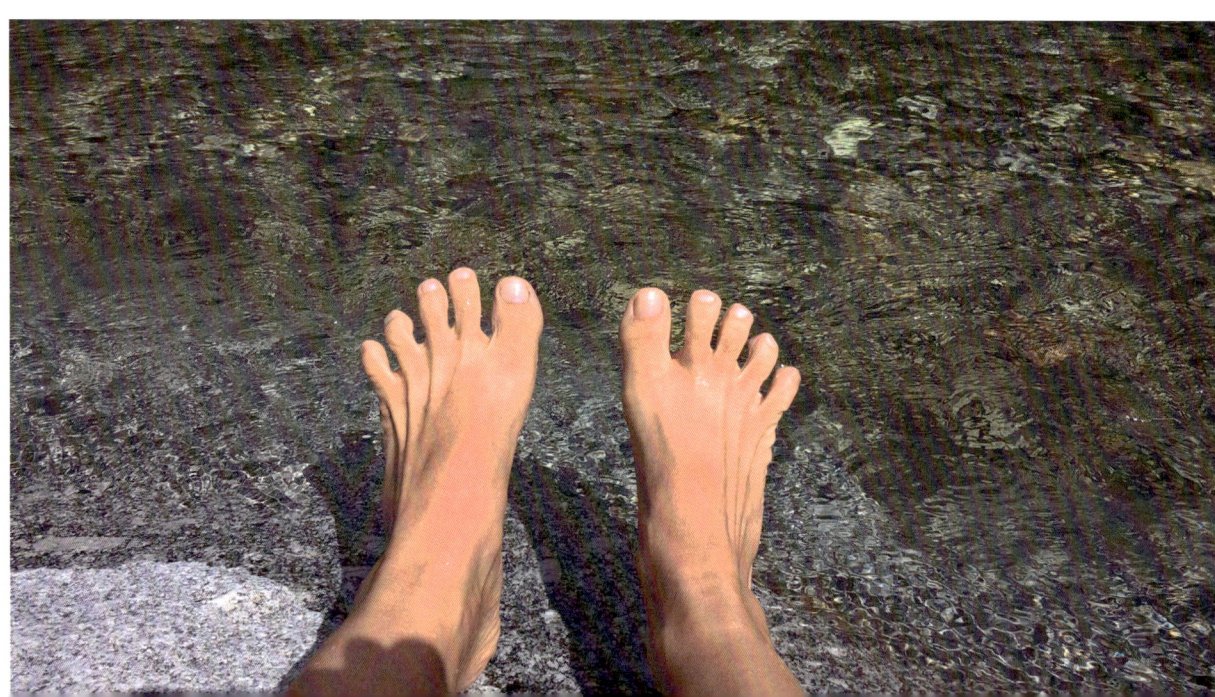

Wärmen und Aktivieren

Für manche Menschen ist es beim Fasten besonders wichtig, den Stoffwechsel anzuregen, um die Körperwärme zu halten. Dazu empfehle ich einerseits viel Bewegung → Seite 140 und hier noch weitere natürliche Maßnahmen ohne viel Schnickschnack.

Wasseranwendungen

Ich gehe gerne morgens und abends schnellen Schrittes zum Wassertretbecken am Waldrand und stolziere dort storchenähnlich durchs Wasser. Alternativ bade ich meine Unterarme im dafür vorgesehenen Armbad – diese Anwendung wird nicht umsonst „Kneipp'scher Espresso" genannt. Es gibt nichts, was den Stoffwechsel schneller und zuverlässiger anregt und sowohl gegen Hitze im Sommer als auch gegen Frieren im Winter effektiver wäre als diese Wasseranwendungen. Aber achten Sie darauf, dass Ihr Körper vorher gut durchwärmt ist und auch hinterher schnell wieder warm wird.

Sollten Sie keine öffentliche Kneippanlage in der Nähe haben, und auch keine Bade- oder geeignete Duschwanne, dann besorgen Sie sich eine Fußbadewanne, es lohnt sich. Eine gute Alternative ist Tautreten im feuchten Gras. Auch Wechselduschen können Sie durchführen oder jede andere anregende Kneipp'sche Wasseranwendung. Weitere Informationen und genaue Anleitungen bekommen Sie bei den Kneippvereinen oder beim Kneippbund → Seite 167.

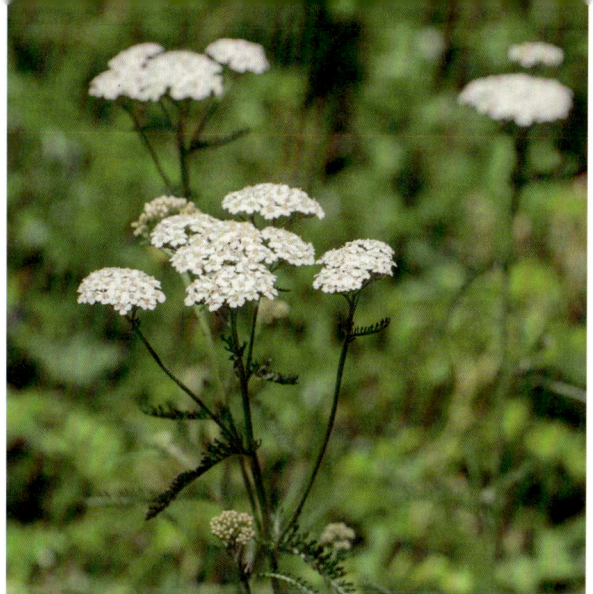

Unterstützung für die Leber

Um die Leber bei ihrer Entgiftungstätigkeit zu unterstützen, empfehle ich täglich einen Leberwickel. Die beste Zeit dafür ist vor oder nach dem Safttrinken am Mittag, oder am Abend vor dem Zubettgehen. Den Wickel können Sie ganz einfach anlegen. Nehmen Sie einen Waschlappen, den Sie in heißes Wasser tauchen, gut auswringen und, sobald die Wärme angenehm ist, auf der Leber unterhalb des rechten Rippenbogens platzieren. Darüber legen Sie ein gefaltetes trockenes Frottierhandtuch, auf dass Sie ein erwärmtes Kirschkernsäckchen legen. Wickeln Sie sich eine zuvor der Länge nach zusammengelegte und unter der Körpermitte platzierte warme Decke um den Körper und ruhen Sie circa 20 Minuten liegend. Sie können anstelle des Kirschkernsäckchens auch eine Wärmflasche verwenden. Die Wirkung der feuchten Wärme können Sie unterstützen, indem Sie den Waschlappen mit einer Handvoll frischer Schafgarbenblätter und -blüten füllen.

Detox Power – das Bewegungsprogramm

Sanft und kraftvoll soll es sein, unser Bewegungsprogramm für die Saftfastenzeit. Sanft, weil wir uns nicht überanstrengen wollen; kraftvoll, weil wir keinesfalls Muskeln und Leistungsfähigkeit abbauen wollen.

Auch was den Bewegungsteil von Detox, Baby! betrifft, sind Sie frei, sich Ihr Programm nach Ihren Wünschen und Möglichkeiten zusammenzustellen. Was wir mithilfe der Bewegung erreichen wollen ist: Den Stoffwechsel am Laufen zu halten, um

- die Verdauung nicht einschlafen zu lassen
- Schadstoffe zu lösen, abzubauen und/oder auszuscheiden
- die wertvollen Inhaltsstoffe aus Obst, Gemüse und Wildkräutern dorthin zu transportieren, wo sie gebraucht und „verarbeitet" werden
- den Körper kraftvoll und leistungsfähig zu halten

Atmen

Es hört sich so simpel an, aber das Atmen ist eine essenzielle Übung zur Unterstützung der Entgiftung. Und das nicht nur deshalb, weil wir auch über die Abgabe verbrauchter Atemluft entgiften, sondern vor allem weil wir, wenn wir Atemübungen praktizieren, ganz automatisch zur Ruhe und zu uns selbst finden. Es erscheint paradox, denn das Atmen brauchen wir nicht willentlich zu steuern. Es atmet uns.

Und dennoch atmen wir alle viel zu oft so, als wären wir auf der Flucht: kurz und flach. Alltagsstress und Sorgen nehmen uns den Atem und verursachen darüber eine Anspannung der Muskeln und eine Reduzierung des Schmerzempfindens. Das mag evolutionsbiologisch betrachtet sinnvoll sein, sollte einmal ein Säbelzahntiger vorbeikommen, aber nicht als Dauerzustand. Uns fehlt dann nicht nur innere Ruhe, unseren Organen fehlt dann auch Sauerstoff. Überdies lässt das nicht vollständig ausgeatmete Kohlendioxid den pH-Wert im Blut sinken, es wird sauer. Eine Übersäuerung wirkt sich negativ auf die Leistungsfähigkeit der Organe aus und leistet der Entstehung vieler Krankheiten Vorschub. Gerade zum Entgiften brauchen wir aber leistungsfähige Organe.

Mein Rat ist daher, während dieser Entgiftungszeit ganz bewusst immer wieder auf den Atem zu achten. Gut wäre es, täglich zweimal, am besten vor dem Aufstehen und vor dem Einschlafen folgende Atemübung zu machen. Wenn Sie es während der Mittagspause einrichten können, kann es auch dann eine Wohltat sein.

Atemübung in drei Schritten

1. Atem beobachten
Legen Sie sich flach auf den Rücken mit einer kleinen Erhöhung unter Kopf und Nacken, damit Ihr Nacken entspannt bleiben kann, und schließen Sie die Augen. Richten Sie Ihre Aufmerksamkeit auf den Atem und verfolgen Sie gedanklich seinen Weg in und aus dem Körper, ohne ihm eine Richtung vorzugeben.
2–3 Minuten.

2. Atem verlängern
Verlängern Sie nun Ihren Atem ganz sanft. Lassen Sie ihn über den Brustkorb in den Bauch bis ins Becken einströmen und denselben Weg wieder zurück nehmen. Erzwingen Sie nichts, binden Sie jedoch Ihre Aufmerksamkeit an den Atem, indem Sie ihn in Gedanken begleiten.
2–3 Minuten.

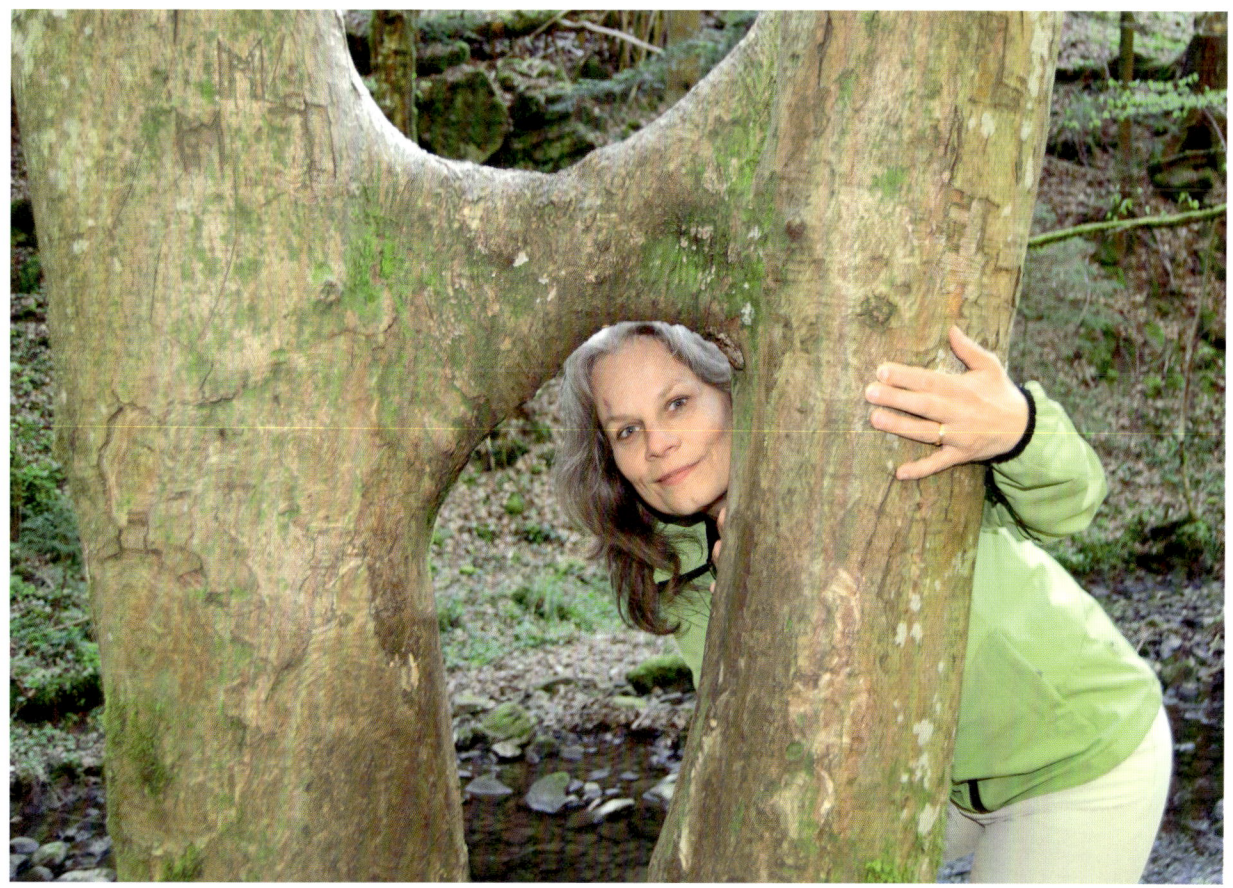

Bewegung an der frischen Luft – etwas Besseres gibt es nicht.

3. Ausatmung verlängern

Nun verlangsamen Sie die Ausatmung etwas. Atmen Sie ohne Anstrengung vollständig ein und atmen Sie vollständig, aber etwas länger ganz gelassen aus. Wenn es Ihnen hilft, dann können Sie anfangs Ihren Atem auch gedanklich mit Worten begleiten: „einatmen – langsam ausatmen".
3 – 4 Minuten.

Sie werden die Entspannung spüren, die Ihr Körper durch das verlängerte Ausatmen und die Wirkung auf den Parasympathikus, unseren Ruhe- und Erholungsnerv, ganz von selbst erfährt. Vielleicht schlafen Sie anfangs sogar direkt ein, dann ist das auch gut.

Wenn Sie merken, dass Ihnen das bewusste Atmen guttut, dann empfehle ich Ihnen einen Pranayama-Kurs. Pranayama ist Bestandteil des Yoga, es sind Atemübungen, die dazu dienen sollen, Körper und Geist in Einklang zu bringen.

Wenn Sie üblicherweise meditieren, tun Sie das auch weiterhin, dann ist es ausreichend, wenn Sie einmal am Tag diese Atemübung machen.

Yoga für Stabilität und innere Organe

Es gibt viele Möglichkeiten, die inneren Organe zu unterstützen, vielleicht praktizieren Sie ja schon Tai Chi, Qi Gong oder etwas anderes. Wenn Sie noch auf der Suche sind, dann möchte ich Ihnen hier Yoga, speziell Iyengar-Yoga, ans Herz legen. Dieser körperbetonten und durchaus anstrengenden Yoga-Praxis verdanke ich einen großen Teil meines Wohlbefindens. Die Übungen werden dabei sehr präzise mit dem Fokus auf der korrekten Körperhaltung ausgeführt. Der Einsatz von Hilfsmitteln macht es jedem Menschen entsprechend seiner persönlichen Konstitution möglich, die Übungen durchzuführen. Probieren Sie es einmal aus, Sie finden bestimmt einen Kurs in Ihrer Nähe. Wenn Sie mit Yoga bereits vertraut sind, empfehle ich Ihnen zweierlei: Zum einen Standhaltungen, die erfrischen, uns stabil und ausgeglichen halten und uns unsere Kraft spüren lassen. Dies hilft beim Entgiften, weil es uns weiter motiviert und uns durchhalten lässt.

Üben Sie nach Möglichkeit täglich:

- Baum (Vrksasana)
- Krieger 2 (Virabhadrasana 2)
- Gestreckte seitliche Winkelhaltung (Utthita Parsvakonasana)
- Dreieck (Trikonasana)
- Halbmond (Ardha Chandrasana)

Üben Sie auch den Herabschauenden Hund (Adho Mukha Svanasana).

Zum anderen möchte ich Ihnen folgende Asanas als unterstützende Detox-Übungen empfehlen:

- Drehsitz (Ardha Matsyendrasana 1)
- Vorwärtsbeuge (Paschimottanasana)
- Gedrehter Stuhl (Parivrtta Utkatasana)
- Vorbeuge in weiter Grätsche (Prasarita Padhottanasana)
- Taube (Eka Pada Rajakapotasana)
- Schulterbrücke (Setu Bandha Sarvangasana)
- Schulterstand (Sarvangasana)
- Kopfstand (Sirsasana)

Diese Übungen „massieren" unsere inneren Organe und bringen sie wieder an ihren eigentlichen Platz. Sie stimulieren auch die verschiedenen Drüsen, deren Ausschüttung, seien es Hormone aus Schilddrüse oder Verdauungsenzyme aus der Bauchspeicheldrüse, für das Funktionieren der körpereigenen Entgiftungsprozesse essenziell sind.

Die Schlussentspannung in der Totenstellung, Shavasana, bringt den Geist wieder zur Ruhe. Diese wichtigste Yoga-Übung können Sie auch als Anfänger jeden Tag durchführen. Legen Sie sich dazu flach auf den Rücken mit einer Unterlage unter Kopf und Nacken. Lassen Sie Arme und Beine und den ganzen Körper in Richtung Boden los und schließen Sie für 5–10 Minuten die Augen. Lassen Sie alle Gedanken und alle Gefühle los.

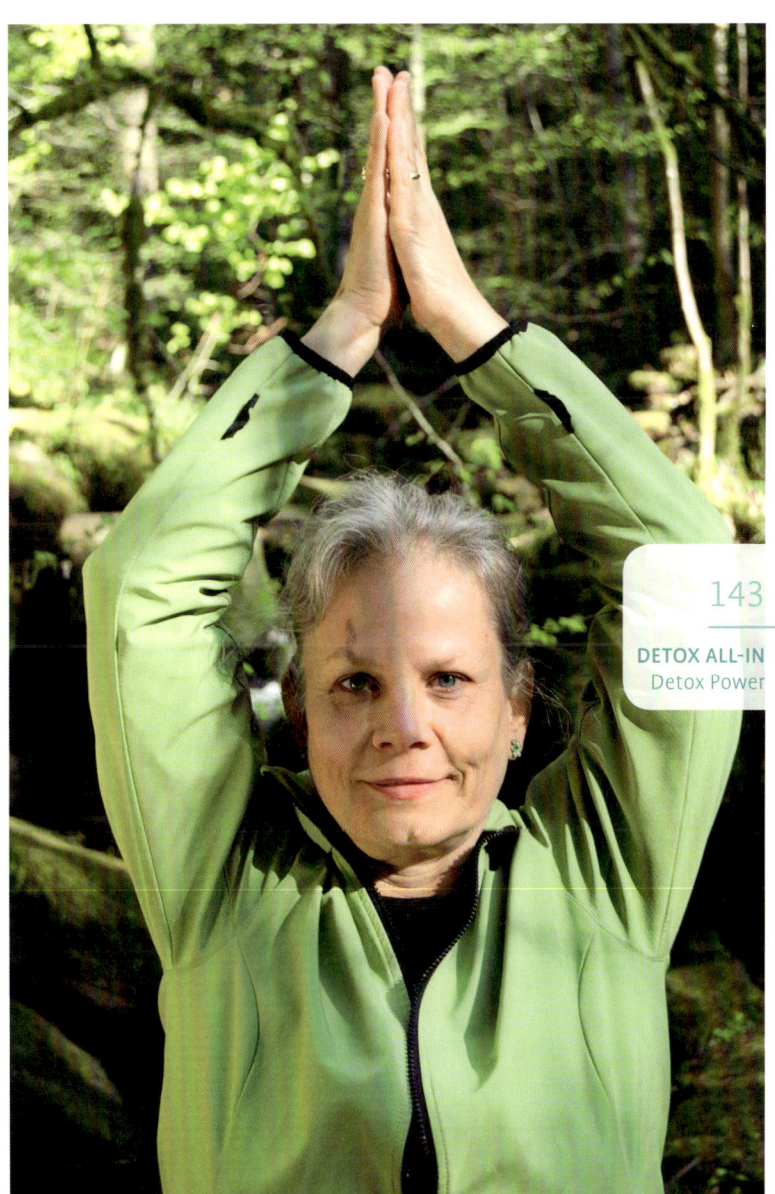

Yoga macht auch unterwegs Spaß.

Den Stoffwechsel auf Trab bringen

Atmen und die inneren Organe „massieren", Muskeln dehnen und Gelenke geschmeidig halten – all das wäre mit dem bisherigen Programm abgedeckt. Fehlt noch das Ausdauertraining, das den Stoffwechsel auf Touren und alles ins Fließen bringen soll.

Der Nachteil bei Fastenkuren in Form von Nulldiäten ist, dass die Energie oft fehlt, um sich mit Freude einem ausführlichen Bewegungsprogramm zu widmen. Die Folge ist daher häufig auch eine Reduktion der Muskelmasse. Das wollen wir bei Detox, Baby! keinesfalls. Detox, Baby! ist kein Schonprogramm, auch wenn wir unserem Körper nur Gutes tun möchten. Wenn wir aber gleichzeitig Fett abbauen und die Muskeln erhalten oder sogar stärken möchten, dann geht das nur mit ausreichend Bewegung – mindestens für ½ bis 1 Stunde am Tag, gerne und besser länger. Diese Stunde sollten Sie nutzen für „normale" Bewegung, also die Art von Bewegung, die wir natürlicherweise auch hätten, wären wir nicht Teil unserer heutigen Komfortgesellschaft.

Egal, was Sie tun, zügiges Gehen, Inliner- oder Radfahren, Langlaufen oder auch nur ein Spaziergang, versuchen Sie hierbei in Ihren natürlichen Rhythmus zu kommen. Lassen Sie ausnahmsweise dabei einmal nicht die Gedanken schweifen, sondern fokussieren Sie sich wie bei der Meditation auf Ihren Atem und auf Ihre Schritte. Mein „Mantra" bei meinen frühmorgendlichen Gängen durch die Natur ist „Fuß, Boden". Das sage ich mir bei jedem Schritt und falle so ganz schnell in meinen natürlichen Gang. Besonders wenn Sie direkt nach dem Aufstehen losgehen, werden Sie spüren, wie Ihr Körper erwacht, wie der Stoffwechsel in Bewegung kommt und alle Organe anfangen zu arbeiten. Ich merke es vor allem daran, dass nach 10 Minuten meine Nase innerlich feucht wird und manchmal sogar läuft – ein Zeichen, dass die Reinigung beginnt.

Wer gerne läuft, im Sinne von Joggen, oder ein anderes Programm als Ausdauertraining hat, kann das natürlich weiterhin tun.

Früher gab es mehr Bewegung

Etwa 15 – 17 km pro Tag sollen wir durchschnittlich Ende des 19. Jahrhunderts noch täglich gelaufen sein. Das wäre für viele heute der Weg zur Arbeit und wieder zurück. Das könnten Sie auch in Erwägung ziehen: zu Fuß dauert es vielleicht zu lange, aber per Rad?

Auspowern

Sind wir in Bewegung, hilft das unserem Körper allgemein. Aber in unserer Natur liegt es, auch gerüstet zu sein für die Flucht, ein Notfallprogramm abzuspulen und den Körper kurzfristig auf Hochtouren zu erleben. Das fordert uns einerseits heraus, andererseits trainiert es uns auch und hält uns reaktionsfähig. Auspowern ist hier das Stichwort.

In unserem Alltag ist mit Angriffen von Säbelzahntigern nicht zu rechnen und alles andere regelt heutzutage moderne Technik. Aber unser Gehirn und unser Körper sind immer noch darauf ausgerichtet, auf lebensbedrohliche oder beängstigende Situationen mit einem kraftvollen Fluchtprogramm zu reagieren.

Was uns heute Stress oder Angst macht und für das Anwerfen unseres Fluchtprogrammes sorgt, ist eher geistiger Natur: zu viel Arbeit, Dauerstress im Job oder mit der Familie und Ähnliches. Flucht oder Angriff, die bewährten Muster, helfen hier nicht. Der Stress führt zu einer dauerhaften Anspannung und ständig erhöhtem Energiepotenzial. Das Adrenalin für die kurzfristige Reaktion auf Stress und das Cortisol, das zur länger wirksamen Stressbewältigung ausgeschüttet wird, können nicht mehr abgebaut werden, weil der Kampf mit oder die Flucht vor dem Säbelzahntiger und die anschließende Entspannung nicht stattfinden. Stattdessen verfallen wir ins Grübeln, das uns so sehr beschäftigt, dass zum Beispiel Schlafstörungen die Folge sein können. Ein dauerhaftes Zuviel an Adrenalin und Cortisol schadet auch körperlich. Erhöhter Blutdruck und entzündliche Prozesse in den Gefäßen, die Arteriosklerose, Herzinfarkt und Schlaganfall begünstigen, können die Folge sein. Auch Depressionen, Angststörungen, Magen-Darm-Erkrankungen und andere gehören dazu.

Eine Möglichkeit uns davor zu schützen ist der Abbau der Anspannung, der angestauten körperlichen Energie, durch das Auspowern beim Sport, zusätzlich zum Ausdauertraining.

Nur zum Spaß

Wählen Sie unbedingt eine Sportart, die Ihnen Spaß macht, aber lassen Sie sich nicht zu Höchstleistungen herausfordern. Es kann auch Stress sein, unbedingt ein Turnier oder ein Rennen gewinnen zu wollen. Powern Sie sich einfach nur zum Vergnügen aus. Gehen Sie aufs Trampolin, zum Tanzen oder Kicken, egal, aber versuchen Sie keine Rekorde zu brechen oder Kämpfe auszutragen. Ich spiele beispielsweise im Winterhalbjahr sehr gerne Squash. Ich weiß, ich werde gegen die Männer, mit denen ich spiele, nie gewinnen und bin daher ganz relaxed. Auch mein Gehirn erfährt dabei Erholung, weil ich mich auf den Ball fokussieren muss und daher an nichts anderes denken kann.

Detox Mind – den Geist stärken

Sie haben es noch nie geschafft, eine Kur durchzuhalten? Mit der richtigen Einstellung schaffen Sie es. Es geht immer nur um einen kleinen Schritt. Betrachten Sie nicht die ganze Treppe, sondern nur die eine Stufe, die Sie heute höher steigen möchten.

Wie weit wir es schaffen, unseren Körper zu reinigen, das hängt für viele von uns auch davon ab, wie gut wir unser Belohnungssystem umpolen können. Kann es gelingen, an die Stelle des Essens oder besser der kulinarischen Befriedigung etwas anderes treten zu lassen? Die Entscheidung, das schaffen zu wollen, ist schon gefallen, wenn Sie mit Detox, Baby! beginnen, jetzt heißt es nur noch: Durchhalten!

Körperwahrnehmung

An erster Stelle der Entscheidung für eine Kur oder eine Umstellung der Ernährung steht meistens die Wahrnehmung eines Zustandes, der uns so nicht mehr gefällt. Das muss nicht immer die Figur sein, ganz im Gegenteil, die meisten meiner Klienten haben damit keine Probleme. Meistens sind es Beeinträchtigungen der persönlichen Gesundheit, die zur Entscheidung führen, nun etwas ändern zu wollen. Das müssen noch keine Krankheiten sein, oft sind es nur die sogenannten Zipperlein, die stören. Eine gute Körperwahrnehmung ist von großem Nutzen. Ich tröste am liebsten die Klienten, die kommen und sagen: „Mein Körper ist so empfindlich, er reagiert auf alles. Andere können tun und essen, was sie wollen, und ich muss ständig auf meinen Körper Rücksicht nehmen." Meine Antwort ist immer dieselbe: „Seien Sie froh! Sie haben einen intakten Körper, der Ihnen zeigt, wie Sie ihn möglichst lange gesund erhalten können. Ja, manche Menschen können essen, was sie wollen, und rauchen und trinken obendrein, aber wer sagt, dass das gesund ist? Manche Menschen sterben auch aus heiterem Himmel an Herzinfarkt oder Schlaganfall." Ich weiß nicht, ob jeder dazu in der Lage wäre, zu spüren, was für den eigenen Körper gesund ist und was nicht. Ich weiß aber, dass manche Menschen das sehr gut können und sich so gesund erhalten.

Dankbar für Signale

Seien Sie dankbar, wenn Ihr Körper Rückmeldung gibt und so immer wieder Korrekturen an Ihrem Lebenswandel einfordert. Es hilft uns, auf die Signale des Körpers zu achten und zu prüfen, ob alles in Ordnung ist. Denn Zipperlein oder Wehwehchen sind keine niedlichen Erscheinungen, sondern oft der Beginn von Krankheiten.

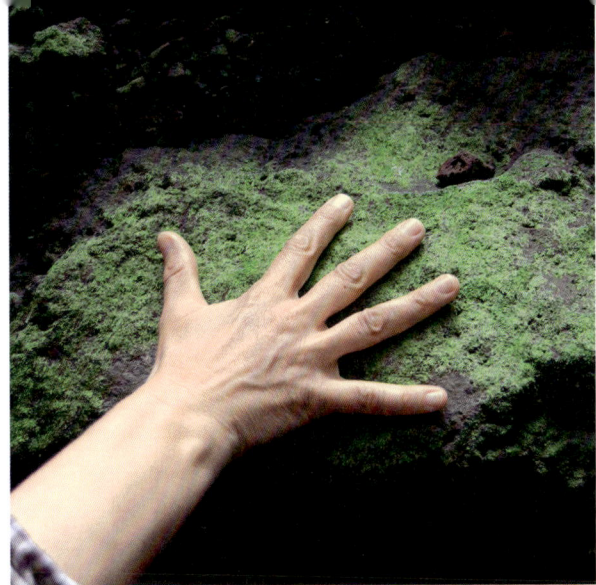

Hand aufs Herz:
Wie nehmen Sie sich in
Ihrem Körper wahr?

Und zwischendurch ein Nickerchen

Wenn Sie tagsüber glauben, jetzt können Sie nicht mehr, dann gönnen Sie sich eine kurze Pause. Ein Powernap von 10 bis maximal 30 Minuten kann schon Wunder wirken.

Schlafen

Das Thema Schlaf ist viel zu groß, um hier erschöpfend behandelt zu werden. Ich möchte an dieser Stelle aber einen wichtigen Aspekt hervorheben: den Zusammenhang zwischen der Schlafdauer und unserem Umgang mit Essen. Zu wenig Schlaf in der Nacht führte in einer Studie dazu, dass die Probanden am darauffolgenden Tag mehr aßen. Wer dauerhaft zu wenig schläft, wird eher übergewichtig werden, auch das ist wissenschaftlich bestätigt, denn wer müde ist, hat auch einen größeren Appetit auf fetthaltige, süße Lebensmittel. Die optimale Schlafdauer, das behaupten Forscher, läge bei sieben bis neun Stunden. Sind Sie sehr weit davon entfernt und werden Sie immer wieder von Heißhungerattacken überfallen? Wenn Sie das vermeiden wollen, schlafen Sie nachts ausreichend – der beste Gradmesser ist immer noch, so lange zu schlafen, bis Sie von alleine aufwachen. Das gilt vor allem für die Detox, Baby!-Woche – gehen Sie daher früh genug zu Bett.

Meditation: den Geist reinigen

Meditation wird beschrieben als spirituelle Übung, die der Sammlung und Erholung des Geistes dient. Obwohl Meditation als Nachsinnen oder Überlegen zu übersetzen wäre, was auch in manchen Fällen so praktiziert wird, ist in unserem Fall die Befreiung vom Denken das Ziel, das Nichtdenken. Das ist gar nicht so einfach. Immer wieder kommen Gedanken auf und der Geist lässt sich ablenken. Aber es geht nicht darum, perfekt zu sein, sonst gäbe es ja nichts zu üben. Seien Sie gnädig mit sich und erwarten Sie am Anfang nicht zu viel.

Als ich einmal einen Meditationslehrer gefragt habe, was ich tun könnte, damit es mir leichter fiele, nichts zu denken, hat er mir geantwortet: „Nichts." Ich habe ihm berichtet, wie ich mich abgeplagt habe mit dem Loslassen und Vorüberziehenlassen der aufkommenden Gedanken. Er hat mich nur genervt angeblickt und gesagt: „Hab Spaß am Sitzen."

Mehr ist es nicht, erwarten Sie keine Hochgefühle, keine Erleuchtung, kein Aha-Erlebnis, nichts. Was soll dann daran gut sein? Ich habe im vorigen Kapitel Detox Power schon über die Aufgabe von Bewegung im Zusammenhang mit Stressabbau gesprochen. Hier geht es neben dem körperlichen um den geistigen Aspekt, der uns davor bewahrt, heiß zu laufen und durch Dauerstress Schäden an unserer Gesundheit zu erleiden. Durch Meditation ändert sich die Gehirnstruktur erwiesenermaßen. Vereinfacht dargestellt können wir uns das so vorstellen: Wenn wir bedrohliche Situationen erfahren, dann können wir nicht mehr steuern, wie wir reagieren, unser Gehirn schaltet um von „überlegter" Reaktion auf „Autopilot". Die Reize werden direkt weitergeleitet in den Teil des Gehirns, der für die unbewusste, emotionale Verarbeitung zuständig ist, die Amygdala im limbischen System. Bei chronischem Stress bleibt diese ständig in Alarmbereitschaft. Anspannung und Stress werden zum Dauerzustand, die Produktion von Glückshormonen wird eingestellt. Suchtverhalten, Schlafstörungen und körperliche Symptome sind die Folge. Aus Stress wird noch mehr Stress. Folge einer täglichen Meditationspraxis ist, dass diejenigen Gehirnteile, die bewusste und überlegte Entscheidungen treffen, wieder mehr aktiviert werden, dafür aber unser emotionaler Autopilot weniger aktiv wird. So können wir mithilfe von Meditation den Teufelskreis durchbrechen. Menschen, die noch nie meditiert haben, stellen es sich viel zu kompliziert vor. Auch ich war zunächst eher enttäuscht, dass es so einfach sein sollte wie gerade beschrieben. Die Herausforderung liegt darin, dieses Nichtstun auszuhalten und zu üben.

Meditationspraxis

Setzen Sie sich auf ein Meditationsbänkchen, ein Meditationskissen, Zafu genannt, oder auf eine gefaltete Decke. Diese Unterstützung sollte gerade so hoch sein, dass Sie bequem darauf sitzen und ihren Rücken aufrichten können. Wenn das nicht geht, setzen Sie sich aufrecht auf den vorderen Teil eines Stuhls. Legen Sie die Hände mit den Handrücken nach unten ineinander auf Höhe des Bauchnabels, sodass die Daumenspitzen sich leicht berühren. Richten Sie Ihren Blick nun entspannt auf eine Fläche auf dem Boden, ca. 1,5 m vor sich. Mehr Vorbereitung braucht es nicht. Bleiben Sie aufrecht, lassen Sie die Schultern locker und folgen Sie anfangs mit Ihren Gedanken einfach nur dem Atem, beobachten Sie das Ein- und Ausströmen und kommen Sie zur Ruhe. Nach und nach können Sie sich vom Atem lösen und sich darin üben, Ihren Geist zur Ruhe zu bringen. Am Anfang wird es nicht ganz einfach sein. Diese Erfahrung machen wir alle. Versuchen Sie nicht die aufsteigenden Gedanken zu unterdrücken, sondern lassen Sie sie einfach kommen und vorüberziehen, ohne sich mit ihnen auseinanderzusetzen. Mehr ist es nicht.

Beginnen Sie mit 15 Minuten täglich und versuchen Sie, sich auf 25 Minuten zu steigern. Hilfreich ist es übrigens, sich einen Wecker zu stellen, so können Sie den Gedanken daran, wie lange es wohl noch dauert bis die Minuten um sind, auch einfach vorüberziehen lassen. Planen Sie die Zeit für die Meditation früh morgens ein, am besten nach einer körperlichen Betätigung, sodass Ihr Körper schon wach und aufmerksam ist.

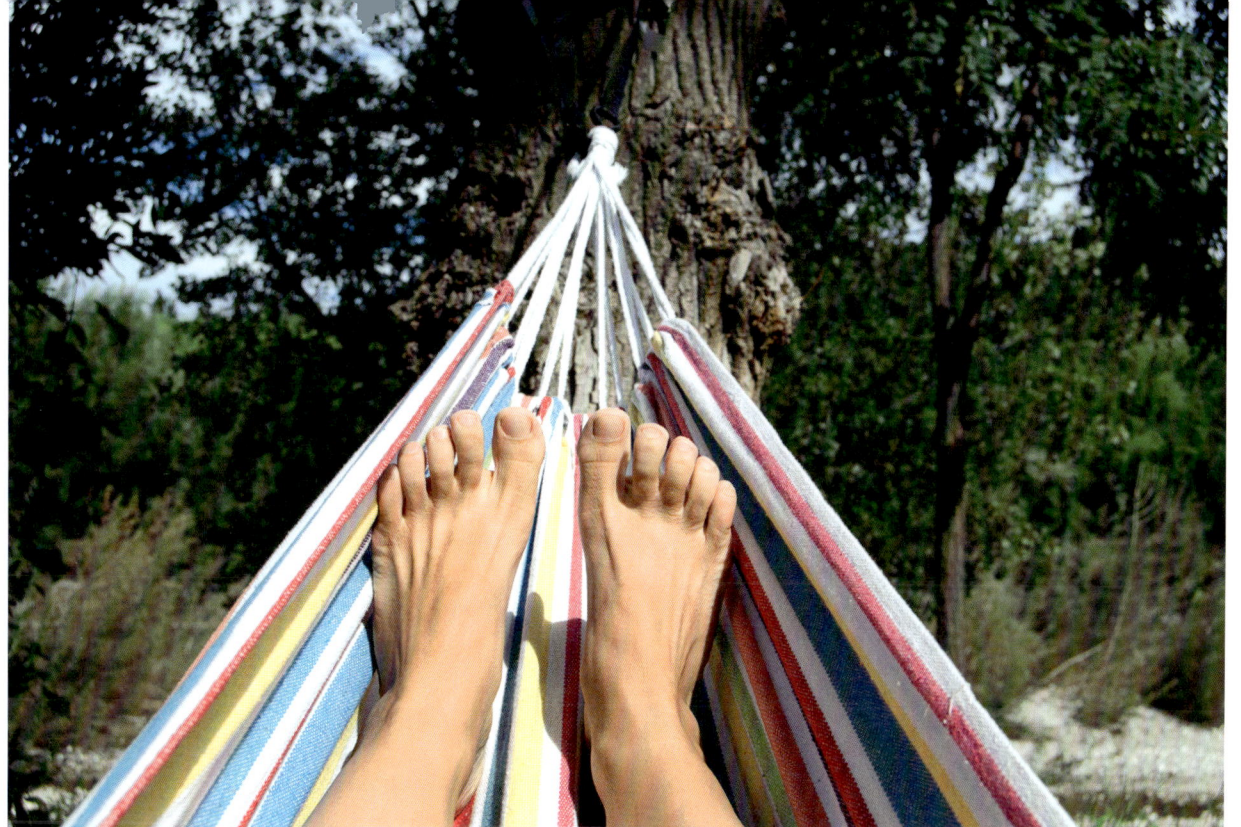

Eine positive Einstellung zum Hier und Jetzt ist Gold wert.

Positive Erwartungen

Ich bin weit davon entfernt zu empfehlen, es würde helfen, alles schönzureden. Um die Dinge zu sehen, wie sie sind, müssen wir aber auch aufhören, alles schwarzzumalen. Versuchen Sie einfach wahrzunehmen, was ist. Betrachten Sie Ihre Wünsche für Ihre Gesundheit, Ihr Gewicht, Ihr Wohlbefinden, und demgegenüber den Zustand, in dem Sie sich befinden. Seien Sie ehrlich, ohne zu werten. Nichts ist gut und nichts ist schlecht. Es ist einfach so, wie es ist. An diesem Punkt können Sie ansetzen. Nehmen Sie Ihren Blick weg von dem Traum, der sich vielleicht irgendwann in weiter Ferne erfüllen soll. Betrachten Sie den Tag heute, die Aufgabe, die Säfte und die Bewegungseinheiten, die Sie sich für heute in Ihren Plan geschrieben haben, und verfolgen Sie diesen Plan Schritt für Schritt. Schließen Sie alle anderen Gedanken aus. Verhandeln Sie nicht mit sich um die eine Bewegungseinheit oder um den Saft. Tun Sie, was Sie sich vorgenommen und aufgeschrieben haben, weil Sie überzeugt davon sind, dass es für Sie gerade das Richtige ist. Sie wissen, dass Sie Detox, Baby! durchhalten werden, sonst hätten Sie sich keinen Plan gemacht. Glauben Sie an sich selbst und vertrauen Sie sich.

Detox Soul – Gutes für die Seele

Nur wenn wir auf allen Ebenen im Gleichgewicht und gut versorgt sind, werden wir auch dauerhaft gesund sein. Also ist es wichtig, sich nicht nur um die Bedürfnisse des Körpers und des Geistes, sondern auch um die der Seele zu kümmern, wenn wir uns reinigen und entgiften wollen.

Es gibt wissenschaftliche Studien, die zu dem Schluss kommen, dass psychische Belastungen zu Burnout führen, und es gibt Autoren, die behaupten, dass ein Mangel an bestimmten Nährstoffen erst zur höheren Empfindlichkeit gegenüber Stress führt. Wir alle kennen die Situation, dass es uns körperlich schlecht geht, wenn wir durch die Anforderungen des Alltags völlig abgekämpft sind. Aber wir wissen auch, dass ein Vitamin-D-Mangel zu depressiven Verstimmungen führen kann, die unsere Leistungsfähigkeit enorm mindern. Egal wie wir es drehen und wenden, Körper und Psyche gehören zusammen, reagieren auf Umwelteinflüsse in Abhängigkeit voneinander.

Menschliches und Mitmenschliches

Manchmal wird uns der Umgang mit anderen Menschen einfach zu viel. Und körperliche Reinigungsprozesse bringen eine gewisse Dünnhäutigkeit mit sich. Das muss nicht sein und ist bei Detox, Baby! eher weniger ausgeprägt als beim Heilfasten. Manchmal lässt sich auch eine euphorische Fastenstimmung beobachten. Aber auch wenn wir uns vorwiegend entspannt und ausgeglichen fühlen, können wir doch wahrnehmen, dass sich etwas tut, nicht nur körperlich. In solchen Zeiten des Wandels denken wir oft über uns selbst und auch über unsere Beziehungen nach. Besser als über andere nachzudenken ist es, jetzt bei sich zu bleiben.

Selbstwahrnehmung

Wie wir uns selbst wahrnehmen, hat häufig nichts damit zu tun, wie uns andere sehen. Also fragen Sie sich lieber nicht, wie andere Sie finden oder was sie von Ihrem Tun halten. Fragen Sie sich stattdessen selbst, warum Sie sich zu Detox, Baby! entschlossen haben, warum Sie die Saftkur durchführen oder vielleicht sogar ihre Ernährung umstellen wollen. Schauen Sie genau hin: Geht es vielleicht nur um schnelles Abnehmen? Das ist zwar möglich, wird aber nicht nachhaltig sein, wenn Sie hinterher wieder normal essen. Viel interessanter ist doch folgende Frage: Welche Beziehung haben Sie zum Essen? In welchen Situationen brauchen Sie etwas zu essen oder sogar bestimmte Dinge wie Süßigkeiten oder Genussmittel? Haben Sie wirklich Hunger oder ist es ein anderes Bedürfnis, das sich dahinter verbirgt?

Lebensordnung

Nehmen Sie sich wahr, spüren Sie das Verlangen, das die wahre Ursache für Ihre Entscheidung war. Dieses ist irgendwann aus tiefstem Inneren in Ihr Bewusstsein gedrungen. Daher kommt nun auch Kraft und Motivation. Lassen Sie sich ausschließlich davon leiten, dann ist es egal, was andere dazu sagen.

Den meisten von uns hilft in Zeiten, in denen wir Neues angehen, Ordnung. Diese Lebensordnung erstreckt sich über alle Bereiche unseres Seins und hat als Ziel, Ausgewogenheit herzustellen zwischen den Anforderungen von außen und der inneren Fähigkeit, sie zu bewältigen.

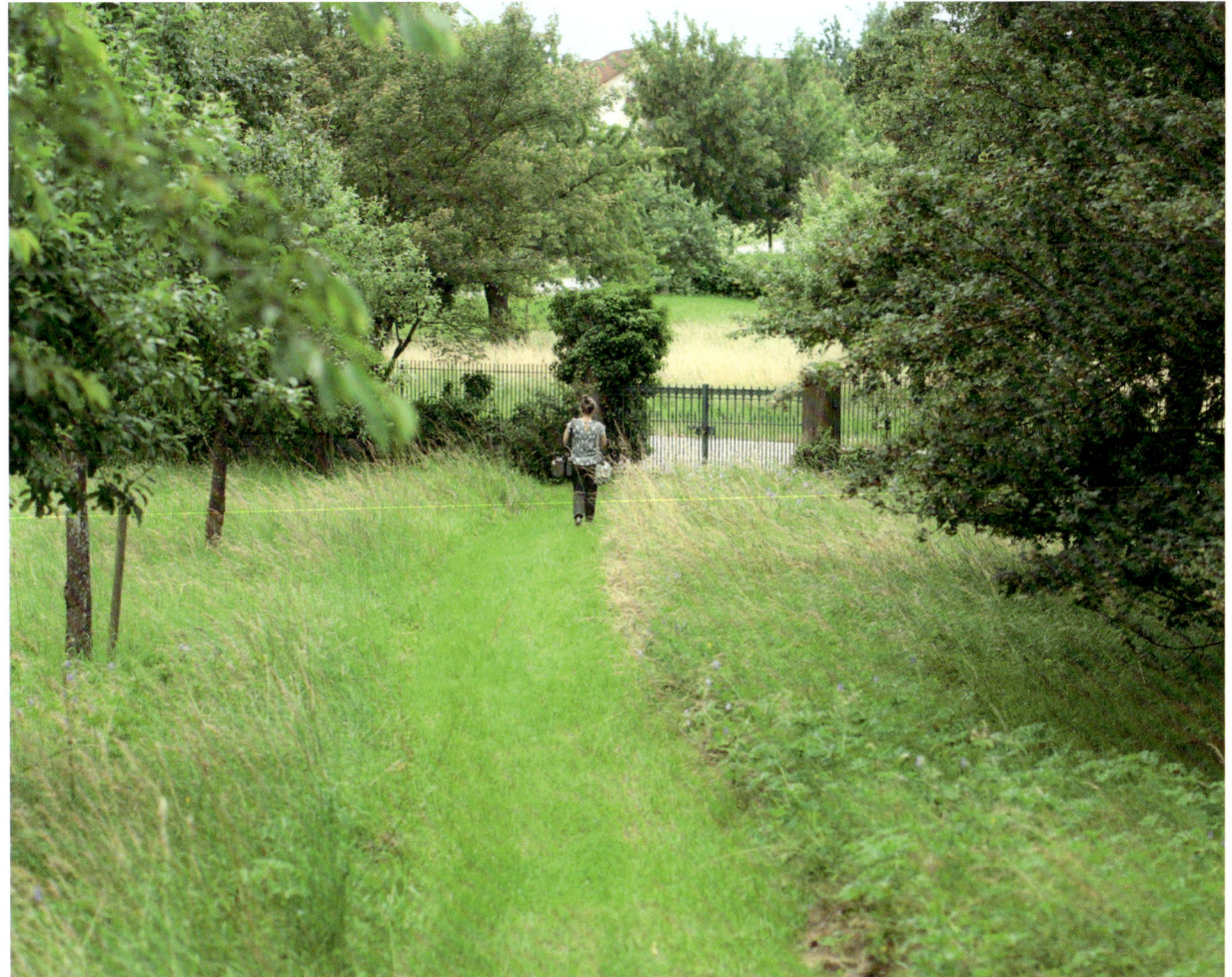

In der Natur ist die Seele frei und zuhause.

Wer sich um eine ehrliche Selbstwahrnehmung bemüht und die Karten seines Lebens auf den Tisch legt, wird es dabei leichter haben, und kann sich die Anforderungen, die es zu bewältigen gilt, erst einmal in Ruhe anschauen. Sie können entscheiden, wie Sie sich gegenüber diesen Anforderungen positionieren wollen und können. Es hilft ja nicht, wenn wir die Entscheidungen anderer kopieren. Wieso sollten Sie um 5 Uhr morgens aufstehen, wenn klar ist, dass es berufsbedingt gar nicht möglich ist, vor 1 Uhr ins Bett zu gehen? Es macht auch keinen Sinn, wenn Sie sich ein tägliches Laufpensum von einer Stunde vornehmen, wenn Sie körperlich nicht dazu in der Lage sind.

Die passende Form der Ordnung kann nur jeder für sich finden, sie kann weder von außen kommen, noch lässt sie sich in Zeitschriften und Büchern finden. Seien Sie ehrlich zu sich, achten Sie auf Ihre Wünsche. Wenn Sie den Wunsch haben, sich gesund zu ernähren, dann kann Ihr Plan nicht sein, einmal in der Woche an einem sogenannten und oft praktizierten „Schummeltag" so viel Fastfood zu essen wie Sie wollen. Solange ich einen Tag brauche, an dem ich essen kann so viel und was ich will, habe ich in Wirklichkeit doch nicht die gesunde Ernährung zum Ziel. Sie müssen Ihre Ernährung auch überhaupt nicht umstellen, wenn Sie nicht möchten. Sie können Detox, Baby! auch einfach als eine angenehme, entlastende Erfahrung sehen. Sie können zum Beispiel nur die Saftrezepte nutzen und einzelne Safttage einlegen oder nur die Mittags- oder die Abendmahlzeit durch einen Saft ersetzen, alles ist möglich, solange es Ihnen guttut.

Wenn Sie aber die Detox, Baby!-Woche planen, dann tragen Sie in Ihren persönlichen Detox, Baby!-Plan die Dinge ein, die Sie wirklich tun wollen. Wenn Sie lieber abends einen langen Spaziergang machen, statt morgens zu joggen – warum nicht? Vielleicht kommen Sie so langsamer voran mit Ihrem persönlichen Ziel, aber Sie werden nicht dem Frust erliegen und haben eine bessere Chance, überhaupt ans Ziel zu kommen. Wichtig ist, dass Ihr Plan zu Ihnen passt.

Mein Plan für danach

Um zu Ihrer Idee von Ordnung in Ihrem Leben zu kommen, könnten Sie eine Liste Ihrer Wünsche erstellen und überlegen, wie Sie diese nach der Detox, Baby!-Zeit angehen wollen oder welche Voraussetzungen Sie schaffen können, damit es mit der Umsetzung auch klappt.

Ausmisten und Entrümpeln

Manchmal müssen wir, bevor wir unsere Pläne umsetzen können, uns erst einmal von allem befreien, was im Weg steht. Das kann Hausrat sein, der uns hindert, das leerstehende Zimmer in einen Yogaraum umzuwandeln. Das kann auch längst aus der Mode gekommene Kleidung sein. Teile, die alt und unnütz geworden sind, gehören aussortiert. Das eigentliche Entrümpeln fängt aber erst an, wenn wir mit den Äußerlichkeiten fertig sind. Vielleicht erinnern Sie sich noch gut daran, wie Sie als Kind von anderen Menschen eingestuft und vielleicht sogar abqualifiziert worden sind.

Fast jeder trägt solche Erinnerungen mit sich und viele lassen sich auch als Erwachsene noch davon beeinflussen. Das fängt an bei: „Schreiben lernt der doch nie, geschweige denn Fremdsprachen." Und endet bei: „Also sportlich sind wir in unserer Familie ja alle nicht." Diese Sätze wären längst in Vergessenheit geraten, hätten sie uns nicht tief getroffen. Wahrscheinlich hat der Absender sich nichts dabei gedacht und kann sich sicher nicht mehr daran erinnern. Und doch stehen wir Jahrzehnte später da mit diesen Aussagen, von denen wir glauben, sie könnten auf uns zutreffen. Viele Menschen standen in der Schule auf Kriegsfuß mit einer Fremdsprache und dann verlieben sie sich bei einem Auslandsaufenthalt oder werden durch ihren Job dazu gezwungen, die Sprache zu sprechen. Irgendwann stellen sie erstaunt fest, dass die Aussage von damals nur eine Momentaufnahme der Meinung eines Außenstehenden war.

Manchmal braucht es einfach nur Begeisterung, um sportlich oder musikalisch zu werden, weil Begeisterung Lust darauf macht, etwas zu tun und zu üben. Welche Sätze haben Sie und Ihr Bild von sich so nachhaltig geprägt, dass diese Sie heute noch entmutigen oder einschränken? Schreiben Sie sie ein letztes Mal auf ein Stück Papier und verbrennen Sie dieses oder falten Sie ein Schiffchen daraus und lassen es den nächsten Bach hinunter fahren. Diese Art des Entrümpelns schafft nachhaltig Platz in unserem Bewusstsein und lässt in uns ein neues Bild von uns entstehen, in bunten Farben, die für viele Talente stehen. Ein Bild, das wir gemalt haben.

Beziehungen

Mit den Beziehungen zu anderen verhält es sich, wie mit der Beziehung zu uns selbst. „Liebe Deinen Nächsten wie Dich selbst." funktioniert nur, wenn wir erst einmal uns selbst lieben. Beim Fasten und durch das Entgiften können nicht nur Giftstoffe, sondern auch vergiftete Gefühle und schmerzhafte Erinnerungen freigesetzt werden. Die Detox, Baby!-Zeit selbst ist vielleicht nicht ideal, um diese Dinge zu lösen und an Beziehungen, die gerade nicht funktionieren oder uns verletzt haben, zu arbeiten. Dazu fehlt uns womöglich die Kraft. Jetzt geht es darum, sich um sich selbst zu kümmern, eine starke Beziehung zu sich selbst aufzubauen. Vielleicht wird Ihnen dabei aber auch klar, welche Ansprüche Sie an eine Beziehung stellen oder wo Sie zu viel erwarten. Erzwingen Sie nichts und brechen Sie keine tiefgehenden Gespräche mit anderen vom Zaun. Wir werden beim Fasten auch klarer und selbstbewusster. Konzentrieren Sie sich darauf – alles andere kann warten. Wenn Sie in einer Partnerschaft leben, klären Sie Ihren Partner vorher darüber auf, was Sie vorhaben und warum Sie sich eventuell auch emotional für ein paar Tage zurückziehen – Ihre Beziehung wird davon nur profitieren.

> Wir werden beim Fasten auch klarer und selbstbewusster – alles andere kann warten.

Liebe

Betrachten Sie alles, was Sie für sich und andere tun, mit Liebe. Liebe ist unser Lebenselixier. Bereiten Sie Ihre Säfte und Getränke mit Liebe zu. Sammeln Sie Ihre Wildpflanzen mit Liebe und umgeben Sie sich mit Dingen und Menschen, die Sie lieben.

Essen ist für uns häufig nur eine Ersatzbefriedigung. Echte Liebe aber ist nicht zu ersetzen. Bevor Sie in die Falle tappen und damit hadern, dass Sie jetzt nichts essen „dürfen", stellen Sie sich die Frage: „Was fehlt mir wirklich?"

Wir alle haben ein großes Bedürfnis nach Liebe, Aufmerksamkeit und Gemeinschaft mit anderen Menschen. Sollten Sie jedoch hier ein Defizit wahrnehmen, geben Sie nicht dem Drang nach, sich zu bedauern. Versuchen Sie es lieber einmal andersrum: Geben Sie Liebe, schenken Sie Aufmerksamkeit. Rufen Sie die Person an, auf deren Anruf Sie schon lange warten. Verabreden Sie sich zum Spaziergang oder mit Ihrem Partner zum Sport. Warten Sie nicht auf Gelegenheiten, sondern schaffen Sie sie.

Lassen Sie sich Ihr Leben nicht länger vergiften, sondern nehmen Sie es selbst in die Hand. Bleiben Sie auch beim Fasten heiter und verlieren Sie nicht die Gelassenheit. Das ist das Allerwichtigste, wenn Sie ein Ziel erreichen wollen. Wir können alle Erfahrungen und Situationen von zwei Seiten betrachten – leichter geht es, wenn wir uns die positiven Dinge vergegenwärtigen.

Was mache ich, wenn …

Einige Tipps zur Ersten Hilfe bei Detox-Krisen möchte ich Ihnen hier noch geben. Kleine Unstimmigkeiten müssen Sie nicht gleich aus der Bahn werfen, dagegen lässt sich etwas machen. Wenn Detox, Baby! nicht ganz so funktioniert, wie Sie sich das vorgestellt haben, wäre es gut, nach den Ursachen zu forschen. Und diese dann anzupacken – sanft, versteht sich.

… ich nicht schlafen kann

Schlaf braucht unser Körper immer dann, wenn er viel geleistet hat. Haben Sie sich frei genommen und haben Sie einen relativ relaxten Tag hinter sich gebracht, an dem Ihr Körper nicht so viel zu tun hatte, dann braucht er womöglich auch weniger Schlaf. Die Verdauungsarbeit fällt zum Großteil weg, er ist vielleicht einfach ausgeruht, das ist keine Seltenheit beim Fasten. Akzeptieren Sie es einfach und lesen Sie ein Buch. Oder versuchen Sie es mit der Atemübung → von Seite 141, sie wirkt diesbezüglich manchmal Wunder. Für den nächsten Tag können Sie sich vornehmen, etwas mehr Sport zu treiben und bevor Sie zu Bett gehen entweder ein Bad mit Lavendelblüten zu nehmen oder ein Wechselfußbad zu machen.

… mein Körper übersäuert

In der Regel gehen wir davon aus, dass beim Saftfasten keine Übersäuerung des Körpers auftritt, wie man das häufig beim Heilfasten beobachtet. Dadurch, dass die Verdauung nicht komplett abgeschaltet wird, reagiert der Körper auf das Saftfasten anders. Wenn Sie aber wider Erwarten Sodbrennen

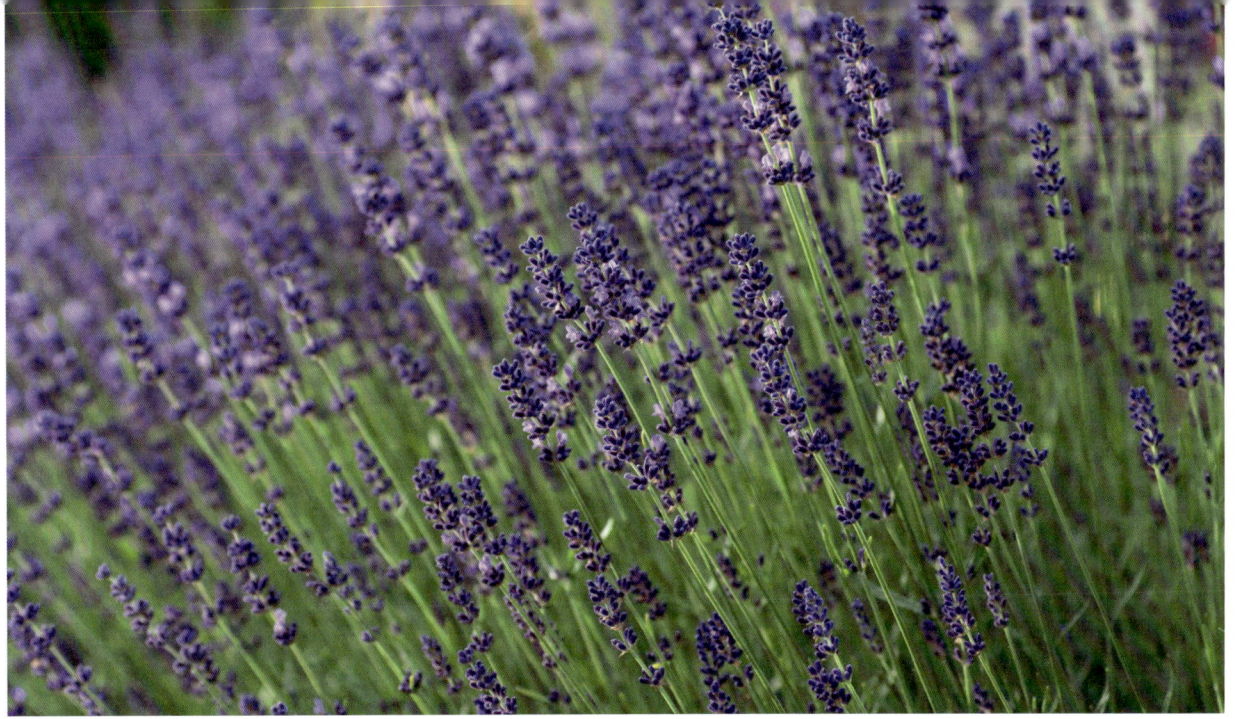

Lavendelblüten wirken wunderbar entspannend.

bekommen, dann ist das ein deutliches Anzeichen für die Übersäuerung Ihres Körpers. Haben Sie morgens die Heilerde oder die Flohsamenschalen zu sich genommen? Wenn nicht: schnell nachholen. Wenn ja, dann können Sie das bei Bedarf wiederholen. Auch Chlorella könnte jetzt hilfreich sein. Wählen Sie für den nächsten Tag lieber einen weniger süßen Saft oder gleich einen Gemüsesaft und vergessen Sie das Zitronen-Ingwer-Wasser nicht.

... mir schwindelig ist

Meist ist es der Kreislauf, der dann nicht so ganz auf der Höhe ist. Hier hilft Bewegung oder eine Bürstenmassage → Seite 127; auch Kneippanwendungen wie Wechselduschen, Wassertreten oder ein Armbad → Seite 139 machen munter. Vielleicht hilft Ihnen auch eine Limonade zwischendurch oder ein paar Dulse-Algen → Seite 60? Hält der Zustand länger an und fühlen Sie sich weiterhin unwohl, brechen Sie das Saftfasten ab, und probieren Sie es nach Rücksprache mit Ihrer Ärztin, Ihrem Arzt noch einmal.

... meine Familie sich Sorgen macht

Gegen Sorgen hilft meist Information. Lassen Sie Ihre Familie teilhaben an dem, was Sie tun. Erklären Sie, dass es sich nur um eine Woche handelt und Sie in dieser auch gut mit Nährstoffen versorgt werden. Aber Sorgen sollten auch ernst genommen werden und deshalb empfehle ich auch, einmal nachzufragen, warum man sich um Sie Sorgen macht. Sollte Ihre Familie beispielsweise der Meinung sein, dass Sie viel zu wenig Gewicht auf die Waage bringen oder dass Sie nicht gesund sind, und diese Sorge könnte vielleicht begründet sein, dann lassen Sie das vorher medizinisch klären oder gehen Sie zur Ernährungsberatung.

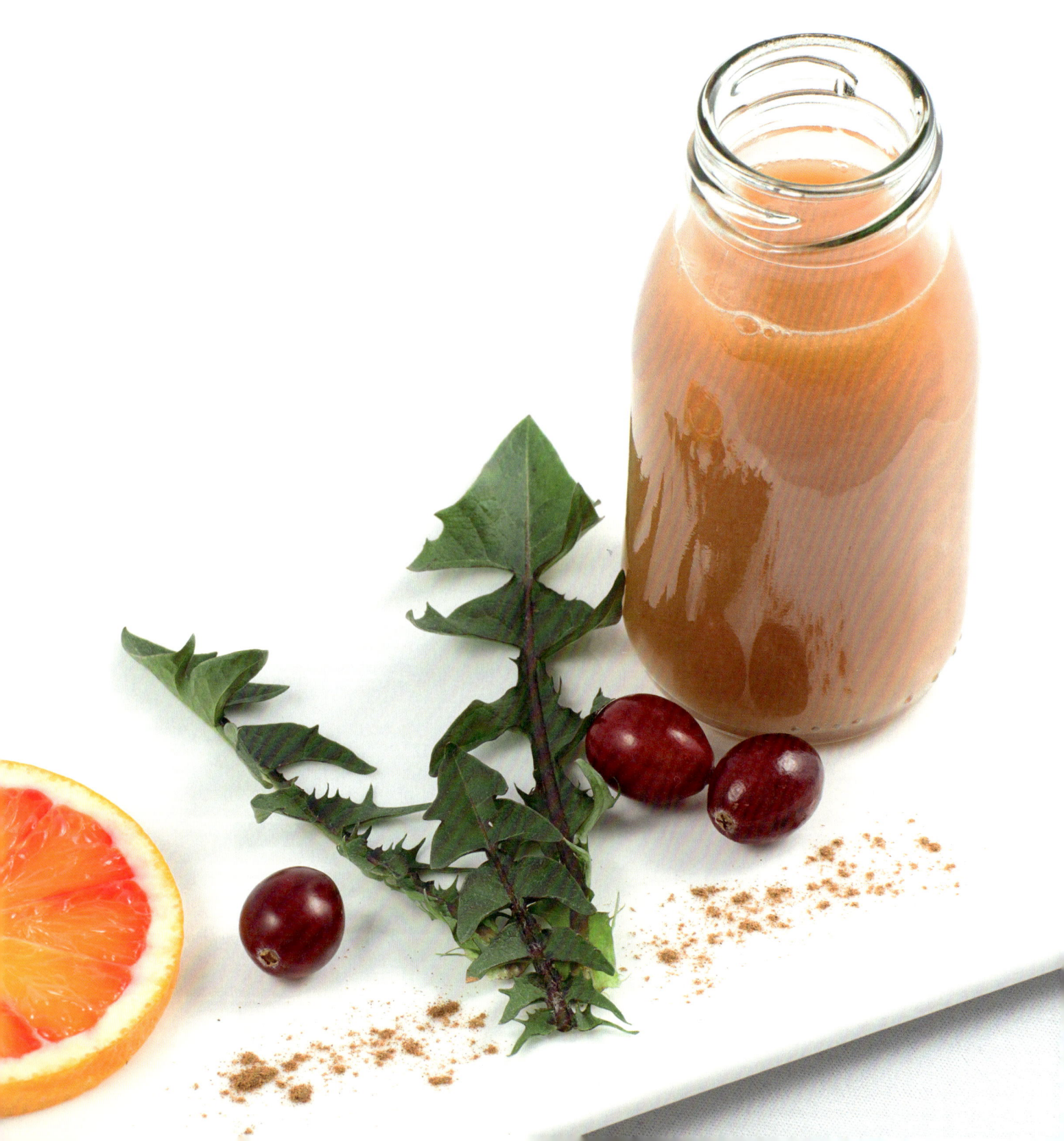

DETOX PLUS
SERVICE

Wildpflanzen im Überblick

Deutscher Name	Botanischer Name	Seite
Ahorn, Spitz-	*Acer platanoides*	**81**, 111
Bärenklau, Wiesen-	*Heracleum sphondylium*	**103**, **106**, 110
Bärlauch	*Allium ursinum*	35, 39, **65**, **79**, **80**, 110
Beifuß	*Artemisia vulgaris*	45
Beinwell	*Symphytum officinale*	**97**, **103**, 110
Birke, Hänge-	*Betula pendula*	**81**, 135
Blutwurz	*Potentilla erecta*	**66**, 101
Borretsch	*Borago officinalis*	45, **101**
Braunelle, Kleine	*Prunella vulgaris*	**90**, 110, **129**
Brennnessel	*Urtica dioica*	19, **31**, 34, 43, 45, **83**, **94**, **102**, 112, 135
Brombeere	*Rubus fruticosus*	46, **100**, **102**, **103**, **136**
Brunnenkresse	*Nasturtium officinale*	45, **71**, 112
Buche, Rot-	*Fagus sylvatica*	**81**, 112
Dost oder Wilder Majoran	*Origanum vulgare*	36, **89**, 112
Erdbeere, Wald-	*Fragaria vesca*	46, **73**, **101**, 112
Feldsalat	*Valerianella locusta*	45, 46, **76**, 113
Felsenbirne	*Amelanchier ovalis*	**90**
Fichte	*Picea abies*	**81**
Fingerkraut, Kriechendes	*Potentilla reptans*	35, 46, **66**, **101**, **137**
Gänsefingerkraut	*Argentina anserina*	**101**, 113, **137**

Deutscher Name	Botanischer Name	Seite
Gänsefuß, Weißer	*Chenopodium album*	45
Giersch	*Aegopodium podagraria*	39, **65**, **80**, **93**, **105**, 113, 118
Goldnessel	*Lamium galeobdolon*	46, **75**, **102**, **109**, 113
Gundermann; Gundelrebe	*Glechoma hederacea*	40, 46, **90**, **103**, 113, **128**
Hagebutte, Rose	*Rosa* spp.	**72**, 113
Heidelbeere	*Vaccinium myrtillus*	**69**, **90**, 113
Himbeere	*Rubus idaeus*	**91**, **102**, 113, **137**
Johanniskraut	*Hypericum perforatum*	**95**, 114
Kamille	*Matricaria recutita*	**131**, **135**, **137**
Kirsche, Vogel- oder Süß-	*Prunus avium*	**107**, 114
Klee, Rot-	*Trifolium pratense*	45
Klee, Weiß-	*Trifolium repens*	46
Knoblauchsrauke	*Alliaria petiolata*	44, 46, **109**
Kornelkirsche	*Cornus mas*	**102**, 114
Kratzdistel, Acker-	*Cirsium arvense*	**109**
Labkraut, Kletten-	*Galium aparine*	**85**, 115
Labkraut, Wiesen-	*Galium mollugo*	46, **78**, 115
Lärche, Europäische	*Larix decidua*	**81**, 114
Lauch, Dreikantiger	*Allium triquetrum*	79
Lauch, Seltsamer-	*Allium paradoxum*	79
Lauch, Weinbergs-	*Allium vineale*	46, **65**, 79

Deutscher Name	Botanischer Name	Seite
Linde, Sommer- / Winter-	*Tilia platyphyllos / T. cordata*	41, **77**, **90**, **94**, 115, **131**
Löwenzahn	*Taraxacum* sect. *Ruderalia*	37, 39, 46, **70**, **87**, 115
Mädesüß	*Filipendula ulmaria*	104, **107**, 116
Malve, Moschus- / Weg- / Wilde	*Malva moschata / M. sylvestris / M. neglecta*	19, **31**, 41, 45, 46, **69**, **77**, **86**, 116, **130**, **131**
Minze, Acker- / Ähren-, Grüne / Pfeffer- / Wasser-	*Mentha arvensis / M. spicata / M. × piperita / M. aquatica*	**106**, **136**
Möhre, Wilde	*Daucus carota* subsp. *carota*	**94**, 116
Nachtkerze	*Oenothera biennis*	**96**, 116
Nelkenwurz	*Geum urbanum*	46, **76**, 116
Pastinake	*Pastinaca sativa* subsp. *sativa* var. *pratensis*	**106**
Pippau, Wiesen-	*Crepis biennis*	46, **84**, 116
Portulak	*Portulaca oleracea*	45, **97**, 116
Postelein, Winter-; Tellerkraut	*Claytonia perfoliata*	45, **73**, **78**, **97**, 116
Rose	*Rosa* spp.	30, **97**, **105**, 117, **126**, **128**, **137**
Salbei, Wiesen-	*Salvia pratensis*	21, 36, **89**, **91**, **106**, 117
Sanddorn	*Hippophae rhamnoides*	**102**, 117, **128**
Schachtelhalm, Acker-	*Equisetum arvense*	**102**, 110, **128**

Deutscher Name	Botanischer Name	Seite
Schafgarbe	*Achillea millefolium*	43, 46, **65**, **72**, **104**, **107**, **128**, **131**, **136**, **139**
Schaumkraut, Behaartes	*Cardamine hirsuta*	44, 46, **70**, **109**
Schaumkraut, Bitteres	*Cardamine amara*	44, 70, **71**
Schaumkraut, Wiesen-	*Cardamine pratensis*	44, 46, 70, **71**
Süßdolde	*Myrrhis odorata*	**103**, 118
Taubnessel, Gefleckte	*Lamium maculatum*	**102**, **109**
Taubnessel, Purpurrote	*Lamium purpureum*	**102**, **109**
Taubnessel, Weiße	*Lamium album*	47, **102**, **109**
Thymian, Breitblättriger / Sand- / Zitronen-	*Thymus pulegioides / T. serpyllum / T. × citriodorus*	36, 45, **89**, **100**, 118
Veilchen, Wohlriechendes	*Viola odorata*	**78**, **97**, 118
Vogelmiere	*Stellaria media*	42, 43, 45, **65**, **97**, **103**
Waldmeister	*Galium odoratum*	**106**, 118
Wegerich, Mittlerer	*Plantago media*	36, 45, 46, **80**, **89**, 119
Wegerich, Spitz-	*Plantago lanceolata*	45, 46, **89**, **100**, 119
Weißdorn, Eingriffeliger / Zweigriffeliger	*Crataegus monogyna / C. laevigata*	**100**, 119
Wiesenknopf, Kleiner; Pimpinelle	*Sanguisorba minor*	**66**, **79**, 119

Fette Markierungen weisen den Weg zu Rezepten und Anwendungen.

Schnell nachgeschlagen

A

abführend 54, 58, 63, 118
Abführmittel 15, 16, 52, 117
Alfalfa-Sprossen 45
Algen 59
Aloe vera **130**
Aluminium 11
Amlapulver **133**
Ananas **67, 109**
Angststörungen 145
antiarthritisch 43
antibakteriell 39–41, 44, 52, 53, 55, 59, 61, 112–114, 116–119, 133, **137**
antimikrobiell 44, 61, **134, 138**
antioxidativ 59, 61, 118, **133**
antiviral 40, 44, 53, 112, **133**
antriebssteigernd 60, 110, 115
Apfel 18, 19, 31, **66, 69, 70, 76, 78, 81, 86, 93, 101, 102, 106**
Apfelessig 133
Aphrodisiakum 116
Aprikose **65, 96, 106**
Artischocke **76**, 110
Atem **137, 140**
Atemübungen **140**, 154
ätherische Öle 40, 43, 61, **105**, 112, 114, 116–118
Ausdauertraining 144, 145
ausschwemmend 118
Avocado **132, 134**

B

Badezusatz **127, 128**
Bakteriengifte 55
Ballaststoffe 62, 112, 113, 114, 116
Barfußlaufen **138**
Basilikum 45, **91, 101, 105**, 110, 116
Bauchmassage **127**
Begeisterung 153
beruhigend 119
Bewegung 140, 144, 155
Beziehungen 150, 153
Bindegewebe 11, 110, 113, 114, **127, 128**
Birne 18, **65, 75, 93, 103**
Bitterstoffe 13, 19, 39, 40, **70, 87, 105**, 110, 112, 113, 115, 116
Blähungen 43, 61
Blasenentzündung 110, 116
Blei 41, 57
Blutdruck 11, 110, 145
Blutfluss 119
blutreinigend 112, 114, 115, 118
blutstillend 43
Blutzirkulation 39
blutzuckersenkend 11, 53
Bodybutter **128**
Borretsch 45, **101**
Brokkoli **67**, 112
Brombeere **100, 102**
Brunnenkresse 45, **71**, 112
Bürstenmassage **127**, 155

C

Camu Camu **72**
Carotinoide 59, 118
Cassia 49, 50, 53
Chlorella 59, **73, 132**, 155
Chlorophyll 59, **73, 81**, 112, 116, 118
Clementine **73**
Cracker 62, **87, 90**
Cranberry 70, 112
Cumarin 118
Curcumin 61

D

Darm 12
Darmflora 39, 58, 59
Darmprobleme 55
Darmreinigung 15, 52, 53, 58
Dattel **130**
Depressionen 110, 114, 115, 145
Detox-Krisen 154
Düfte **126, 127**
Dulse 59, 155
durchblutungsfördernd 43, **107**, 110, 127
Durchfall 41, 55, 60, 112, 113
Duschen **125, 126, 128**

E

Eibischwurzel **134**
Einkaufsliste 29
Einläufe 15
Eisen 19, 43, 60, 112, 116, 118
Eiweiß 12, 13, 110
empfindlicher Magen 41, 63
Endiviensalat 19, **70**
Energie 116, 144, 145
Entgiftungserscheinungen 16, 55
Entgiftungsorgane 12
Entlastung 27, 52
entsäuernd 113
Entspannung 127, 142, 143, 145
entwässernd 58, 118
Entzündungen 12, 110, 113, 117, 123, **130, 137**
entzündungshemmend 39, 41, 43, 53, 55, 59, 61, 116–118, **131, 134**, 136, **137**
Erdbeere **85, 93, 101, 106**, 112, **129**
Erdbeerpeeling **129**
Erinnerungen, schmerzhafte 153
Erkältung 53, 113, 119
Erkrankungen der Atemwege 114
Ernährung
 • Umstellung vor Kur 27
 • gesunde 20
 • naturgemäß 15
Ernährungsberatung 22, 31, 48, 155
Essstörungen 29

F

Fasten 8, 16, 17
Fastenabbruch 29, 155
Feige 113
Feldsalat 45, **76**, 113
Fenchel **72**, **93**, 113
Fenchelgrün 45
Fenchelsamen **137**
Fett abbauen 144
Fettsäuren 58
Feuchtigkeitspflege 130
Fieber 41, 53, 112, 118
Flavonoide 40, 112
Flohsamenschalen 50, 55, 60, 155
Fluchtprogramm 145
fotosensibilisierend 114
Frieren 55, **139**
Friséesalat **70**
Fruchtsäure 118, **129**
fungizid 39, 44, 53, 112, **138**
Fußpeeling **138**
Fußpflege **137**

G

Galle 12, 37, 58, 112, 116
galletreibend 39, 43, 61, 115
gefäßerweiternd 119
Gefühle, vergiftete 153
Gehirn 48, 61, 145, 148
Geist 20, 52, 142, 143, 146, 147, **148**
Gelassenheit 154
Gemüsesaft 155
Genuss 16, 17
Gerbstoffe 13, 19, 40, 41, 110, 112, 113, 116, 117, 119, **137**
Geruchswahrnehmung 122
Geschmacksempfinden 37, 48, 53
Gesichtshaut, Pflege der 129–132
Gesundheit 146
Gewichtsreduktion 31
Gewichtsverlust 11
Gewissen 18
Ghassoul **125**, **126**, 132, **133**, **134**, **137**
Giftpflanzen 35, 37, 38
Giftstoffe 12, 13, 16, 55
Glückshormone 148
Goji-Beeren 60
Granatapfel **77**
Grapefruit **76**, 113
Grünkohl **67**
Gurke 19, **66**, **81**, **95**, **101**, **106**, 130

H

Haarpflege **132–135**
Hagebuttenmark **72**, **102**, 113
harntreibend 39, 40, 42, 43, 110, 112–116, 119
Harnwegsinfektion 112, 113, 116, 118
Haut 12, 38, **123–132**
hautberuhigend **130**, **131**
Hauterkrankungen 42, 53, 110, 114, 117
Haut- und Nagelpilze **138**
Heidelbeere **69**, 113
Heilerde 50, 56, **128**, 155
Heilfasten 17, 150, 154
Heißhungerattacken 147
Herpes 53, 112, **129**
Herz 11, 44, 112, 127
Herzinfarkt 145, 146
herzstärkend 110, 115, 119
Himbeere **91**, **102**, 113
Holunderblüten **130**
Hungergefühl 16, 150
Husten 110, 114, 116, 118, 119

I

immunstärkend 52, 53, 59, 110, 113, 118, **127**
Ingwer 50, 61, **80**, **100**, **105**, **113**, 155
Insektenstiche **130**
Irish Moss **131**

J

Jod 60
Joghurtferment 58
Johannisbeere **89**, **91**, **94**, **95**, 113
juckreizstillend **130**

K

Kakaobutter **128**, **129**
Kalium 43, 58, 114
Kaltauszüge 104, **134**
Kalzium 19, 57, 114, 116
Kardamom **107**
Karotte **77**, **87**, **94**, **102**
Kerbel **83**, 114
Kieselsäure 43, 110, 112
Kinder 22
Kirsche **107**, 114
Kiwi **76**, **84**, **95**, **106**, 114
Kneipp'sche Wasser- anwendungen **139**, 155
Kohl 52, **67**, 112
Kohlrabi 86
Kokosjoghurt 31, 50, **58**
Kokosnuss 17, 18, 57, **58**, **67**
Kokosöl **128**, **129**, 132, **135**, **136**
Kokoswasser 50, 57, **67**
Kompresse **130**

Wildpflanze oder Angaben dazu nicht gefunden? Schauen Sie auf Seite 158–159 nach. Fette Markierungen weisen den Weg zu Rezepten und Anwendungen.

Kopfhaut   122, 133–135
Kopfschmerzen   55, 110
Koriander   39, 45, 61
Körperreinigung   122, 124
Körper und Geist   20
Körperwärme   139
Kostaufbau   31
krampflösend   43, 61, 113
Krebs   61, 110–113
Kreislauf   11, **127**, 155
Kresse   **109**
kühlend   113, 116, **130**, **131**
Kürbis   **97**
Kurkuma   61, **80**, 114

L

Lavaerde   56, **125**, **126**
Lavendelblüten   96, **127**, **126**, **138**, 154
Leber   12, 110, 112, 116
leberschützend   43, 61
Leberwickel   **139**
leckere Wasser   48, 50, 61, 62, 98, 104
Limette   72, **84**, **109**
Limonade   17, 37, 50, 61, 62, 98, 104, 155
Lippenpflege   **129**
Lunge   12, 13, 44, 110, 113
Lycopin   113, 118
Lymphe   12
Lymphfluss   39, 110, 115, 118, **127**

M

magenberuhigend   42, 56, 61, 113, 118, 119
Magen-Darm-Entzündungen   41, 52
Magen-Darm-Erkrankungen   116, 145
Magen- und Darminfektion   55, 115
Magen- und Darmprobleme   53, 63, 116
Magnesium   57, 114, 116
Mairübchen   **81**, **85**
Mais   **91**, 116
Mandelöl   **132**
Mango   69, **81**, **103**, **106**
Mangold   **90**
Maracuja   **67**
Medikamente   22
Meditation   147–149
Meersalz   60, **138**
Meersalz-Bad   **127**
Melone   65, **95**, **107**
Mikroorganismen   36, 58, **125**
Mineralerde   56
Mineralstoffe   13, 20, 40, 57, 59, 60, 110, 112–114, 116, 124, **127**
Miswak   135, **136**
Mundgeruch   60, **137**
Mundschleimhaut   **137**
Mund- und Zahnhygiene   134
Muskeln erhalten   144

N

Nagelpflege   134
Nährstoffmangel   13, 150
Naturkosmetik   122
Nektarine   **90**, **97**, **109**
Nervenzellen   61
Niempulver   49, 50, 52–54, 58, **134**
Nieren   12, 13, 43, 61, 110, 112, 116, 118
Nussmilchbeutel   26

O

Olivenöl   **132**, **138**
Ölziehen   **136**
Orange   **70**, **71**, **87**, **100**, **101**, 116
Oregano   46
Oxalsäure   118

P

Pagode   57, **58**, **67**
Palmkohl   45, **67**, 112, 116
Paprika   **79**, **96**
Parasitenbefall   53
Parodontose   **137**
Partnerschaft   153
Pastinakenwurzel   **69**, **109**
Pediküre   **137**
Petersilie   45, **136**
Petersilienwurzel   **69**, **109**, 116
Pfirsich   **90**, **97**, **103**, 104, **106**
Pflanzensäfte   **128**, **129**
Pflaumen   **103**
Pflegebad   **127**
Pflege für trockene Haut   **128**, **132**
Pflegemittel, geeignete   122
Phenole   13
Polysaccharide   41
Postelein   45, **73**, **78**, **97**, 116

potenzsteigernd   119
Powernap   147
Pranayama   142
probiotisch   52, **58**
Pyrrolizidinalkaloide   110

Q

Quecksilber   12, 39–41, 57, 61
Quitte   **66**, **103**, 117

R

Radicchio   **70**
Radieschen   **85**
Rasiercreme   **126**
Reinigung   13, 27, 52
Reinigungsmaske   **131**
Reizdarm   52, 55, 56
Reizmagen   42, 56
Rettich   **81**, **85**
rheumatische Erkrankungen   43, 110, 112, 113, **128**
Ringelblumenblüten   **128**
Rohkosternährung   20
Rohkost, vegane   10
Rosenblüten   **97**, **105**, 117, **126**, **128**, **137**
Rosmarin   45, **134**
Rosmarinsäure   40
Rote Bete   **70**, **75**, **101**
Rückstände   11, 13
Rückvergiftung   16, 41, 56, 57, 60
Rucola   45
Ruhe   17, 49, **127**, 140, **148**

S

Saftherstellung 25
- Entsafter 25
- Mixer 26, 62

Saftmenge 62
Saft transportieren 27
saisonale Zutaten 18
Saponine 40, 110, 118, **136**
satt 20, 62
Sauerkirsche **91**, **103**
Sauerkraut 52, **65**, 117
Sauerkrautsaft 49, 50, 52, 58, 63
Schadstoffe 11
Schadstoffe ausleiten 11–13
Schlafstörungen 145, 148, 154
Schlammbad **128**
Schleimhäute 41, 43, 113, 115, 117
schleimlösend 40, 118
Schleimstoffe 41, 42, 55, **77**, **90**, **94**, **97**, 115, **130**
schmerzlindernd 116, **128**
Schnittlauch **65**, **79**, **80**
Schuppen **134**
Schwangere **22**
schweißtreibend 41
Schwermetallausleitung 11, 39, 41, 57, 60, 61, 110, 116, 117
Schwindel 155
Seele 10, 20, 52, 117, 150
Sekundäre Pflanzeninhaltsstoffe 13, 19, 20, 59, 124
Selleriewurzel **71**
Senfölglykoside 13, 44, 112
Sesamöl **136**
Shavasana 143
Slow Juicer 25
Smoothie 27, **31**, 37, **130**, 131
Sodbrennen 42, 56, **106**, 116, 154
Sorgen 140, 155

Spargel **80**, **84**, 118
Spinat **86**, 118
Spurenelemente 57, 118
Stachelbeere **91**, **95**, **97**
Startzeitpunkt 49
Staudensellerie **66**, **70**, **79**, **80**, **83**, 118
Stimulanzien 29
stoffwechselanregend 39, 42, 110, 113, 114, 115, **128**, 139, 144
stopfend 60
Stress, Stressabbau 140, 145, 148, 150
Suchtverhalten 148
Superfood 17, 60, 113
Süßkartoffel 72

T

Tagesablauf 48
Tamarinde **75**, 118, **130**
Tannine **136**
Tee 17
Thymian **89**, **100**, 118
Tomate **89**, **90**, **93**, **101**, 118
Tonerde 56, 124, **126**, **128**, 132
Toxine 8, 12, 54, 56, 57
Traube **97**, **101**, 119
Trester 25, 26, 62, **90**
trinken 13, 27, 48, 53, 62
Trockenbürstenmassage **127**
Trockenfeige **76**
Tropenfrüchte 18

U

Übersäuerung 39, 42, 140, 154
Umweltbelastung **126**
Umweltschutz 18

V

Vanille **73**
Verdauung 13, 48
verdauungsfördernd 40, 41, 43, 44, 54, 61, 63, 110, 112–116, 118
Verdauungsprobleme 52–54
Vergiftungen 38
Verstopfung 52, 54, 55
Verträglichkeit 51
Vitamin B12 36, 59, 60, 110
Vitamin C 19, 41, 43, 60, **72**, 112–114, 116, 117, **133**, **136**
Vitamine 13, 20, 124
Völlegefühl 61
Vorbereitungstage
- für Rohköstler 27
- für Veganer 28

W

wärmend 61, 113–116
Waschcreme **126**
Waschen **125**
Wascherde **126**
Wassermelone **90**, 118
Wassertreten **139**, 155
Wildpflanzen 15, 19, 34
- Abwechslung 37, 42
- anbauen 45
- Geschmack 39
- im Winter 45
- kaufen 45
- kennenlernen 34
- konservieren 45
- Menge 37
- -säfte 17, 20
- sammeln 35–38, 154
- waschen 36
- woher? 34

Wildpflanzenbeispiele zum Entgiften 38
wundheilend 43

Y

Yogaübungen 142

Z

Zähne putzen **135**
Zahnfleisch **136**
Zellerneuerung 129
zellschützend 40
Zimt **70**
Zitrone **31**, **76**, **83**, **86**, **105**, **130**
Zitronen-Ingwer-Wasser 50, **105**, 155
Zitronenmelisse 45, **86**, **93**, 119, **129**
Zitronensaft **86**, **105**, 133
Zitrusfrüchte **102**
Zunge reinigen **136**
zusammenziehend **137**
Zutaten, Qualität 17
Zwetschge **100**

Wildpflanze oder Angaben dazu nicht gefunden?
Schauen Sie auf Seite 160–161 nach. Fette Markierungen
weisen den Weg zu Rezepten und Anwendungen.

Dank

Von Herzen danke ich **Maximilian Ludwig** für die wunderschönen Bilder, die nicht nur die Fakten, die Wildpflanzen, Zutaten und fertigen Säfte, veranschaulichen, sondern auch die Stimmung transportieren, die mir für dieses Buch besonders wichtig war.

Sara-Lisa Volm und **Chiara Ludwig**: Danke für Eure liebevolle Ermutigung und Kritik, genau in der Dosierung, wie ich sie zum jeweiligen Zeitpunkt brauchen konnte.

Meinen Enkeln: Euch danke ich dafür, dass Ihr mich immer mal wieder weglotst vom Schreibtisch und für die Extra-Freude, die Ihr in mein Leben bringt.

Meiner Yogalehrerin **Susanne Schiller** danke ich für 12 Jahre Iyengar-Yoga-Unterricht und für all die Veränderungen, die dadurch erst stattfinden konnten. Es gibt neben meiner Familie niemanden, den ich in diesen 12 Jahren öfter gesehen habe, und es war immer „Quality Time".

Freunde und Familie: Danke, dass Ihr immer an mich und meine Ideen glaubt, mich inspiriert und mich auch ganz praktisch unterstützt und vor allem, dass Ihr auf mich wartet, wenn gerade mal wieder die Arbeit am nächsten Buch vorgeht.

Meinen Klienten, Exkursions- und Seminarteilnehmern: Euch danke ich für Eure Fragen und Erfahrungsberichte, die mich so berühren, dass ich geradezu nach Lösungen für die verschiedenen gesundheitlichen und ernährungsbedingten Probleme suchen muss. Daraus ist letztendlich auch dieses Buch entstanden. Danke, dass Ihr mich so immer wieder mit neuen Ideen bereichert.

Beim **Verlag Eugen Ulmer**: Herzlichen Dank vor allem an Antje Munk und Antje Roth, die mich so sehr ermutigt haben, dieses Buch zu machen, Ina Vetter und Antje Krause für das Lektorat, Gabriele Wieczorek und Antje Warnecke für Layout und Herstellung, sowie denjenigen, die im Hintergrund dafür sorgen, dass meine Bücher schön werden, Aufmerksamkeit bekommen und ihren Weg finden.

Dieses Buch ist das Ergebnis von vielen Ideen, Anregungen und Diskussionen und regem Austausch dazu – danke Euch allen dafür.

Die Autorin

Dr. Christine Volm – wild & roh

Forschung und Beratung zur Ernährung mit Rohkost und Wildpflanzen

Vorträge, Seminare, Exkursionen, Fortbildungen und Beratung zur Ernährung mit Rohkost und Wildpflanzen. Kontakt über:

info@christine-volm.de
www.christine-volm.de

Infos zu aktuellen Exkursionen, Seminaren und Veranstaltungen gibt es dort unter „Seminare".

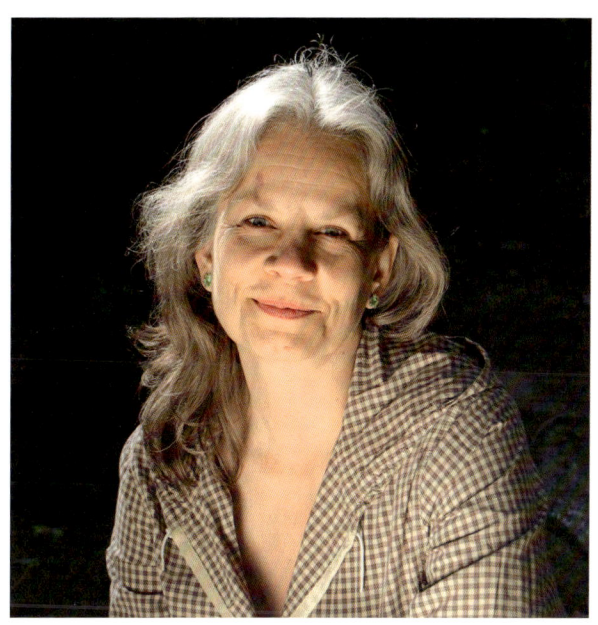

Blog (Online-Tagebuch)
tine-taufrisch.blogspot.com

Twitter
www.twitter.com/wildundroh

facebook
unter „**Christine Volm**", in der Gruppe „**Essbare Wildpflanzen roh-vegan**" oder auf der Seite „**wildundroh**"

google+
unter „**Christine Volm**" und „**wildundroh**"

Instagram
unter „**wildundroh**"

Zum Weiterlesen

Bühring, U. (2014): **Praxis-Lehrbuch Heilpflanzenkunde**: Grundlagen – Anwendung – Therapie.
4., überarb. Aufl., Haug Verlag, Stuttgart.

Eggenberg, S. / Möhl, A. (2013): **Flora Vegetativa**.
3., ergänzte und überarb. Aufl., Haupt-Verlag, Bern.

Fleischhauer, S. et al. (2015): **Essbare Wildpflanzen**.
200 Arten bestimmen und verwenden.
17. Aufl., AT-Verlag, Baden und München.

Fleischhauer, S. / Guthmann, J. / Spiegelberger, R. (2016): **Essbare Wildpflanzen einfach bestimmen**: Die 50 beliebtesten Arten in mehr als 400 Farbfotos. AT-Verlag, Aarau und München.

Fleischhauer, S. / Guthmann, J. / Spiegelberger, R. (2013): **Enzyklopädie Essbare Wildpflanzen**. AT-Verlag, Aarau und München.

Haeupler, H. / Muer, T. (2007): **Bildatlas der Farn- und Blütenpflanzen Deutschlands**. Verlag Eugen Ulmer, Stuttgart.

Jäger, E. J., Hrsg. (2011): **Rothmaler – Exkursionsflora von Deutschland**. Gefäßpflanzen: Grundband.
20. Aufl., Spektrum Akademischer Verlag, Heidelberg.

Kremer, Bruno P. (2017): **Essbare und giftige Wildpflanzen**. Verlag Eugen Ulmer, Stuttgart.

Kremer, Bruno P. (2016): **Steinbachs großer Pflanzenführer**. Verlag Eugen Ulmer, Stuttgart.

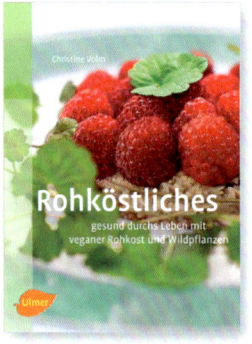

Volm, C. (2013):
Rohköstliches – Gesund durchs Leben mit veganer Rohkost und Wildpflanzen.
Verlag Eugen Ulmer, Stuttgart.

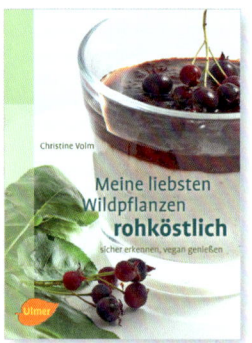

Volm, C. (2013):
Meine liebsten Wildpflanzen – rohköstlich: sicher erkennen, vegan genießen.
Verlag Eugen Ulmer, Stuttgart.

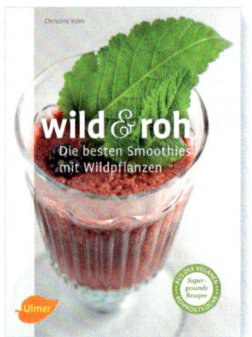

Volm, C. (2015):
wild&roh – Die besten Smoothies mit Wildpflanzen. Supergesunde Rezepte aus der veganen Rohkostküche.
Verlag Eugen Ulmer, Stuttgart.

Bezugsquellen

Essbare Wildpflanzen – Saatgut und Pflanzen
www.blauetikett.de
www.helenion.de
www.hof-berggarten.de
www.kraeuter-und-duftpflanzen.de
www.pflanzenversand-gaissmayer.de
www.syringa-pflanzen.de

Versand essbarer Wildpflanzen zum Verzehr
www.st-michaelshof.de
www.wild-kraeuter.de
www.wilde-7.de

Rohköstliche Lebensmittel

Rohköstliche Kokosprodukte und Kokosnüsse
www.drgoerg.com

Obst und Gemüse, Kokosnüsse, Cassia, Lavaerde, Aloe vera etc.
www.orkos.com

Algen, Niempulver, Joghurtferment, Superfoods und mehr
www.pureraw.de

Olivenöl
www.vitaverde.de

Entsafter, Mixer und Nussmilchbeutel
www.biancodipuro.com
www.perfektegesundheit.de
www.pureraw.de

Miswak
www.swak.de

Infos im Internet

Giftnotrufzentrale in Berlin
www.giftnotruf.de
Dort gibt es eine Übersicht der Giftinformationszentren für andere Bundesländer, Österreich und die Schweiz.

Zum Thema Kneippen
www.kneippbund.de
Beschreibung der Anwendungen unter
www.kneippvisite.de/anwendungen

Tipps zum Meditieren
finden Sie auf dem YouTube-Kanal vom Benediktushof – Zentrum für Meditation und Achtsamkeit.
Mehr zum Zen auch in der Mediathek unter
www.benediktushof-holzkirchen.de

Bildquellen
Alle Fotos im Innenteil und auf dem Umschlag stammen von Maximilian Ludwig.

Die in diesem Buch enthaltenen Empfehlungen und Angaben sind von der Autorin mit größter Sorgfalt zusammengestellt und geprüft worden. Eine Garantie für die Richtigkeit der Angaben kann aber nicht gegeben werden. Autorin und Verlag übernehmen keine Haftung für Schäden und Unfälle. Bitte setzen Sie bei der Anwendung der in diesem Buch enthaltenen Empfehlungen Ihr persönliches Urteilsvermögen ein. Der Verlag Eugen Ulmer ist nicht verantwortlich für die Inhalte der im Buch genannten Websites.

Bibliografische Information der Deutschen Nationalbibliothek
Die Deutsche Nationalbibliothek verzeichnet diese Publikation in der Deutschen Nationalbibliografie; detaillierte bibliografische Daten sind im Internet über http://dnb.d-nb.de abrufbar.

Das Werk einschließlich aller seiner Teile ist urheberrechtlich geschützt. Jede Verwertung außerhalb der engen Grenzen des Urheberrechtsgesetzes ist ohne Zustimmung des Verlages unzulässig und strafbar. Das gilt insbesondere für Vervielfältigungen, Übersetzungen, Mikroverfilmungen und die Einspeicherung und Verarbeitung in elektronischen Systemen.

© 2017 Eugen Ulmer KG
Wollgrasweg 41, 70599 Stuttgart (Hohenheim)
E-Mail: info@ulmer.de
Internet: www.ulmer-verlag.de
Lektorat: Antje Munk, Antje Krause, Ina Vetter
Herstellung: Gabriele Wieczorek
Umschlagentwurf, Layout & Satz: Antje Warnecke, nordendesign.de
Reproduktion: timeRay Visualisierungen, Herrenberg
Druck und Bindung: Neografia, Martin
Printed in Slovakia

ISBN 978-3-8001-0897-8